다문화가족건강

본 과제(결과물)는 교육과학기술부의 재원으로 한국연구재단의 지원을 받아 수행된 광역경제권 선도산업 인재양성사업의 연구 결과입니다.

다문화가족건강

| 양순옥 · 이성은 · 권명순 지음 |

小花

머리말

이 책은 의료관광을 위한 다양한 직종의 인력양성에 필요한 다문화가족 건강관리를 효과적으로 제공하는 가족이론과 실제를 근간으로 한 기초적이고 필수적인 내용으로 구성한 초판입니다.

또한 의료관광인재양성과정을 이수하는 학부생을 대상으로 가족 건강관리의 기본 개념 이해와 함께 세계간호, 다문화간호 등에 대해 매우 기초적인 내용으로 구성되어 있습니다. 따라서 보다 구체적이고 전문적인 진단과 중재 및 실무에 대한 내용들은 추후 보완될 필요가 있다고 봅니다.

이 책은 크게 6부로 구성되어 있습니다. 1부는 가족 건강관리의 개요 부분으로 가족의 이해, 가족 건강, 가족 간호, 우리나라 가족 특성, 국내·외 가족위기 관련 법, 제도 및 정책에 대한 내용으로 구성되어 있습니다. 2부는 가족 건강 관련 이론으로 다양한 가족 건강과 관련된 이론의 소개와 함께 이를 적용한 실제를 제시하고 있습니다. 3부는 가족 건강관리의 기본 틀인 가족 간호과정을 설명하고 다양한 사례를 적용한 내용을 소개하였습니다. 4부는 고위험 가족 건강관리로 가족의 건강위험 주기, 고위험 가족의 이해, 고위험 가족의 종류, 고위험 가족 간호 및 중재이론 등이 포함되어 있습니다. 5부는 다문화가족 건강으로 다문화가족의 역사, 우리나라 다문화가족의 특성, 다문화가족의 가족 건강 특성, 다문화가족의 고위험 가족 특성 및 다문화가족의 가족 건강증진으로 구성하였습니다. 그리고 마지막 6부는 국제가족 건강관리로 국제가족 건강의 이해와 가족의 역사, 건강과 종교 그리고 국제가족문화에 대한 내용으로 구성하였습니다.

이 책은 의료관광을 주도적으로 이끌어가는 실무자로서 가족을 하나의 단위로 보고 다문화가족건강의 기본 개념을 이해하고 가족 건강관리를 위한 기본 과정과 중재기술, 다문화 속에 그리고 세계 속에 가족 건강과 관련된 체계적이고 과학적인 접근을 통해 다문화가족 건강관리에 대한 어려움을 최소화하고 건강한 가족으로 유지 증진할 수 있는 능력을 함양하는 데 적절한 책이라고 생각합니다.

이 책을 선택하고 읽는 독자도 우리와 같은 마음이기를 바라며 의료관광산업의 서비스 질 향상과 함께 활성화에 그 일조를 더하는 바람을 가져봅니다.

마지막으로 이 책이 나오기까지 도움을 주신 한림대학교 의료관광인재양성센터의 모든 관계자와 김연주, 김미정 선생님 그리고 소화 출판사에게 감사의 말씀을 드립니다.

2011년 3월

양순옥, 이성은, 권명순 드림

차례

제1장 가족 건강관리 개요

학습 목표

1. 가족의 주요 개념을 설명할 수 있다.
2. 사회적 변화가 가족에게 주는 영향을 나열할 수 있다.
3. 가족 건강 관련 주요 개념을 설명할 수 있다.
4. 가족 간호의 중요성을 기술할 수 있다.
5. 가족 건강관리자의 역할을 적용할 수 있다.
6. 우리나라 가족 변화의 특성을 기술할 수 있다.
7. 국내외 가족위기 관련 법·제도 및 정책을 제시할 수 있다.

1. 가족의 이해

1) 가족의 정의

가족은 인류의 가장 기초적인 집단으로 제1차적 집단이라고 한다. 가족은 시간의 흐름에 따라 상호작용 양식을 전개해 나가는 하나의 자연적인 집단으로 정지되어 있거나 고정된 실체로 존재하는 것이 아니라 사회 변화와 함께 다양한 상호작용을 하면서 끊임없이 적응과 변화를 반복하는 가변적인 사회제도이다.

가족(family)의 어원은 라틴어 'familia(가옥에 속하는 모든 것)'로 '동일 가옥에 공동으로 거주하면서 소비생활을 영위하는 친족 공동체로 전체 사회에 대한 하나의 통합된 부분적 사회집단'이라고 할 수 있다. 가족(家族)의 사전적 의미는 부부, 부모, 자녀, 형제 등 혈연에 의하여 맺어지며 생활을 함께하는 공동체 또는 그 성원, 혈연과 혼인을 바탕으로 하는 가장 일반적, 보편적, 혈연적 집단이며, 가족제도에 있어서 호주의 친족 및 그 배우자들, 한 집단의 친족을 의미한다. 동아새국어사전(1998)에는 이해관계나 뜻을 같이하여 맺어진 사람들을 비유하여 이르는 말로 가족의 의미가 보다 확대되었음을 볼 수 있다. Webster's New College Dictionary(1995)에서는 같은 조상 아래 한 집에 거주하면서 언어를 공유하는 부모와 그 자녀들로 이루어진 기본적인 사회집단이라고 제시하였다.

과거에 주로 많이 쓰였던 전통적인 가족의 정의는 '결혼, 혈연 또는 입양으로 연결되어 모여 사는 사람들의 집단'이라고 하였으나 근래에는 '한 가구를 이루어 함께 기거하는 집단', '특정한 사회적 역할을 담당하여 서로 상호 관계를 하는 사람들의 집단' 또는 최근에 와서는 '고유한 공동윤리를 나누어 가지는 집단' 등으로 포괄적인 정의로 변해 가고 있다. 어느 사회나 가족이라는 기본 단위를 바탕으로 해서 보다 다양한 조직이 만들어지게 되나 가족의 구성과 형태는 사회마다 다르고 다양하기에 가족에 대한 정의를 한마디로 표현하기 어렵다. 그것은 각 문화마다 각기 다른 가족이 존재하기 때문이다. 어떤 사회에서는 가족이라고 보기 힘든 것도 다른 사회에서는 가족이라고 규정하기도 한다. 예를 들면 우리나라의 가족에서는 혈연관계를 가장 중시한다. 가족인가 아닌가를 가르는 기준이 피를 나누었는가 아닌가에 있다. 일반적으로도 가족을 구성하는 데 있어서 혈연이 기본적인 요소가 되나, 모든 사회나 문화에서 가족을 구성하는 데 혈연이 절대적이고 배타적인 원리는 아니다. 비 혈연도 가족원으로 포함시키는 경우가 있다.

이에 각 사회마다, 문화마다 시대적 흐름에 따라 그리고 여러 학문마다 가족에 대한 정의를 한마디로 정의하기 어렵다. 따라서 학문적 관점으로 본 가족의 정의를 살펴볼 필요가 있다.

■ 인류학적 관점

Levi-Strauss는 "가족은 결혼에 의해 출발하며 부부와 출생한 자녀 그리고 근친자로서 구성된다"고 하였다. 가족구성원은 법적 유대, 경제적, 종교적 권리와 의무, 성적 권리와 금기, 애정, 존경, 경외 등 다양한 심리적 감정이 결합되어 있다. Levi-Strauss는 가족의 유대, 관계, 결합을 중요한 요소로 생각하고 확대가족에 중점을 두었다

■ 사회학적 관점

사회학자인 Murdock은 "가족은 성관계를 허용 받는 최소한의 성인 남녀와 그들에게서 출생하였거나 양자로 된 자녀로 이루어지며 공동의 주거, 경제적 협력, 생식의 특성을 가진 사회집단"이라 하여, 가족구성원에서 부부와 자녀 중심인 핵가족에 초점을 두었다. 즉 가족은 결혼에 의해 이루어지며, 부부의 성관계에 의해 출생한 자녀는 자동적으로 그 가족의 구성원이 되고 가족구성원의 공동의 주거를 가장 중요시하여 가족을 동거집단으로 보았다.

■ 비판주의적 관점

비판주의적 관점은 정신분석이론을 빌려 가족은 개인과 사회(특히, 자본주의 이데올로기)를 중재해 주는 방식을 명하고 개인의 인성(예: 권위주의적 성격)이 가족을 통해서 창출되는 방식을 설명함으로써 가족을 개인에게 사회의 가치와 이데올로기를 학습시키는 장소라고 보았다.

■ 여권론적 관점

가족은 생산과 재분배가 이루어지는 곳으로서 상이한 이해관계를 가진 사람들의 서로 다른 활동이 이루어지는 곳이기 때문에 권력의 불균형과 갈등이 일어날 수밖에 없는 집단이다. 따라서 가족 내 성별 분업화는 여성억압의 한 형태이며, 다른 사회제도 내에서는 여성을 통제하는 권력의 기반이 된다고 보았다.

■ 가족사적 접근의 관점

가족이란 여러 개인의 생애궤도가 맞물린 집합체로 가족성원들의 영향은 물론 가족 밖의 사회적/정치적 영향을 받는 역사적 산물로 보아 가족은 내적 필요와 가족 밖의 사회적 요구나 필요에 따라 대응하는 능동적 · 집합적 행위자로 보았다.

■ 간호학적 관점

가족의 정의를 여러 이론과 연구에서 나타난 것을 종합하여 수용하고 있다. 간호는 환경과 상호작용하는 인간에 초점을 두므로 개인에게 영향을 미치는 일차적 환경인 가족은 간호의 중요한 관심영역으로 가족환경은 개인의 건강한 삶을 영위하는 데 중요한 영향을 미치는 일차적 집단으로 보았다. 즉 가족은 전체 체계를 구성하는 일련의 상호 연결된 부분으로 서로 영향을 주고받으며. 가족구성원 중 한 사람이라도 신체적, 정서적으로 건강 상태의 변화가 있을 경우 이는 다른 가족구성원에게 영향을 미치게 되므로 가족 전체의 문제일 수도 있다. 가족 간호이론가인 Whall(1986)은 혈연이나 법적인 절차로 연결되거나 혹은 그렇지 않아도 2사람 이상의 개인이 서로가 가족기능을 한다고 스스로 인정하는 경우를 가족으로 보아 가족으로 인정하는 개인의 생각이 가장 중요하다고 보았다. Hanson(2001)은 가족인지 아닌지를 결정하는 가장 확실한 방법은 대상자가 본인의 가족으로 인정한 사람을 중심으로 보았다.

가족은 여러 국가 지역사회 및 문화, 민족마다 다를 뿐만 아니라 한 사회, 국가 속에서도 역사적으로 또는 종교, 계급, 직업 같은 사회 경제적 요인에 따라 다양한 양상으로 나타나므로 학문적 정의로도 변화하는 다양한 현대가족들을 모두 설명할 수는 없다.

우리나라에서도 사회 변화와 함께 확대가족에서 핵가족형태로 변화해 가면서 노인부부, 미혼모가족, 동거 가족 및 동성부부까지지도 포괄할 수 있는 가족의 개념이나 정의가 필요하게 되었으며, 현대사회는 가족구조의 복잡성과 다양성으로 인해 친족의 관계는 없으면서도 가옥, 경제, 애정 등을 공유하며 사는 집단을 가족으로 보아야 하는 문제가 제시된다. 그러나 최근에는 혼자 사는 사람이나 애완동물과 함께 사는 사람들이 늘어가므로 이러한 형태의 가족을 어떻게 가족의 정의에 포함시킬 것인가는 앞으로의 과제이다. 이상의 어떤 정의도 가족이 가지고 있는 모든 특성을 다 포함하거나 현대사회에서 관찰할 수 있는 다양한 가족의 형태나 구조를 모두 포함할 수 있는 포괄적인 정의는 아니지만, 현대가족에 대한 보다 광범위한 정의는 "가족은 감정적인 친밀감을 공유하는 여러 종류의 유대에 의해 함께 모인 두 사람 이상의 집단으로 그들 스스로 가족이라는 정체감을 가진다"(Miller & Janosik, 1980)는 것이다. 이는 자녀가 없는 가족이나 한부모가족, 소년소녀가장가족, 동성가족 등을 포함하고 있다.

2) 가족의 특성

가족이란 기본적으로 애정과 경제적 재정이 개입되는 곳이다. 그것을 통해서 가족성원을 돌보고 지속적인 사랑과 친밀성이 제공되기도 한다. 또한 가족은 권력이 행사되는 곳으로 때로는 권력이 남용되기도 하여, 정서적 · 경제적 보살핌의 책임과 의무가 불균등하게 분배되어 갈등을 유발하기도 한다.

사회나 국가에 대해서 가족은 경제 체계로서, 아동양육 체계로서 그리고 사회 변화의 적응 체계로서 사회에 잘 통합되는 성원을 배출하여 과거와 미래를 연결시켜 주는 곳이다. 동시에 가구원에게 계급적 위치를 부여하고 성 역할을 사회화시킴으로써 계급적 · 성적 불평등을 창출하는 곳으로 양면성이 존재하는 곳이다. 즉 화합과 갈등, 자율과 의존, 애정과 권위, 쉼과 노동, 사랑과 증오, 개성존중과 결속 · 협동 등의 대립감정이 갈등을 일으키는 복합성 등이 있다고는 하지만 가족의 가치는 친밀성, 애정 그리고 자율성이 인정되고 그 속에서 보살핌과 나눔 또는 공유가 존재하는 곳이다.

가족은 구성원 상호간에 감정적 유대의 친밀한 관계로 결합된 1차 집단으로 상호간에 '우리(we)'라는 감정이 발생하여 강한 일체감을 가진다. 이 관계는 애정으로 결합되어 외부의 어떤 장애에도 분리되거나 분열되지 않으며 특정한 이익이나 목적을 달성하기 위한 수단을 사용하거나 이해관계가 개입되기 어렵고, 또한 성과 혈연으로 연결되어 있으므로 자신이 원한다고 해서 가족관계를 포기할 수 없는 폐쇄성이 있다.

Burgess(1963)는 가족들이 공통으로 가지는 특성을 다른 사회집단으로부터 구별하여 다음의 4가지로 설명하고 있다.

① 가족은 결혼, 혈연 또는 양자입양 등으로 맺어진 사람들의 구성체이다.

② 한 가족의 구성원들은 보통 한 가구 내에서 같이 거주하고 있으며, 동거하지 않더라도 한 가족으로 간주한다.

③ 가족구성원들은 남편과 부인, 어머니와 아버지, 아들과 딸, 오빠와 여동생들과 같은 사회적 역할을 가지고 서로 상호작용하면서 의사소통한다.

④ 가족구성원들은 그 사회의 독특한 사회적 문화로부터 유출된 공동문화를 공유한다.

Friedman(1992)은 가족의 특성을 다음과 같이 제시한다.

① 가족은 결혼, 혈연, 양자에 의해서 함께 모인 사람들의 집단이다.

② 가족구성원은 한 집에서 함께 살며 비록 한 집에서 함께 살지 않더라도 동거하는 것으로 간주한다.

③ 가족구성원은 가족 내에서 사회규범에 따라 남편, 아내, 어머니, 아버지, 아들, 딸, 형제, 자매로서 서로 의사소통하고 상호작용한다.

④ 가족은 사회로부터 받은 문화를 공유하면서 이것을 자신들의 독특한 문화로 유지하여 가풍을 형성하고 다음 세대에 전승한다.

체계이론에서는 가족의 특성을 전체성과 비종합성 그리고 동등종결성으로 기술하고 있다.

① 전체성(Wholeness): 가족구성원은 상호 의존적 존재로 가족이 전체로서 가지는 요구와 강점이 있다. 따라서 가족구성원 한 개인을 사정할 때는 그것이 가족 전체 단위에 어떻게 관련되어 있는가를 고려해야 하며, 가족의 상호 의존성은 여러 가지 양상에서 개인의 관심과 가족의 관심을 상호 교환할 수 있기 때문에 가족 생존을 위해 매우 중요하다.

② 비종합성(Nonsummativity): 가족은 가족구성원 사이에서 발생하는 상호 관련성의 합 이상이므로 가족구성원을 개별적으로 사정해서는 안 되며 가능한 상호작용 유형을 모두 평가해야 한다.

③ 동등종결성(Equifinality): 가족 내의 상호작용 유형에서 나타나는 점진적인 복잡성으로 인해 가족구성원 간의 상호작용은 인과관계가 단순하지 않아 한 사람의 행동은 점차적으로 다른 사람의 행동에 영향을 미친다. 그러므로 가족 상호작용에 대한 사정은 여러 측면에서 다양한 방법으로 접근하게 되지만 상호작용의 유형은 접근방법과는 상관없이 최종적으로 거의 비슷한 유형으로 종결됨을 의미한다.

3) 가족의 기능

가족은 인류에게 있어 보편적인 기본 형태라는 것은 가족만이 가지는 본질적인 기능이 있음을 보여주는 것이다. 가족이 다면적이면서도 본질적인 기능을 보여주는 이유는 다음과 같다.

첫째: 성적 기능과 생식 기능관점은 결혼이란 사회적 공시(公示) 절차에 의하여 부부의 지속적인 결합이 법적으로나 사회적으로 승인되어 성적(性的) 질서가 유지되는 점이다.

둘째: 교육적, 경제적 기능관점에서는 자녀의 부모에 대한 부양 필요가 모자의 결합과 부(父)의 협력이 필연적으로 요구되며 그것이 핵가족에 의하여 충족되고 있다는 점이다.

혼인 외의 성적 교섭이 요구되거나 자녀의 유기 또는 사회적 시설에 의한 어린이의 보호가 이루어진다 해도, 이는 특수한 자연적 · 사회적 환경 속에 있어서의 일시적 및 사회병리적 현상에 불과하다. 이렇듯 가족은 가족 스스로의 존속과 유지 그리고 사회에 의하여 주어진 역할과 임무를 수행하기 위하여 기능한다. 원래의 기능이란 가족원의 특정한 행동, 구조, 규범 등이 사회 체계 및 그 부분에 초래하는 결과들을 넓은 의미의 기능이라 하는데, 가족의 기능이란 사회의 소집단으로서의 가족의 역할이 무엇인가 하는 뜻으로서, 즉 가족의 행동 체계이다.

Ogburn은 일반가정의 기능을 주 기능과, 부 기능으로 나누어 주 기능이란 성적 기능과 부양석 기능으로, 부 기능이란 경제적 기능, 교육적 기능, 종교적 기능, 위안적 기능, 보호적 기능, 사교적 기능으로 분류하였다.

Maclever는 가족의 기능이 점차 감소하고 있지만, 오늘날까지 지속되는 가족의 기능은 ① 성욕을 합법적으로 만족시키는 기능, ② 자녀를 출산하여 양육시키는 기능, ③ 가정적인 따뜻한 분위기를 제공하는 기능이라고 하였다. 그러나 이미 현대사회에서는 위안, 보호, 교육, 종교의 기능을 여러 가지 사회시설, 즉 비혈연조직에서 대행하고 있다.

Murdock은 가족의 기능이란 ① 성적 기능, ② 생식적 기능, ③ 경제적 기능, ④ 교육적 기능으로 보았다. 즉 가족을 통해 합법적 성행위를 함으로써 성적 요구를 충족시켜 주며, 성원들의 의식주 해결을 통한 경제적 기능이 수행되고, 또한 합법적인 출산과 출산된 자녀에 대해 교육의 기능을 함으로써 개인과 사회에 대해 기능적인 역할을 담당하고 있음을 강조하였다.

〈표 1-1〉 가족기능의 변천

가족기능	과거(산업화 이전)	현재(산업화 이후)
1. 경제	· 집과 직장이 분리되지 않았음 · 가족은 단일경제 단위로 기능(자급자족) 가정과 경제 활동의 혼합 · 가정에서 필요로 되는 생산자인 가족은 강한 친족관계(확대가족)에 의해 지지됨	· 가족의 경제적 기능 많이 약화됨 · 집과 직장의 분리 · 생산은 외부에 의존, 주로 소비자의 기능 · Family providers: 주된 경제적 수입원 -직업의 다양화 · 가치와 규칙의 변화
2. 신분 부여	· 가족은 특권, 명예, 신분 지위를 구성원에게 부여: 각 개인의 사회적 신분을 설정하는 데에 있어 가족의 친족관계가 결정적인 역할 제공. · 남녀 역할 구분	· 신분 부여기능에 대한 중요성 크게 감소: 일차적으로 가족의 구성원이 아닌 각 개인을 보게 됨 · 능력과 개인주의 강조 · 남녀 평등사상
3. 교육	· 교육: 일차적으로 가정에서 행하여졌음. 아버지는 아들에게 직업기술을 가르쳤고 어머니는 딸에게 가사와 자녀 양육법을 가르침	· 교육은 역할대행기관에서 행해짐: 교육기관의 제도화, 형식화되어 있으며, 많은 영향력을 가짐 · 경제 활동: 전문적인 훈련을 필요로 함 · 직업기술과 지식: 외부 기관에서 습득
4. 자녀 사회화	· 자녀 양육은 가정 내에서 행해짐, 여성은 자녀 양육의 책임 · 부모는 자녀를 마음대로 할 권한이 있었으며 자녀에 대한 전적인 책임이 있음	· 사회화 기능: 가족의 주요 기능으로 남아 있으나, 현재는 가정 이외의 외부 기관(예: 탁아소, 유치원 등)과 그 기능을 분담됨 · 자녀에 대한 부모의 권위와 통제력 감소
6. 종교	· 종교적인 훈련: 가정과 종교기관에서 이루어짐 · 종교의 영향: 가족 규칙이나 규율에 기본이 됨	· 세속화의 증가: 일상사에서 종교의 영향이 감소됨 · 가족의 종교에의 관여도 감소됨 · 종교는 외부 기관에서 가르쳐짐
7. 오락	· 가족과 친족 중심의 가정 내 오락이 대부분 부락 내 활동이 빈번함	· 상업화된 오락이 도처에 편재: 가족 또는 이웃 내 외부 활동 감소. 외부 기관의 오락 활동에 참여함
8. 재생산	· 결혼과 가족은 생존에 필수적이었음	· 결혼과 자녀를 갖는 일이 반드시 필요하지 않게 됨. 그러나 재생산은 가족의 기능으로 인정되고 있음
9. 애정적, 정서적 지지	· 1차 집단 간의 애정관계는 강하지 않음: 확대가족이 애정적으로 더 중요하였으며 정서적 지지도 강하였음	· 애정적 기능은 확대가족 간보다는 핵가족 간에 그 중요성이 증가됨 · 과거에는 경제적 기반 하에서 결혼이 존재하였으나, 현재는 애정의 기반 하에서 존재

현대 산업사회의 가속화는 비혈연조직의 증가를 가져오고 그것은 또한 가족기능의 변화를 초래하고 있다. 가족의 기능도 학자에 따라 민족의 문화나 시대의 변천, 사회체제의 변화에 따라 매우 다양하게 변화되어 왔다. 가족기능의 변천을 산업화 전후를 비교해 보면 앞의 〈표 1-1〉과 같다.

현재까지 지속되는 가족의 기능은 일반적으로 크게 ① 성적 욕구의 충족 및 통제를 중심으로 하는 애정기능 ② 자녀의 출산 및 교육에 관한 생식기능 ③ 경제적 기능 ④ 사회화 기능 ⑤ 보호와 지지를 위한 기능으로 주로 구분된다(〈표 1-2〉).

〈표 1-2〉 현대 가족의 기능

	대내적 기능	대외적 기능
1. 애정기능	· 성적 욕구의 충족	· 성적 욕구의 통제
2. 생식기능	· 자녀의 출산과 교육	· 종족보존(사회구성원의 제공)
3. 경제적 기능	· 생산과 소비 · 경제적 협동과 자립	· 노동력의 제공 및 경제질서의 유지
4. 사회화 기능	· 자녀의 사회화	· 문화의 전달 및 사회적 역할과 지위창출
5. 보호기능	· 신체, 정신적 보호와 지지 및 건강관리	· 사회의 안정화

애정기능은 성적 욕구의 충족 및 성적 욕구의 통제기능이 있으며, 생식기능으로 자녀의 출산과 양육 및 사회가 종족이 보존되고 건전한 사회로 지속될 수 있도록 사회구성원을 제공하는 기능이다.

경제적 기능은 직장에서 주로 경제 활동이 이루어진다고 하나 소득이나 소비의 단위로서의 가족기능과 협동하여 경제적 안정을 유지하도록 하는 기능이다.

사회화 기능은 자녀들을 양육하여 이들에게 고유한 가치관과 사회관을 심어 주고, 문화를 전달하고 사회적 역할을 할 수 있도록 준비시키는 기능이다.

보호와 지지기능은 의식주를 제공하여 신체적, 정신적으로 보호하고 지지해 주며 건강관리를 하는 기능을 의미한다.

이와 같은 가족의 기능은 항상 고정되어 있는 것이 아니라, 자연적 · 사회적 여러 조건의 변화와 더불어 크게 움직여 기능의 축소 또는 확대, 전환을 볼 수 있으며 또한 기능적 장애를 일으켜 가족의 해체를 초래하는 일도 있다. 이것은 과거의 가족기능이었던 오락・보호・ 교육・종교 등의 기능을 현대의 사회생활에서는 이미 여러 사회시설이 대행하고 있기 때문이라는 지적도 있다.

4) 가족구조 및 관계

(1) 가족구조

가족구조란 가족이 어떻게 조직되어 있고, 구성원이 어떻게 배치되어 있으며, 서로 어떻게 연관되어 있는가를 나타내는 것으로 가족의 사회구조를 말한다. 가족구조에 대한 접근은 가족원이 각기 점유하는 지위에 따른 그들 상호간의 권리의무를 포함한 대인관계 전반을 분석하는 접근과 가족의 유형을 파악하고 유형에 따른 가족의 제도를 분석할 수도 있다.

가족의 형태와 더불어 그 내면구조, 특히 권력의 구조에 관하여는 일찍이 모권(母權)과 부권(父權)을 둘러싼 가족역사적인 논쟁에서부터 근대가족에서는 애정이나 분업 및 역할의 구조와 함께 권력 또는 권위의 구조가 주목되기 시작하였다. 직계가장제도에서는 남자인 가장에게 권력이 집중되고 있으며, 부부가족을 원칙으로 하는 서구의 가족에서도 남자를 우선하는 일이 비교적 많다. 흔히 한국의 가족을 확산적 직계가족이라 하는데, 한국의 직계가족은 부계사회를 이루고 있어 가장의 권위가 강한 수직구조를 이루고 있다. 한국의 전통가족이 가진 혈연적 수직구조는 근대화라는 조류 속에서 본질을 지키면서 외형적 변화만 겪고 있는 것처럼 보인다. 예를 들면 도시라는 환경 속에서의 소인수 가족화는 농촌이라는 조건에서의 공간적 확대를 초래하였다. 이러한 외적 변화에서 가장 두드러진 것이 농촌의 상속물이다. 혈연적 수직구조라는 원칙을 전통가족에서는 토지라는 생산수단으로 표현하였고, 현대가족에서는 생활수단이 될 교육을 통하여 같은 구조를 보이고 있다. 즉 변화된 것은 토지가 교육으로 바뀐 것이다.

한국의 부부관계는 직계가족을 이상형으로 하는 가족의 특성 때문에 남편은 높은 지위의 가부장권을 가지고, 부인은 낮은 지위의 주부권을 가짐으로써 불평등한 지위관계를 형성하고 있다. 부모 자녀 관계에서는 부자관계가 가족구성원 간의 모든 대인관계의 중심이 된다. 부계사회에서의 '집'은 존속을 전제로 하기 때문에 가장의 후계자인 아들은 가부장에 속하며 딸보다 우대된다. 이광규(1984)는 부자 중심의 가족의 구조적 속성을 부부관계가 평등하지 않고 부부사랑을 은폐하며 자녀에 대한 사랑을 표현하지 않는 비성적 속성, 되도록 많은 자녀를 출산하고, 출산한 자녀를 포괄 관리하는 속성, 아버지를 중심으로 한 가부장권, 즉 권위적 속성 그리고 자녀를 통해 가계를 계승하는 연속성으로 설명하고 있다.

(2) 가족 유형

가족을 구체적으로 파악할 수 있는 방법은 유형적 분석이다. 이는 가족을 미리 여러 유형으로 정해 놓고, 대상자의 가족을 분류하는 것이다. 가족의 최단순형인 부부와 그들의 미혼자녀로 구성된 가족을 Murdock은 핵가족, Schmidt와 Koppers는 개별가족, Parsons은 단순가족 Malinowski와 Levi-Strauss는 부부가족이라고 표현한다.

부부와 미혼자녀로만 구성된 가족을 부부가족이라고 한다면, 부부가족보다 더 확대된 가족 또는 복합된 가족을 일관하여 총체가족, 또는 합성가족, 복합가족이라고 명하기도 한다. 이러한 가족의 분류는 부부가족과 그 이외의 복혼가족을 제외하더라도 부계 확대가족에 2가지 유형이 있을 수 있다. 하나는 결혼한 자식 모두가 부모와 동거하는 방위가족이 있고, 다른 하나는 결혼한 자식 1인만 기존 가족과 더불어 방위가족에 동거하는 가족으로 전자를 확대가족이라 하면, 후자는 직계가족을 의미한다.

우리나라 사회가 이상형으로 하는 가족형태는 직계가족이라 할 수 있는데, 직계가족은 3대 이상이 한 가족 내에 동거하되 1세대 장남의 부부를 원칙으로 세대가 확장되어 가는 것이 특색이다. 1세대에 복수의 부부가 동거하게 되면 이것은 확대가족이나 공동가족이다. 확대가족은 가장의 자녀세대에 복수의 부부가 있는 것이고, 공동가족은 가장이 포함된 제일상위세대에 복수의 부부가 있는 것이다.

직계가족의 특성을 보면 우선 가장 1인에게 권한이 집중되는 구조적인 특색을 지닌다. 아버지와 아들 사이의 상하관계는 절대적 상하관계인 수직관계이다. 수직구조의 원리에 따라 동일한 출생조건과 혈연관계에 있는 형제라도 큰 차이가 있으며. 형제간의 서열, 재산상속과 지위상속 또한 차등이 있다. 사회구조적인 관점에서 장남은 아버지가 없을 때에도 아버지와 같이 동생의 교육자가 되고, 사회의 후견인이 되는 등 동생들을 돌보는 전통이 형성되었다. 이러한 경우들은 직계가족의 속성으로 파악되어야 할 행위이며, 이것은 구조적 필연성에 연유하는 행위라고 볼 수 있다.

확대가족은 부와 여러 아들이라는 관계망 중심으로 된 구조로 형제관계로서 결합된 구조적 특징은 삼각구조라 할 수 있다. 삼각구조의 형제들은 평등한 입장에서 균등한 기회와 균등한 조건을 보장받는다. 직계가족에서 단독상속, 독점상속이거나 장자우대 불균등상속을 바탕으로 하는 것과는 다르다(이광규, 1981). 이와 같이 가족의 유형은 그 가족이 속한 문화에 따라 달라지므로 개인 또는 가족의 외적 환경이 되는 사회적 조건들에 대한 기본적인 이해가 필요하다.

(3) 가족관계

가족관계란 한 가족을 구성하는 개개의 구성원 사이에서 형성되는 개별적인 유형의 관계선들을 중심으로 보면 다음과 같다.

부자관계는 부계사회 가족구조의 필수조건이다. 부계사회에서의 집은 존속을 전제로 하기 때문에 가장의 후계자인 아들은 집의 존속을 위한 필수조건이 되므로 부자관계는 가족의 구조상 최고의 관계를 형성하여, 우리나라와 같은 직계가족에서는 특히 장자에게 이런 기대와 의무가 집중되고, 형과 동생도 상하관계를 갖게 된다. 효 사상은 자연적 인과관계가 수직구조라는 가족제도의 원리에 의하여 모든 가족관계의 기본이 되어 도덕윤리의 근간이 되며 부자의 선은 삼각구조보다 수직구조에서 더욱 두드러지게 된다.

부부관계는 가족의 가장 기초가 되는 1차적인 인간관계이다. 서양은 애정을 바탕으로 한 자유의사에 의해 결정이 되는 반면 우리나라의 부부관계는 직계가족을 이상형으로 하는 특성 때문에 남편이 높은 지위의 가부장권을 가짐으로써 대부분의 권리를 장악하고, 높은 지위에 있다. 그 대신 부인은 가계의 계승에 필요한 자식의 출산과 그 양육에 대부분의 권리를 희생당해 왔다(유영주, 이순형, 홍숙자, 1991). 동양의 부부관계는 분명히 수직적 구조에 의해서 부부관계가 부자관계에 종속되어 있고 직접적으로 영향을 받는다. 이러한 부부관계로 결혼이 중매혼으로 이루어지고, 결혼의 목적을 자녀의 출산에 두는 것이다. 부계의 수직구조는 결혼으로 인하여 들어온 여자를 완전히 흡수시키는 편입방식을 취하며, 가장 최하의 위치에 두는 것을 요구했다. 수직구조는 부부관계를 보은관계, 상하관계로 만들고, 여자에게 정조를 강조함으로써 씨의 순수성을 위하여 이혼을 금하거나, 재혼을 금하였다. 직계가족보다 확대가족의 여자는 부부관계에 있어서 훨씬 대등한 관계에 있고, 각자 독립된 작업영역을 가지며, 가장에의 종속성도 약하다.

형제관계는 우리나라의 경우 수직구조이기 때문에 장자와 차자 간에는 언어, 행동 등에 차별을 두어 연하자는 연장자에게 복종하는 상하관계를 유지한다. 형제관계는 상속과 관계되어 있으므로 장자우대 불균형상속이라는 상속제도를 낳게 하며. 확대가족은 형제간에 차별이 적어 삼각구조를 가진다.

부녀관계는 부자관계처럼 구조적 권리와 의무관계가 없기 때문에 강한 결속을 갖지 못하며, 다만 애정관계로 묶이게 된다.

모자관계는 애정으로 결속되고, 어머니는 아들에 의해 지위가 상승되는 만큼 거는 기대가 크고, 의지하는 마음도 깊다. 이때 며느리가 들어오면, 모자관계는 필연적으로 변화하게 되어 고부간의 갈등이 생기게 된다.

모녀관계는 부계가족에서는 낮은 지위에 있으므로 약자끼리의 강한 결합으로 이루어진 또 다른 강력한 관계를 형성한다.

고부관계는 부계가족에서는 동일한 입장이지만, 시어머니는 자신이 먼저 이룩한 성취지위에 경쟁자가 생겼다고 느끼므로, 자기방어에 필요한 공격적 태도를 갖게 되고, 거부반응을 보인다. 이는 부계가족의 구조적 필연성에 의한 원천적 부정관계, 본원적 대립관계가 형성되어 나타나는 현상이라 하겠다.

(4) 권력구조

권력은 서로가 주고받는 영향력을 결정하는 것으로 관계의 유형에서 일정한 형태로 모습을 드러내게 된다. 가족 연구가인 울프(Wolfe, 1959)는 권력은 개인에게 속한 것이 아니라 관계의 속성이라고 정의하였고 크롬웰과 올슨(Cromwell & Olson, 1975)은 "권력은 체계의 속성으로서 사회 체계 내에서 다른 구성원들의 행동을 변화시킬 수 있는 개인의 잠재적이거나 실제적인 능력"으로 정의하고 있다

가족권력은 체계적 속성으로서 부부간의 권력, 부모의 권력, 자녀의 권력, 형제자매의 권력, 친척의 권력으로 나눌 수 있다. 권력의 원천은 소득에 따라서 어떻게 권력이 부여되는가 하는 것이 권력관계에서 중요한 문제로 제시되고 있다.

가족 내에서 권력의 수행방식은 가족원들 사이에서 진행되고 있는 상호작용으로 나타나는데 가족원 중 가장 빈번하게 이야기하고 가장 오랫동안 이야기하는 사람이 지배적이며, 의사소통을 많이 하는 사람이 권력을 가장 많이 지닌다. 그러므로 가족권력의 결과는 "누가 의사결정을 하고 누가 경쟁에서 승리하는가에 관련된 문제"에 초점을 둔다. 그러나 가족은 성장하고 변화함에 따라서 권력의 원천과 자원도 체계 내의 변화를 반영하므로 권력구조는 고정된 것이 아니라 가족원들이 목표를 추구해 갈 때마다 끊임없이 변화하는 것이다.

다음은 자신의 가족관을 점검하는 내용이다. 함께 점검해 보고 왜 그렇게 생각하는지 논의해 보자.

자신의 가족관 점검하기

1. 양쪽 부모가 있는 핵가족이 이상적이고 가장 좋은 가족형태라고 생각하는가?
   ■ 그렇다 ■ 일반적으로 그렇다 ■ 경우에 따라 다르다 ■ 아니다

2. 자신의 가족이 전통적이라고 생각하는가?
   ■ 그렇다 ■ 아니다. 왜냐하면__________ ■ 모르겠다

3. 아버지들이 자녀를 혼자 양육할 수 있다고 보는가?
   ■ 그렇다 ■ 아니다. 왜냐하면__________ ■ 일반적으로 그렇지 않다 ■ 모르겠다

4. 가족이라는 단위를 누가 결정한다고 생각하는가?
   ■ 사회의 법적 정의 ■ 종교 교리 ■ 가족구성원 ■ 기타

5. 오늘날 가족의 정의가 변하고 있다고 생각하는가?
   ■ 그렇다 ■ 어느 정도는 그렇다 ■ 아니다 ■ 모르겠다

6. 혼자 사는 사람을 가족이라고 생각하는가?
   ■ 그렇다 ■ 아마 그럴 것이다 ■ 아니다 ■ 모르겠다

7. 자식이 없는 부부를 가족이라고 생각하는가?
   ■ 그렇다 ■ 아니다 ■ 모르겠다

8. 동성애자 커플에게 결혼을 허락해 주어야 한다고 생각하는가?
   ■ 그렇다 ■ 아니다 ■ 아마 그렇다 ■ 모르겠다

9. 최근 한국 가족들이 심각한 문제에 처해 있다고 생각하는가?
   ■ 그렇다 왜냐하면________ ■ 아마 그럴 것이다 ■ 아니다 ■ 말하기 어렵다

출처: 유혜라 외(2006) 가족 간호 1 이론연구 및 실례, 군자출판사 22쪽 재인용

5) 가족변동의 사회구조적 요인

(1) 정보통신기술의 변화

새로운 통신매체의 등장과 통신기술의 보편화는 개인의 사생활보호와 개인의 선택권을 확대시켜 주는 동시에 확장적인 사회관계를 경험하는 긍정적인 면을 나타내고 있다. 가상의 공간에서 이루어지는 손쉬운 만남과 유대는 또 다른 공간에서의 만남에 의해 쉽게 대체될 수 있고 이러한 경험의 반복은 유대관계를 유지한다는 의무감보다 만남의 효율성과 기능만을 우선적으로 고려하게 만드는 경향이 있다. 또한 사이버 공간의 네트워크가 활성화되면서 새로운 규범이 빠르게 형성 유포되고 있으며, 개인의 정서, 도구적 만족을 위해 다양한 종류의 관계를 모색하는 자조의 능력을 확장시키고 있고 개개인의 기호와 선택에 따라 생활을 구성하는 멋진 삶의 방식이 요구되고 있다. 따라서 개인화의 추세는 공동체의 가장 원초적인 형태인 가족과 가족 밖의 공동체적인 관계에 주요한 변화를 초래하고 있다. 이러한 관점에서 가족은 이미 가족 밖의 공동체에서 이미 분리되어 있고 현재는 개인마저 가족으로부터 분리되는 경향을 나타내고 있다. 부언하면 가족의 최소 단위인 핵가족조차 크기는 작아지고 구조는 단순해지고 있을 뿐 아니라 개인의 이해와 욕구에 우선하지 못하는 개인화 경향이 강하게 나타나고 있다.

(2) 신자유주의적 노동시장의 확대

세계시장주의의 확대로 산업과 기업의 경쟁이 심화되면서 노동시장의 유연화에 대한 압력은 더욱 강화되고 노동시장의 유연화는 고용불안과 일자리 창출이라는 이면을 낳고 있다. 디지털 기술의 발전은 지식, 정보를 처리하는 산업구조와 근무형태로의 변화를 통해 산업자본시대의 생산방식을 대체하므로 지구상의 어떤 곳에서라도 적절한 기술과 노동력의 재배치를 통한 협업생산이 가능해지면서 노동과정의 지구화가 실현되고 있다. 이러한 노동과정의 지구화는 고용관계의 불안정성을 함축하고 있다. 즉 소프트웨어에 의한 노동력 대체율이 높아지면서 노동력 수요의 급속한 감소와 사양직업과 신규직업군의 인력수급 불균형으로 고용 불균형의 악화를 낳아 결국 고용구조의 불안정성 증가로 이어지고 있다. 우리나라 2004년 청년 실업률이 7.9%에서 2010년 현재 8.5%(통계청, 2010)로 청년층의 고용 불안정이 해소되고 있지 않다.

고용불안과 소득 양극화의 심화는 개별가족의 경제기반 약화와 가족의 계층격차로 이어지고 있으며 고용불안정은 결혼진입을 방해하는 요인이 되고 있다. 현대가족이 추구하는 합리성은 자녀의 수와 소득에 민감하게 반응한다. Becker와 Lancaster는 가계는 자녀라는 가정재의 소비와 여타 상품의 소비에서 효용을 도출하며, 이러한 가계효용함수는 소득의 크기에 의해 제한될 수밖에 없다고 보았다. 고용불안정이 심화되고, 자녀수의 지속적인 감소에도 불구하고 자녀 교육비용의 꾸준한 증가와 주택구입, 유지비용과 같은 가족재생산비용의 증가는 가족구성과 유지에 커다란 제약조건으로 대두된다.

(3) 인구구조의 불균형

우리나라는 80년대까지만 해도 인구억제정책이 유효한 사회였지만 90년대 중반 이후 합계출산율의 급격한 감소로 인구정책의 전환이 모색되기에 이르렀다. 또한 2000년도에 전체 인구의 7% 이상이 노인인구에 해당하는 고령화 사회로 진입(통계청, 2008)하였으며 무엇보다도 고령화가 매우 빠르게 진행되어 2018년에는 노인인구비율이 14%에 달하는 고령사회로, 2026년에는 초고령사회(20%)로 진입할 것으로 예측되고 있다.

여성의 노동시장 참여가 확대되고 가족의 규모가 더욱 축소되는 시점에서 노인인구의 증가는 부부나 노인단독가구의 형태로 생활할 가능성이 매우 높다. 고령화 사회로의 진입은 노인가족 구성방식과 형태의 변화를 가져올 것이다. 또한 인구고령화와 저출산은 노동인구의 구성 변화를 초래하여 노동인구의 부족으로 여성노동에 대한 사회적 수요가 증가할 것으로 보이며 특히 산업화와 정보화 시대로 공공영역에서 여성의 참여와 활동이 적극적으로 요구되므로 가족의 노약자 돌봄과 보호기능은 축소될 것이다.

2. 가족 건강

1) 가족 건강의 정의

개인의 건강은 가족에서 이루어지며, 가족구성원의 질병은 가족의 구조와 기능을 변화시킬 뿐만 아니라, 가족을 통해 지속적인 의료전달이 가능하고 재활도 촉진시키게 된다. 개인의 건강과 가족 건강 사이의 관계는 상호 의존적 관계로 가족이 가족구성원의 건강에 영향을 미치기도 하고, 가족구성원이 가족과 다른 가족구성원의 건강에 영향을 미치기도 하며, 상호 호혜적인 영향을 주고받기도 한다(Stanhope & Lancaster, 2001).

간호학에서의 가족 건강의 정의는 일반적인 건강의 정의보다 훨씬 더 혼돈스럽게 이용되고 있어서 '가족 건강'이라는 용어가 가족기능, 건강한 가족, 가족의 건강 혹은 가족과 가족구성원의 건강과 종종 상호 교환적으로 이용되고 있으며 때로는 가족 건강이 정의되지 않은 채 사용되기도 한다.

가족 건강을 연구할 때 특별한 개념적 정의를 내리지 않고 가족이나 가족구성원의 상호관계, 발달 수준 가족과정, 대처행위, 가족기능, 가족조직과 통합, 응집력, 가족강점, 가족강인성 등을 가족 건강이라는 용어로 기술하고 있다. 그러나 가족 건강증진에 대한 논의에서 Bomar(1990)는 "가족 건강증진이란 가족의 안녕과 삶의 질을 증가시키기 위해 수행하는 가족행위이다"로 Ford와 Gilboe(1997)는 가족의 건강 잠재력으로 가족의 힘, 동기, 자원으로, Balzer(1992)는 가족 역동이 가족 건강에 영향을 미치는 것으로 보아 가족의 강점, 가족기능을 가족 건강으로 보았다. 또한 Petze(1984)는 가족 건강을 능력 있게 효과적으로 기능하는 것으로 Anderson과 Tomlinson(1992)은 하나의 단위로서 전인적 가족으로 보아 개인의 건강보다는 가족 전체의 건강을 보았다. 따라서 간호실무는 가족경험에 초점을 두며 개인 중심에서 가족 중심으로 이동된 새로운 패러다임을 세우고 가족이 건강한 생활양식을 유지하고 발달시키는 데 간호의 목적을 두었다. Pender(1987)는 "가족 건강이란 기능적이고 생산적인 가족 단위가 변화에 대한 능력을 향상시키고, 함께 있다고 느끼며, 가족구성원 각각이 상호간에 독립적으로 균형을 유지하고 생활사건에 적응하며 사는 지속적인 생존력"이라고 보고 가족 건강을 안정성과 실현성으로 구분하였다. 안정성이란 일차적으로 항상성과 적응에 초점을 둔 상태이며 실현성이란 잠재력을 극대화하는 상태를 의미한다. Wright와 Leahey(2000)는 가족 건강이란 구조의 통합성과 안정성으로 특징되며 부적응이기보다는 적응의 가능성, 생존을 위해 요구되는 변화를 충족시킬 수 있도록 점진적인 변화와 변형을 가져오는 가족 발달과업의 숙련도로, Duffy(1988)는 가족 건강은 가족구성원들의 질병이 부재 이상이거나 가족 역동의 불기능 이상을 의미하며 가족의 안녕과 질병경험을 포함하는 다양한 신체적 · 정신적 · 영적 · 사회적 · 문화적 경험이라고 정의하였다. Spradley와 Allender(1992)는 가족 건강은 단위로서의 가족이 얼마나 잘 기능하는 것인지로 보아 각 구성원의 건강뿐 아니라 다른 구성원 및 가족 외부 지역사회와 얼마나 관계를 잘 유지하고 대처하는지를 포함하였다. Johnson(1992)은 가족 건강이란 신체적 · 정신적 · 영적 · 사회적 건강을 유지 증진하는 과정으로 가족안녕은 가족구성원 개개인의 안녕과 지역사회 내의 안녕 수준 모두에 기여하며 이를 증진하기 위해서는 가족은 최대한의 잠재력을 개발할 수 있는 통합된 단위가 되어야 한다고 보았다.

또한 가족 건강을 가족 적응으로서 설명하고자 하는 시도들이 있었는데 Roy(1981)는 가족 건강은 통합된 그리고 전체적 가족이 된 그리고 되어 가는 상태와 과정이며 가족 간호의 목표는 가족 건강을 증진시키고 부적응의 상황에서 가족의 적응을 증진시키는 것이라고 하였다. 이것은 가족이 그들을 둘러싼 환경과의 조화로운 관계를 유지하는 것을 의미하며 이러한 조화로운 관계란 아무런 노력 없이 이루어지는 것이 아니라 환경이 요구하는 것과 가족의 필요가 서로 다를 때, 환경에 가족 자신을 맞추거나 가족의 필요에 맞도록 환경을 바꾸어야 한다는 것을 의미한다. Newman(1983)은 가족 건강이란 가족 의식의 측면에서 확인해야 하며 구체적으로 가족 안팎의 패턴, 공간과 시간이 조화, 가족 내의 상호작용의 양과 질, 가족과 지역사회 간의 상호작용의 양과 질을 파악해야 한다고 하였다. King(1983)은 가족 건강에 대해 목표달성이론을 사용하여 한 사람 이상과 가족집단의 상호 관련성을 강조하였다. 여기에는 자아, 역할, 인식, 커뮤니케이션, 상호 교제분석, 스트레스, 성장과 발달, 시간, 공간 그리고 상호작용을 포함한다.

Rogers는 건강을 "변화 속으로 지식을 갖고 참여함으로써 안녕을 위한 잠재력을 실현하는 과정"으로 보았으며 더 나아가 가족 건강은 "진전, 확대, 되어 감 등의 과정에서 가족/환경 양상의 드러남"이라고 보고 "나뉠 수 없는 한 단위로서의 가족"을 대상자로 보았다. Anderson과 Tomlinso(1992)은 가족 건강에 대해 이분법적인 개념, 연속선상의 개념, 높은 수준의 안녕 혹은 총체적 개념으로 구분을 하였다. 이분법적인 개념은 건강-질병의 양극단으로 가족 건강을 정의하는 것이며 연속선상의 개념은 건강-질병 연속선상으로 가족 건강을 정의하는 것이고 총체적 개념은 신체·심리·사회적으로 최고의 수준을 가족 건강으로 정의하는 것이다.

Smith는 다양한 가족 건강의 개념을 〈표 1-3〉과 같이 4가지 건강모형에 따라 설명하고 있다.

〈표 1-3〉 Smith의 가족 건강 개념

모형	가족 건강
임상모형	가족구성원이 신체적, 정신적, 사회적 면에서 기능 장애가 없는 가족
역할 수행모형	가족 체계가 효과적으로 가족기능을 수행하고 가족 발달과업 등을 성취하는 능력 있는 가족
적응모형	유연하고 효과적인 적응 또는 변화, 성장할 수 있는 능력을 특징으로 하는 환경과 상호작용을 성공적으로 하는 가족
행복모형	가족의 안녕감을 극대화하고 잠재력을 최대한 발휘하도록 가족 전체와 개개인을 지지하여 생애를 통해 가족이 최대의 안녕과 잠재력을 실현하도록 지속적으로 지원, 안내, 지지를 제공하는 가족

2) 건강한 가족의 특성

건강한 가족이란 단위의 복잡성과 포괄성으로 인해 이는 한 가지 양상만 가지고 설명하기는 어렵지만 가족 연구가들이 제시하고 있는 건강한 가족의 특성은 〈표 1-4〉와 같다.

〈표 1-4〉 건강한 가족의 특성

연구자	건강한 가족
Curran(1983)	· 의사소통과 경청 · 타인에 대한 존경을 가르침 · 놀이와 유머감각이 있음 · 옳고 그름의 가르침 · 구성원 간의 상호작용이 균형을 이룸 · 종교적인 핵심이 있음 · 타인에 대한 봉사에 가치를 둠 · 여가시간을 공유 · 서로 지지하고 확신함 · 신뢰감을 발달시킴 · 책임감의 공유 · 풍부하고 강한 전통과 의식 · 서로의 사생활을 존중 · 가족시간과 대화를 장려 · 문제에 대한 도움을 구함
Beavers and Voller(1983)	· 사람을 만나는 것에 대한 호의적인 태도 · 주관적 견해를 존중 · 복잡한 동기 속에서도 하나의 신념을 가짐 · 높은 수준의 친밀 · 일관성 있는 신앙 · 감정에 대한 개방적인 표현 · 융통적인 가족구조 · 가족 내에 개인 자율성이 높음
Spradley and Allender(1996)	· 가족구성원 사이에 상호작용과정 용이 · 개인 구성원들의 발달 강화 · 역할관계의 효과적인 구조화 · 문제에 대한 적극적인 대처 시도 · 건강한 가족환경과 생활 유형을 가짐 · 더 넓은 지역사회와 규칙적인 연계 유지
deChesnay and Magnuson(1988)	· 개방적 의사소통 · 상호 존중과 지지 · 분화와 융화(differenciation and fusion) · 문제해결을 공유함 · 융통성 · 개인의 성장을 강화
이경혜 외(1998)	· 다양한 상황(과업, 혹은 여가 활동)에서 모든 가족구성원이 서로 상호작용 · 건강, 교육, 정치, 오락, 사업 등 지역사회 내의 여러 기관과 활발한 접촉 · 여러 단체에 가입하고 정보를 찾고 선택하고 결정하므로 가족의 생활을 활발히 함 · 변화하는 상황과 요구의 힘을 공유하는 융통성과 책임 · 가족구성원은 결정에 참여하고 개인의 자율성을 지지하는 관계를 가짐

어은주, 유영주(1997)	· 가족원 간의 유대가 강함 · 가족원 간의 의사소통에 많은 시간을 보냄 · 가족원의 문제해결 수행 능력이 긍정적인 방법으로 처리함 · 가족원 간의 가치 체계를 공유함

3. 가족 간호

1) 가족 간호의 정의

가족 간호는 전통적으로 간호가 실시된 이후 행하여져 왔으며 그중 지역사회 간호사는 가족을 개인의 성장과 발달에 영향을 주는 요소로 인식하여 가족 내 구성원에 대한 간호를 제공해 오고 있다.

가족을 하나의 체계로서 볼 때 가족 간호의 개념은 가족 내 개인, 둘이나 셋 또는 그 이상의 구성원이 상호작용하는 집단, 전체로서 보는 가족 등 세 가지를 포함한다. 개인이나 대인관계로서의 구성원은 전체 가족 체계의 하부 체계로서 보는 것이다.

따라서 가족 간호의 범위는 아래의 그림과 같은 개념 틀로 정리될 수 있다.

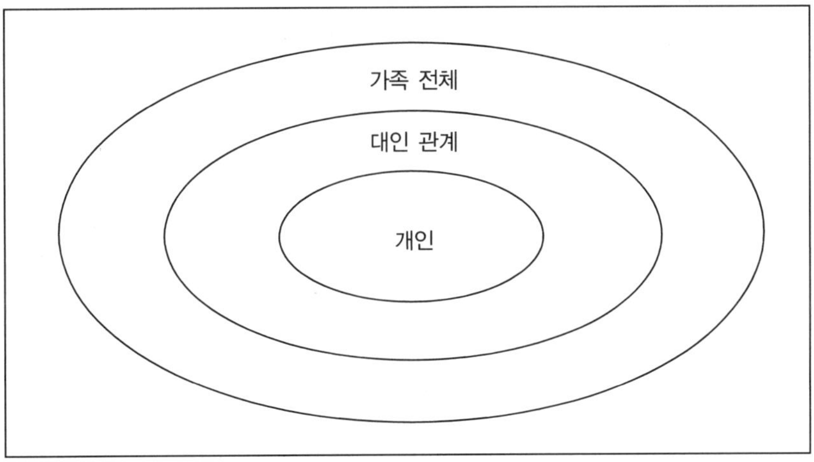

[그림 1-1] 가족 간호의 범위

Wall(1986)은 간호와 관련된 가족의 개념을 다음과 같이 제시하고 있다.

① 개인을 둘러싼 환경으로서의 가족
② 둘이나 셋 또는 그 이상의 구성원이 상호작용하는 집단으로서의 가족
③ 경계를 가지는 단위조직으로서의 가족
④ 환경과 전이 작용하는 단위로서의 가족

Wright와 Leahey(1994)는 가족 간호란 현재 또는 잠재적 건강문제를 가진 가족에 대한 반응으로 건강한 사람과 건강문제를 가진 사람에 대한 간호로 신체적 측면을 강조한 반면 Loveland-Cherry(1996)는 사회적 발달적 측면을 강조하여 가족 발달과업을 성취하기 위한 능력과 자원을 보유하는 것으로 정의하였다. Hanson(2001)은 가족 간호란 가족의 건강요구를 제공하는 과정으로 보았다.

따라서 가족 간호의 궁극적 목적은 가족이 스스로 그들의 건강문제를 해결해 나갈 수 있는 자기관리 능력을 함양하여 건강한 가족을 형성하는 데 있지만 가족을 어떻게 보느냐에 따라 가족 간호의 목적이 달라진다.

(1) 배경으로서의 가족 간호

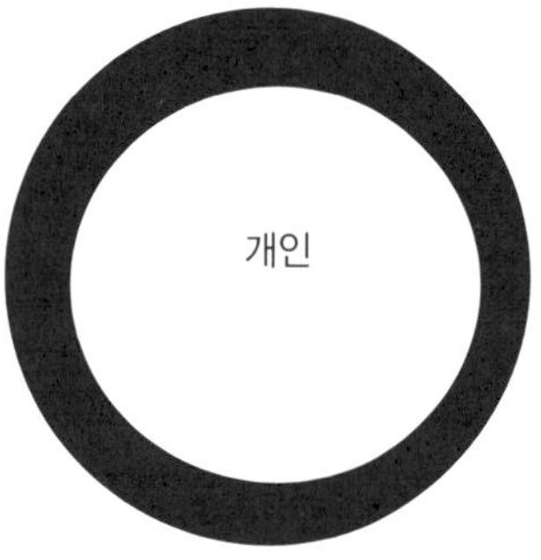

[그림 1-2] 배경으로서의 가족

배경으로서의 가족 간호는 간호 사정과 중재의 초점을 개인에게 두며 가족은 이차적인 것이거나 배경으로 본다. 가족은 대상자의 일차 집단으로 개인에게 스트레스원이 될 수 있고 자원이 될 수도 있으므로 간호사는 가족의 다양한 수준에 개입한다. 그러나 보다 확대하여 가족은 가족구성원에게 실제적, 잠재적으로 사회, 정서적인 영향을 미치므로 통합적으로 사정하고 치료계획을 세운다.

배경으로서의 가족 간호의 궁극적인 목표는 가족 내 개인의 안녕으로 한 개인이 대상자로 간주되며 다른 개인 하부 체계는 대상자의 변화를 도와주는 지지망의 하나로 기능하게 되며 가족구성원 개개인이 우선적 목표이고 가족 체계는 배경이 되므로 우선적 목표는 가족구성원의 건강 상태이다.

▶ 대상: 개인(가족 체계의 하부 체계) ▶ 간호목표: 아픈 개인의 효과적 가정 간호, 운동, 식이 증진 등 개인에게 초점을 둔다.

(2) 가족구성원 총합으로서의 가족

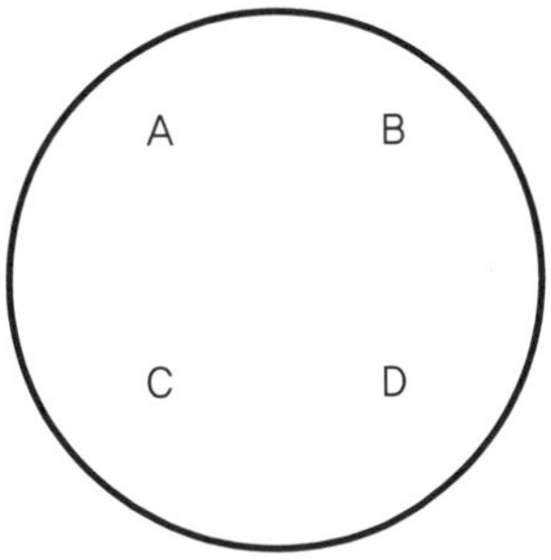

[그림 1-3] 총합으로서의 가족

가족구성원 총합으로서의 가족은 가족을 한 단위로 보고 간호의 초점으로 맞춘다. 여기서의 총합은 부분의 합보다는 크며, 가족이 간호의 대상으로 명시화되어 있지만 가족구성원 개개인은 상호작용보다는 오히려 분리되어 있다. 가족구성원 총합으로서 가족 간호는 대인관계에 중점을 둔 가족 간호로 의사소통 기술과 의사결정, 가족 역할과 같은 가족과정을 포함한다. 가족을 가족 체계의 하부 체계 및 간호중재의 대상자로 고려 시 가족의 총합이라는 대인관계 체계로 주어진 시간에 상호작용하는 둘 이상의 가족 내 개인으로 구성된다.

대인관계 수준에서 중재에 대한 요구는 개인 간 갈등이 있을 때나, 가족구성원 간의 이해 부족 또는 제공되는 간호에 대한 의견에 차이가 있을 때 발생한다. 가족 간호 사정과 강화의 초점은 가족 상호작용에 있으며 이러한 접근의 가족 간호는 가족 체계 간호라고 불리기도 한다. 여기서 간호중재는 성과에 영향을 미칠 가족 자료와 과정의 중요성을 인식하면서 갈등 해결에 초점을 둔다.

- ▶ 대상: 가족(가족 체계의 하부 체계)
- ▶ 중재요구: 개인 간 갈등이 있을 때와 가족구성원 간의 이해 부족이나 제공되는 간호에 대한 의견에 차이가 있을 때 발생
- ▶ 간호목표: 가족구성원 간의 상호 이해와 지지(직접적인 중재를 통해 대인관계 체계를 변화시키는 것을 목표로 함)

(3) 대상자(체계)로서의 가족

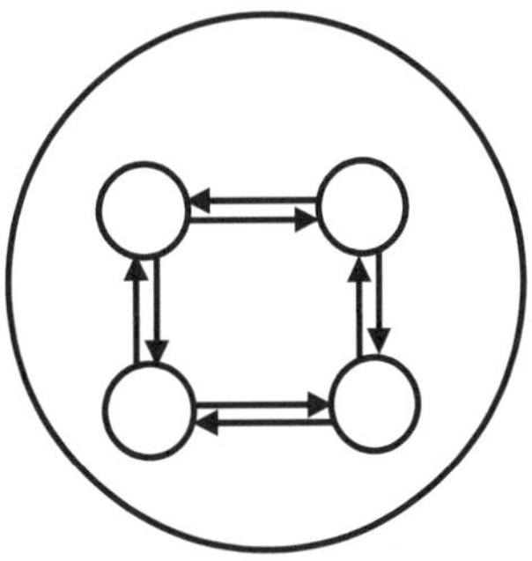

[그림 1-4] 체계로서의 가족

가족을 대상자 혹은 간호 사정과 중재의 일차적인 초점으로 간주하며, 각 가족구성원의 배경으로 간호의 전면에 등장한다. 가족은 상호작용 체계로 가족 역동과 관계 가족구조, 가족기능에 초점을 둔다. 또한 가족 체계 내의 하부 체계와 가족 밖의 환경에도 관심을 가지며 가족을 분석하여 치료 및 간호계획에 통합한다.

대상자로서의 가족은 가족의 기능과 건강질병 사이에 상

호작용과 서로 도움을 주고받는 것을 중요시하므로 가족을 간호의 대상자 혹은 수혜자로 간주한다. 간호행위는 가족 체계 내의 지속적인 변화를 목표로 상호작용하는 환경을 포함하며, 가족 체계 간호는 긍정적인 행위 변화를 목표로 한 모든 행위를 포함한다. 가족을 전체로서 보고 이행하는 간호사는 체계 변화에 대한 요구를 사정함으로써 체계 수준에서 대인관계적 간호중재를 실천할 수 있다. 중재전략으로 교육, 상담 등이 많이 사용되며 모든 중재에서 기대되는 목표는 체계의 변화이다. 예를 들면 알코올중독증 환자가 있는 가족 사정 시 첫째, 개인 중심 가족 간호로 음주습관의 변화, 신체건강 발달 상태 등 개인의 요구를 변화시키기 위한 동기를 사정하고 둘째, 대인관계 차원의 가족 간호로 음주행위에 대한 개인의 반응, 가능한 행위, 보상행위, 가족구성원의 인지 등에 관해 사정한다. 또한 가족 체계 전체에 관한 간호사정으로 권력구조, 개인 역할 및 행위 양상, 정서적 결속 등에 관한 내용을 사정해야 한다. 따라서 대상자로서 가족 간호는 가족에 영향을 주는 다양한 요인에 관련된 지식을 통합하며 가족 건강증진에 중점을 두어야 한다.

▶ 대상: 가족 전체
▶ 간호목표: 과정이나 구조 등 가족 체계의 변화(긍정적인 행위 변화)

(4) 사회구성원으로서의 가족

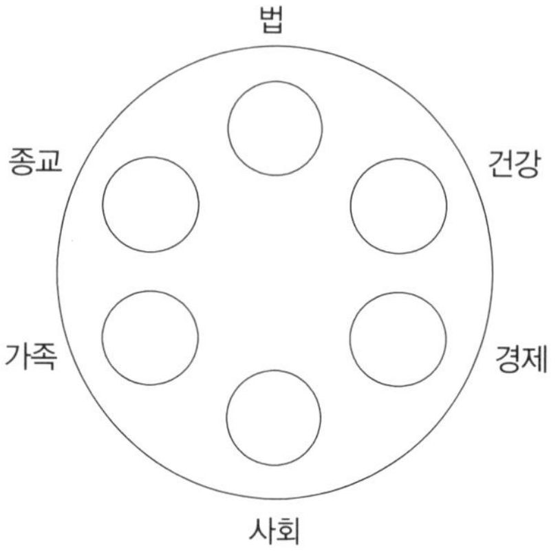

[그림 1-5] 사회구성원으로서의 가족

가족을 지역사회 많은 조직 가운데 하나로 보아 사회의 일차적 조직인 가족은 보다 큰 체계의 부분이며 가족은 상위 체계인 다른 조직들과 상호작용을 한다.

▶ 대상: 가족을 사회조직의 한 단위
▶ 간호목표: 가족과 지역사회기관 간의 상호작용 이해와 지지

2) 가족 간호의 중요성

가족은 서로 영향을 주고받으며 상호 의존성이 매우 높다. 따라서 가족의 기능은 가족구성원 개개인의 건강 상태에 따라 달라지고 동시에 가족구성원 개개인의 건강 상태를 결정하는 요인이 되기도 한다. 또한 가족구성원은 건강이나 질병에 대한 인식과 건강행위를 가족으로부터 학습하게 되며 가족의 아픈 정도와 질병이 급성인지, 만성인지 혹은 질병의 중중도에 따라 가족의 관심 정도도 달라진다.

가족이 질병의 원인을 제공하는 경우 예를 들면 결핵이나 정신 장애(거식증이나 음식 거부증) 같은 질환은 가족기능이 좋지 않거나 기능을 제대로 하지 못하는 가족의 구성원에서 흔히 볼 수 있으며 고혈압, 심혈관계 질환중풍 등은 유전적 질병이다. 그 외에도 부부의 결혼 상태, 부모와 자녀의 관계, 가족의 사회적 지지 체계가 가족구성원의 건강에 직접적 영향을 주는 요인으로 제시되고 있다.

가족을 단위로 간호하는 것이 중요한 이유는 다음과 같다.

① 가족을 대상으로 간호 서비스를 제공할 때 가족을 구성하는 개인뿐만 아니라 그 가족 전체를 간호할 수 있기 때문에 그 효과가 크다.

② 가족구성원이 문제가 생기면 그로 인하여 다른 가족도 영향을 받을 수 있다.

③ 가족의 건강 상태와 그 가족을 구성하는 개개인의 건강 상태는 아주 밀접한 관계를 갖는다.

④ 가족을 대상으로 간호를 제공하면 문제가 있는 다른 가족구성원을 쉽게 발견할 수 있다.

⑤ 가족 내에서 환자의 위치나 환자의 역할, 기능 등을 파악하면 환자를 보다 명확하고 포괄적으로 이해할 수 있다.

3) 가족 건강관리자의 역할

가족 건강관리자의 역할은 가족의 요구가 조정되도록 돕는 것이다(Cooly, 2005), 즉 가족간호는 가족 스스로 직면된 문제에 대하여 잘 대처하고 해결하도록 도와줌으로써 가족기능을 회복하는 역량을 키워주는 것이다. 따라서 가족 건강관리자는 가족에 대한 전문적인 지식과 기술을 바탕으로 직접간호 제공자, 관찰자, 옹호자, 보건 교육자, 의뢰자, 관찰자, 연구자, 사례관리자 그리고 가족의 변화를 위한 코치 역할 등 다양한 역할이 요구된다.

직접간호 제공자: 가족 건강관리자는 가족을 대상으로 직접 전문가의 역할을 담당한다.

직접간호 제공자의 역할을 수행 시는 가족의 욕구를 파악하고 이에 필요한 간호를 제공할 수 있어야 하며 간호를 수행 시는 총체적인 건강원리를 적용하여 건강문제뿐만 아니라 가족관계, 상호작용을 파악하여 전체성에 입각한 건강문제 접근을 하여야 한다.

교육자: 가족의 건강 교육 요구에 부응하고 건강증진, 질병예방을 위한 건강행위에 대한 동기를 부여하며 가족 스스로 건강관리 능력을 가질 수 있도록 교육한다. 또한 가족이 건강문제와 관련된 결정을 하는 데 필요한 지식을 제공하고 질병에 대한 인식을 돕는 것으로 공식적 또는 비공식적인 교육을 통해 실시할 수 있다

상담자: 건강상담은 가족에게 새로운 계기를 마련해 주고 새로운 인식을 갖게 하는 중요한 과정이다. 가족이 스스로 인식할 수 있도록 지원하면 문제해결방법을 스스로 찾을 수 있다. 전문적인 지식과 상담기술을 기반으로 할 때 가족의 건강문제에 대한 새로운 정보를 제공하는 교육과 동시에 상담을 효과적으로 수행할 수 있다

옹호자: 옹호자의 역할은 가족의 이익을 위해 행동하거나 그들의 입장에서 의견을 제시하며 보건의료제도나 보건지식이 부족한 소비자들의 입장을 대변하여 지지하는 것으로 구체적으로 보면 다음과 같다.

- 가족의 이익이 되는 활동이 되도록 대상자를 보호한다.
- 옹호를 통해 이루어지는 것들이 가장 효과적으로 진행되도록 결정한다.
- 수집된 자료는 옹호를 위한 다른 문제해결 자료로 사용될 수 있다.
- 관련 관계자들이 바른 결정을 내릴 수 있도록 대상자의 입장을 설명한다.
- 대상가족이 자신들의 입장을 잘 설명할 수 있도록 준비시킨다.

따라서 가족 건강관리자가 옹호자의 역할을 잘 수행하기 위해서는 의사소통 능력, 대상가족의 장점과 자원을 활용할 수 있는 능력, 자기소신과 의지가 있어야 한다.

의뢰자: 문제해결에 유용한 기관이나 자원에 대한 지식을 가지고 가족의 요구를 해결할 수 있도록 가족 내외적 자원에 접촉하여 필요 시 의뢰하는 역할이다.

변화 촉진자: 가족의 의사결정과정에 영향을 미쳐 대상자의 행동이 바람직한 방향으로 변화되도록 유도하는 역할이다 이는 가족이 건강문제에 대처하는 능력을 증진시키며 건강을 위해 적절한 의사결정을 내리도록 동기를 부여하고 보건의료를 위한 변화가 효과적으로 일어나도록 돕는다.

협력자: 가족 건강관리자는 보건의료팀의 일원으로 가족 건강관리사업을 하는 경우가 많다. 따라서 다른 구성원에게 가족의 요구, 요구에 영향을 주는 요소, 문제해결에 대한 의견을 제시하며 의사결정 시에는 건강관리팀과 함께 문제해결과정을 사용하여 가족의 문제를 해결하는 공동의사결정에 참여하는 것이다.

조정자: 조정이란 가능한 최대의 효과적인 방법으로 대상자들의 요구를 충족하는 서비

스를 조직하고 통합하는 과정이다 가족 건강관리자는 대상자들의 요구를 전인적으로 인식하고 있기 때문에 간호 제공이나 서비스면에 중복 혹은 결핍이 없는지 사정하고 조정하며 대상자의 문제해결을 위해 보건의료요원과 협력적 활동을 조절한다.

연구자: 가족 간호실무 발전을 위하여 실무에서 간호문제를 도출하고 연구하며 연구결과를 가족 간호실무에 적용하는 연구자로서 역할을 수행한다.

사례관리자: 가족에 대한 지속적인 관리와 대상자의 복합적인 문제를 해결하기 위해서 필요한 서비스를 통합하고, 조정하고, 옹호한다.

4. 우리나라 가족의 특성

1) 가족생활주기 변화

우리나라의 가족생활주기는 초혼 연령의 상승으로 인해 부모기로의 전이가 빨라져 가족형성기가 단축되는 성향을 보이고 있다. 가족형성기의 단축은 결혼 후 부부간에 충분히 적응할 시간을 갖지 못한 상태에서 부모기로 진입한다는 점에서 부부관계의 만족도와 가족생활 유지의 안정성에 부정적인 영향을 미칠 수 있다(한경혜 외, 2006 재인용).

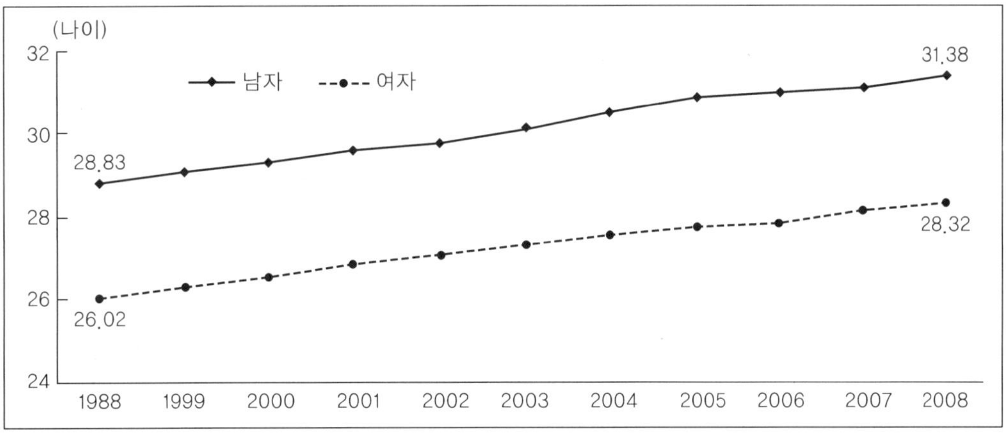

[그림 1-6] 성별에 따른 초혼연령 추이

자료: 통계청, 『2008 혼인통계』, 2009

초혼 연령의 상승은 30~34세의 미혼여성에서 두드러지게 나타나는데, 이는 여성의 고학력화와 경제 활동 참여의 증가로 인하여 개인의 자아실현과 삶의 질을 중요시 여기면서 결혼을 기피하거나 연기하는 현상으로 해석할 수 있다. 그러나 최근의 경제위기가 청년실업, 임금 수준 하락 등에 따라 결혼준비자금 마련이 더 힘들어져 결혼을 미루게 되는 요인으로도 작용하고 있다고 볼 수 있다. 경제위기는 초혼 연령 상승을 가속화시켜 가족형성시기를 늦추는 요인이 되고 있다. 또한 경제적인 어려움이 가중되는 가정은 자녀 양육에 대한 경제적 부담이 크고 소득과 지출의 균형을 맞추기 위해 맞벌이를 해야 하므로 자녀 출산을 지연하고 있다. 즉, 장기 가정생활계획에 영향을 미치게 되어 초혼 연령의 증가, 출산 연령의 증가, 평균 자녀수 감소, 자녀출산기간의 축소로까지 연결된다.

결혼에서부터 자녀출산 완료까지의 가족형성 및 확대기가 초혼 연령의 상승과 출산율 저하로 인하여 매우 단축되고 있어 이는 평균 초혼 연령이 상승하면서 출산 템포가 빨라져 가족형성기가 단축되고 결혼 후 평균 1년 이내에 신혼부부에서 부모기로 전이를 경험하는 것으로 나타나고 있다.

또한 자녀출산 완료 이후 자녀의 결혼이 시작될 때까지의 자녀 양육 및 교육기에 해당하는 가족확대 완료기와 자녀 결혼 완료 이후 부부 또는 배우자의 사망에 이르기까지의 축소 완료 및 가족해체기는 길어지고 있다. 이는 교육 수준의 향상과 여성의 사회 진출 확대로 인하여 초혼 연령은 남녀 모두 높아졌고, 이에 따라 첫째 아이의 출산시기가 늦어지고, 출산하는 자녀의 수도 감소하게 되어 전체적인 자녀 양육기간도 상대적으로 축소됨을 의미한다. 또한 보건의료기술과 서비스의 발달로 인하여 평균수명이 연장되어 노년기는 길어지고 있으며, 부모-자녀세대가 함께 생존하는 기간이 크게 연장되고 있다.

2) 가족형성의 지연 및 가족해체

우리나라 2008년도 결혼 건수는 5년 만에 감소세로 돌아섰고(〈표 1-5〉), 출산율은 더 감소하였다(〈표 1-6〉). 또한 경제위기는 결혼과 출산에 영향을 미쳐, 결혼과 가족의 안정성을 약화시키고 궁극적으로는 일상적 · 세대적 재생산이라는 개별 가정의 기능의 혼란과 왜곡, 자원 배분에 대한 갈등, 세대문제, 남녀문제 등을 야기할 수도 있다(송혜림 외, 2009).

〈표 1-5〉 혼인 유형별 혼인건수

(단위: 천 건)

2002	2003	2004	2005	2006	2007	2008
304.9	302.5	308.6	314.3	330.6	343.6	327.7

자료: 통계청, 『2008 혼인통계』, 2009

〈표 1-6〉 합계출산율

(단위: 명)

1970	1980	1990	2000	2002	2004	2006	2008
4.530	2.820	1.570	1.467	1.166	1.154	1.123	1.190

자료: 통계청, 『인구동향조사』, 각 연도

가족해체는 이혼, 폭력, 가족구성원의 방임 또는 유기 등으로 인해 이루어질 수 있으며 우리나라는 IMF 이후 경제문제로 인한 성인가출이 두 배 가까이 증가했으며, 이는 이혼으로 이어지고, 가족의 해체로 인하여 소년소녀가장이 증가하여 사회문제로 확대되었다(오재은, 2003).

2008년 이후의 전 세계적인 경제위기 여파로 인하여 일자리를 잃은 가장이 증가하고, 특히 30~40대 가장의 가족은 돌봄과 교육을 필요로 하는 자녀 그리고 경제적으로 의존하는 노부모의 부양으로 인하여 지출이 많은 주기에 속해 있다는 점에서 경제적 위기가 더욱 심각하게 영향을 미칠 수 있어 가정의 경제적 어려움과 장기적으로는 자신의 노후를 준비하지 못함으로써 발생하는 구조적 문제 등을 낳을 수도 있다(송혜림 외, 2009 재인용).

3) 가정 내 성 역할 갈등

경제위기로 인한 실업과 빈곤문제는 주로 개별 가족의 책임으로 남게 되어 남성 가장이 실직을 하면 여성들과 가족구성원들은 경제 활동에 참여하게 된다. 특히 여성들은 가계부양의 책임 역할이 부가되는 동시에 가족에 대한 역할과 책임이 강조됨으로써 부담이 가중된다.

여성들의 교육 수준이 높아지고 노동시장 참여가 확대됨에 따라 전통적인 성 역할은 변화하고 있음에도, 어린 자녀가 있는 가족생활주기의 맞벌이 부부들이 다른 주기의 맞벌이 부부들보다 이중적인 역할 긴장과 스트레스가 있는 것으로 나타나고 있다. 특히 결혼 초기에 아직 자녀가 없는 경우에는 직장일과 가정일의 병행에 따른 최소한의 역할 긴장이 나타난다. 자녀의 출생으로 기존의 역할에 부모 역할이 더해지면 만족스러운 부분도 존재하지만 역할 과중과 상호 역할 갈등문제가 발생한다.

4) 실직가정 및 빈곤 가족의 증가

가족생애주기에 따라 가계는 결혼, 출산 등 다양한 생활경험과 함께 가족원이 확대 또는 축소되는 과정을 거치면서 각 주기에 따라 가족원의 재정적 요구가 달라진다. 그러나 경제위기로 인한 생활의 어려움과 충격을 가장 크고 빠르게 경험하는 것은 무엇보다 빈곤 가족이며, 이들은 가족생애단계에 따른 재정적 요구와 상관없이 긴급한 재정 지원이 요구된다.

1997년 말 경제위기 이후 우리나라의 가족들은 전반적으로 생활수준의 하락을 경험하였으며, 이는 실업자가 발생한 가족 또는 저소득계층에서 더 심화된 형태로 받아들이는 것으로 나타났다. IMF 경제위기 이후 빈곤 가족의 구조적 해체는 기능적 측면에서 진행되었으며, 외적인 지원이 없는 경우 빈곤의 가속화가 촉진되고 있다.

5. 국내외 가족위기 관련 법 · 제도 및 정책

1) 국내 가족위기 관련 법 · 제도 및 정책

(1) 관련법

경제위기는 가족간 갈등과 의사소통 장애 등을 야기하고, 이는 가정폭력, 이혼, 가족해체 등으로 이어진다. 가족해체는 여성가장의 빈곤화, 아동유기 및 방임의 우려, 조손가족의 증대 등 여러 문제점을 발생시킬 가능성이 높아 사회적 차원에서 해체위기를 맞은 가족 또는 개인을 예방 · 지원할 수 있는 체계를 갖추어야 한다.

가족구조의 해체위기에 대한 예방 및 개입 지원의 근거 법은 「한부모가족지원법」, 「민법」, 「건강가정기본법」, 「아동복지법」을 들 수 있다.

「한부모가족지원법」은 경제적 위기에 처한 한부모가정에 자녀 양육을 위한 수당지급, 부(父) 혹은 모(母)의 자립기회 제공을 위한 경제적 지원, 취업 지원, 정서적 지원을 명시하고 있다. 이 법은 전달 체계로서 '한부모가족복지상담소' 혹은 '건강가정지원센터'를 설치 · 운영하도록 하고 있다. 또한 이혼율의 증가, 남녀 평등적 문화 확산 등으로 이혼 관련 「민법」 조항의 개정이 이루어졌다. 2007년 12월 21일 「민법」 일부 개정으로 2008년 6월 22일부터 협의이혼에 대한 절차와 규정이 일부 변경되었다. 동 법 제836조의 2항에 따라 가정법원의 이혼 안내, 이혼숙려제도가 도입되고, 양육하여야 할 자가 있는 경우 친권자 및 양육자의 지정, 면접교섭, 자녀 양육비 지급 등 자녀 양육에 대한 협의서를 제출하도록 규정하여 이혼 전에 자녀 양육에 대해 부부가 협의할 수 있는 기회를 제공하고 있다.

「건강가정기본법」은 이혼이 결정된 부부가 이혼 전 상담을 통해 이혼조정이 내실화되는 조치를 강구하도록 하고 있다. 또한 이혼의사가 확정된 경우 가족이 자녀 양육, 재산, 정서 등의 제반 문제를 준비할 수 있는 서비스를 제공하고, 양육비에 대한 집행력의 실효성을 강화, 확대할 것을 명시하고 있다. 본 법은 이혼예방과 이혼 후 개입을 동시에 내포하고 있으며, 가족구성원의 해체와는 상관없이 가족의 건강성 유지를 목표로 하고 있다.

「아동복지법」은 모든 아동의 인권을 보호하고자 제정된 법으로 이혼가정 혹은 이혼위기가정의 18세 미만 자녀를 보호하도록 명시하고 있다. 요보호아동 지원사업은 보호자가 부재인 경우, 아동이 학대를 경험한 경우에 적용될 수 있으며, 위험에 처한 아동은 즉각 보호조치를 위해 연고자를 발굴하거나 생활시설로 인도하여 보호하도록 하고 있다. 이혼 전·후로 아동이 방임되거나 유기, 혹은 폭력의 상황에 놓여 있을 경우에는 법적 보호자의 동의 없이 신고를 통해 국가에서 보호해야 할 의무가 있다.

가정폭력과 관련된 법안은 「민법」, 「가정폭력방지 및 피해자보호 등에 관한 법률」, 「가정폭력범죄의 처벌 등에 관한 특례법」, 「아동복지법」 등이 있다. 가정폭력은 아동학대, 노인학대, 부부폭력, 부부강간 등이 포함되며, 이러한 폭력 상황이 발생하였을 때 피해자의 인권을 보호하고자 「가정폭력방지 및 피해자보호 등에 관한 법률」이 제정되었다. 가정폭력과 관련된 대다수의 사건들은 약자인 아동, 노인, 여성을 대상으로 발생되고 있으며, 특히 부부간의 폭력은 이혼으로 연결될 수 있다.

「가정폭력방지 및 피해자보호 등에 관한 법률」은 가정폭력에 대한 피해자 및 피해가정의 보호를 위한 가장 직접적이고 명시적인 법안이며, 가정폭력 신고 체계의 구축 및 운영, 가정폭력의 예방과 방지를 위한 조사·연구·교육 및 홍보, 피해자를 위한 보호시설의 설치·운영과 그 밖에 피해자에 대한 지원 서비스를 제공하도록 되어 있다. 또한 피해자의 보호와 지원을 원활히 하기 위한 관련 기관 간의 협력 체계 구축 및 운영, 가정폭력의 예방과 피해자의 보호·지원을 위한 관계 법령의 정비와 각종 정책의 수립 및 시행을 명시하고 있다. 동 법에서는 피해자를 보호하기 위한 장치로서 피해자를 고용한 고용주가 해고 등의 불이익을 줄 수 없도록 하고 있다. 또한 피해자와 신고의무자가 24시간 이용할 수 있는 긴급전화센터와 가정폭력상담소 등을 설치하고, 외국인 여성까지 지원할 수 있도록 외국어 서비스를 제공하며, 피해자의 신고접수 및 상담, 관련 기관·시설과의 연계, 피해자에 대한 긴급한 구조를 지원하도록 명시하고 있다. 이와 함께 신고 받은 기관의 역할, 피해자 및 관련 시설이 해야 할 조치들에 대해 제시하고 있으며, 신고자에 대한 규정도 포함하고 있다. 또한 피해자와 가해자에 관한 조치와 폭력재발의 위험한 상황에 대한 지원 조치를 규정하고 있다.

「아동복지법」은 18세 미만의 아동을 대상으로 학대와 관련된 모든 행위를 예방하고 개입할 수 있도록 제반 장치에 관한 내용을 제공하고 있다. 피해아동이 최대한 보호를 받을 수 있도록 시설규정과 지원사업을 제시하고 있으며, 아동학대의 예방과 방지를 위해 아동학대 관련 연구·교육·홍보 및 아동학대 실태조사 등을 정기적으로 실시하도록 한다. 이를 위해 전문기관 설치와 아동학대에 관한 신고 체계를 구축하고 운영하도록 규정하고 있다.

국내의 경제위기로 인해 위기가정지원법은 사전예방법 차원에서는 「건강가정기본법」, 사후 개입적인 조항이 명시되어 있는 법은 「긴급복지지원법」, 「민법」, 「국민기초생활 보장법」, 「사회복지사업법」, 「한부모가족지원법」 등이 있다.

「건강가정기본법」은 매5년 주기로 건강가정기본계획을 수립하여 위기 가족에 대한 긴급지원책을 마련할 것을 명시하고 있다. 2005년에 제정된 「긴급복지지원법」은 위기 상황에 처한 자를 위한 다양한 지원책을 강구하는 데 있으며 「민법」에서는 가정의 파산위기 시 가족의 구성원이 유산상속을 포기하는 장치를 만들어 부채로 인한 가족의 빈곤의 악순환을 예방할 수 있는 방안이 되도록 한다. 「국민기초생활 보장법」은 빈곤층 혹은 빈곤위기에 처한 대상자를 지원하기 위해 빈곤의 절대적 기준을 선정하여 수급자를 지정하고 자활의 기회를 제공한다.

(2) 부처별 정책 및 제도 현황

① 보건복지부

보건복지는 2005년 「건강가정기본법」의 제정을 통해 '이혼가족의 자녀 양육, 재산, 정서 등 제반 문제를 준비할 수 있는 지원 서비스와 양육비 집행력의 실효성을 강화하고, 적용대상을 확대할 수 있는 구체적인 시행령과 시행규칙을 개정해야 한다는 움직임 속에서 자녀 의무부양 집행정책이 도입될 수 있는 단초를 마련하였다. 건강가정지원센터의 설치와 가족지원사업 운영을 통해 이혼 전·후 상담, 이혼양육합의서 작성 등 이혼 관련 서비스를 실시하고 있다. 2007년도 사업평가(라휘문 외, 2007)에 의하면, 각 지역의 건강가정지원센터는 이혼 전·후 상담이 활발하게 이루어지고 있으며, 공통사업으로 이혼 전·후 가족을 대상으로 집단 상담을 실시하고 있었다. 전반적으로, 이혼 전 상담에 참여하는 내담자 수가 이혼 후 상담에 참여하는 내담자 수보다 훨씬 많은 것으로 나타났다.

2010년 현재 '위기 가족 지원 상담 서비스'를 실시하기 위해 건강가정지원센터에서 해체적 위기가정을 지원할 수 있는 이혼 전·후 상담을 계속적으로 무료 제공하고 있다. 각 지역의 특성에 맞는 특화사업을 진행하는 센터 중 한부모가정지원사업을 시행하는 센터들이 이혼 후 적응을 돕기 위한 서비스를 제공하고 있으며, 상시 위기가정 상담 서비스를 실시하고자 전담인력을 배치시켜 운영하고 있다.

가족역량 강화사업으로는 소외계층 지원, 한부모가족복지시설 기능보강, 한부모가족생활안정 지원, 저소득 한부모가족 지원 강화, 한부모가족 자녀 양육비 이행확보 무료 법률 구조사업 등을 들 수 있다. '소외계층지원사업'은 저소득 한부모가족을 위해 가족기능 유지 및 건강한 생활을 영위할 수 있도록 내실 있는 지원사업을 수행함으로써 한부모가족의 생활안정과 자립기반 조성 및 복지증진에 기여하고자 한다. 저소득 한부모가족 지원은 아동양육비, 고교생학비, 복지자금융자, 한부모가족복지시설 지원, 자녀 양육비 이행확보 무료 법률구조 등의 경제적 지원을 제공한다.

'한부모가족복지시설 기능보강사업'은 한부모가족복지시설 신축 및 노후시설의 증·개축 등 환경개선으로 무주택 저소득 한부모가족을 일정 기간 보호하여 생계를 지원하고 퇴소 후 자립기반을 조성하도록 지원하고 있다. 위기 가족역량 강화를 지원하기 위해 [그림 1-7]과 같이 지원 체계를 마련하고, '미혼모(부) 지원 거점기관'을 운영하여 재가 미혼모(부)를 위한 위기 관련 정보 제공 및 종합적인 서비스를 제공하고, 자녀출산·양육 시 그리고 응급 상황 발생 시 아이 병원비와 생필품을 지원해 준다. 뿐만 아니라 자조모임 운영으로 자립의 경험을 논의할 수 있는 자원을 연계해 주고 있다.

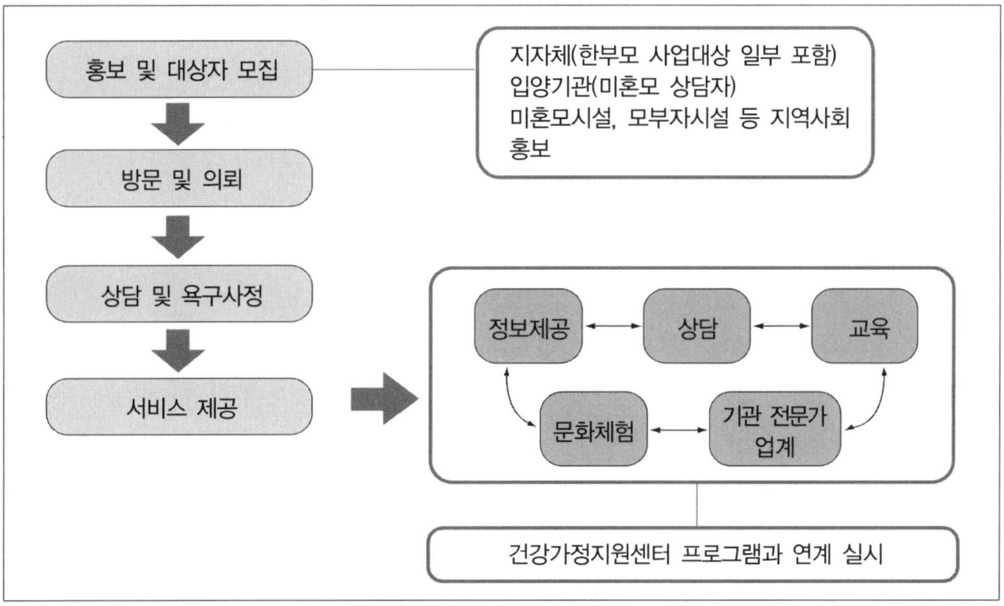

[그림 1-7] 미혼모·부 가족 지원 체계

'한부모가족의 통합 지원 서비스'는 한부모가정의 심리적 · 사회적 · 생활적 지원을 위해 지역 내 관련 복지기관(건강가정지원센터, 종합사회복지관 등)을 통해 모 · 부자가정 상담 · 교육사업을 펼치고 있다. '한부모가정 생활안정지원사업'은 개별 가족단위로 진행되는 사례관리사업으로 사업 홍보 및 대상자 발굴, 지역자원 발굴 및 활용을 통한 간접 서비스 제공, 한부모가족의 자활활용 능력 강화를 위한 지역복지 서비스 조정, 지역통합 사례관리 체계 마련을 위한 네트워크 추진 등이 이루어지고 있다.

저소득 한부모가족의 역량을 강화하기 위해 최저생계비 130% 이하(국민기초생활수급자 제외)의 저소득 한부모가족에게 자녀 양육 및 교육비를 지급하고 있다. 만 10세 미만의 아동은 월 5만 원, 고교생의 경우 입학금 및 분기별 수업료가 전액 지급되고 있으며, 저소득 한부모가족의 창업에 필요한 장기저리의 복지자금을 세대당 2천만 원 이내에서 융자 지원하고 있다.

그리고 한부모가족의 자녀 양육비 이행확보를 위한 무료 법률 구조사업을 통해 한부모가족 자녀 양육비 청구소송 지원(법률상담, 소송대리 등), 미혼부 상대 자녀 인지청구소송 지원(유전자 검사 등), 자녀 양육비 이행확보 지원(과태료, 이행명령, 감치처분 등)을 실시하고 있다.

한부모가족 아동의 양육 받을 권리 보호
한부모가족의 자녀 양육 부담 경감 및 생활안정 지원

▲

한부모가족의 자녀 양육비 이행확보를 위한 법률상담,
소송서류 작성, 소송대리 등 종합적 법률 서비스 제공

[그림 1-8] 2009년 한부모가족 자녀 양육 지원 목표

아동학대 및 부부폭력, 노인폭력 등으로 인한 가정의 해체를 예방하거나 개입하기 위한 제도는 아동학대 예방 서비스, 가정폭력 예방 및 피해 보호, 예방 교육 등으로 분류할 수 있으며, 전국 아동보호전문기관 확충으로 아동학대 사전예방 교육, 현장조사, 사후관리가 이루어지고 있다. 구체적으로 보건복지콜센터(129)와 아동학대 신고전화(1577-1391)를 운영하고 있으며 시 · 도 및 시 · 군 · 구에 아동보호전문기관이 2009년 현재 44개가 설치되어 있다.

뿐만 아니라 아동학대를 조기에 예방하기 위해 홍보 및 교육을 강화하고, 아동학대예방

센터의 전문성 강화를 위해 전문상담원을 확충시키고 있으며, 실종아동과 그 가족을 지원하기 위해 실종아동찾기센터를 개소하여 경찰청과 함께 운영하고 있으며, 182콜센터를 항시 운영하고 있다.

급증하고 있는 다문화가정의 가정폭력 예방 및 피해 보호를 위해 가정폭력, 성폭력, 성매매 등 폭력피해 이주여성을 대상으로 통역 상담(8개 국어)과 현장 지원이 이루어지고 있다. 이를 위해 수도권 · 충청권 · 전라권 · 경상권 등 권역별 지역센터를 설치 및 운영하고, 이미 피해를 입은 이주여성을 위해 쉼터(외국어 가정폭력 피해자 보호시설)를 2008년 4개소에서 2009년 18개소까지 확대하였다. 또한 이주여성의 특성을 고려한 법률 · 의료 서비스를 함께 제공하고 본국으로의 송환 희망을 대비하여 출국을 지원하고 있다. 또한 '이주여성자활공간터'를 마련하여 이주여성 및 동반아동의 거주와 직업 훈련 등 자활을 지원하고 있다.

고령화 노인 돌봄 서비스는 혼자 힘으로 일상생활을 수행하기 어려운 노인과 독거노인에게 욕구에 따라 안전 확인, 생활 교육, 서비스 연계, 가사 지원, 활동 지원 등 맞춤형 복지 서비스를 제공하고 있다. 대표적인 예로는 생활관리사파견사업, 노인돌봄종합 서비스, 노인돌보미 서비스, 장기요양보험제도, 기초노령연금제도 등이 있다.

② 여성부

여성정책발전계획안을 통해 여성가장 신규고용장려금(여성가장 실업자를 채용한 경우 6개월간 60만 원)제도를 실시하고 있다. 지원대상자는 취업 또는 창업을 희망하는 한부모가정의 여성가구주, 재취업 희망 여성, 유휴고령 여성 등이다. '여성실직자 창업지원사업'은 담보나 보증 능력이 없는 장기실직자 및 실직여성가장이 점포를 임대하여 창업하는 경우에는 최대 1억 원까지 임차보증금을 지원한다. 또한 고용보험 피보험자이었던 6개월 이상의 장기실직자 또는 실직여성가장으로서 담보 · 보증여력이 없는 세대주 또는 주 소득원인자도 지원대상자에 포함된다.

가정폭력 예방 및 사후처리를 위한 주무부처인 여성부는 인권보호팀에서 관련 정책을 수행하기 위한 계획을 수립하고 시 · 도, 시 · 군 · 구의 상담소 및 보호시설에서 서비스를 제공하고 있다. 세부적으로는 가정폭력상담소와 가정폭력 보호시설을 운영하고, 가정폭력 피해복구 및 재발방지, 무료법률구조사업, 가정폭력피해자 치료보호, 가정폭력 one-stop, 여성긴급전화, 이주여성긴급전화 서비스, 긴급피난처 쉼터 등을 제공하고 있다.

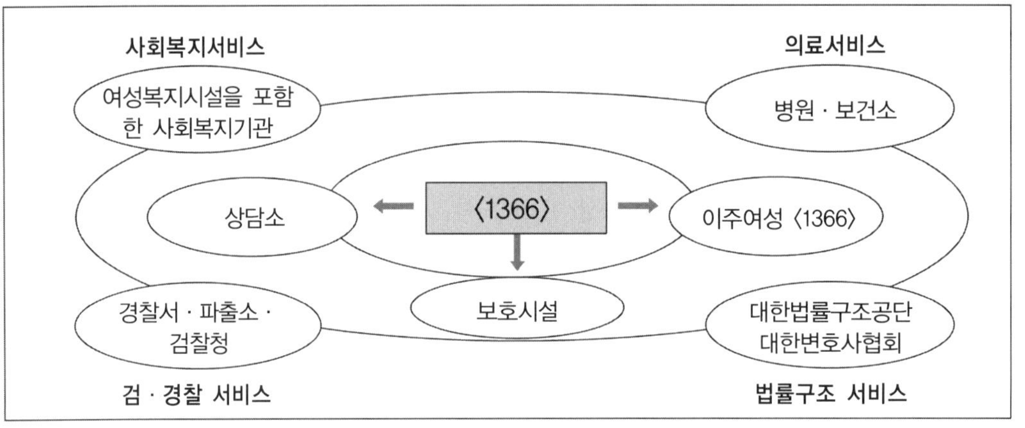

[그림 1-9] 가정폭력 네트워크 시스템

자료: 여성부, 『여성권익증진사업 운영지침』, 2008

가정폭력 예방과 개입을 위한 네트워크 시스템은 [그림 1-9]와 같다. 가정폭력사건은 사건의 내용에 따라 상담소와 보호시설 등으로 분류되며, 이주여성은 이주여성 전담 상담기관 및 상담소의 다문화가족지원센터 등으로 보내진다. 또한 개입의 여부에 따라 사회복지기관, 검찰 및 경찰서, 법률구조기관, 의료기관 등과의 긴밀한 협조 체계를 통해 지원될 수 있다. 폭력으로 인해 거처가 없거나 불안정한 거처에 거주해야 할 경우에는 쉼터로 연결될 수 있다.

③ 기타 부처

국토해양부에서는 이혼가정(한부모가정)의 주거안정을 위해 임대주택 및 다가구 매입주택의 우선 입주를 제공하고 공급물량을 확대하고 있다. 노동부에서는 한부모가정 및 해체적 위기 가족을 위해 취업상담, 직업훈련 등 고용률 상승 지원방안을 강화하고 있다. 또한 「민법」의 개정으로 이혼숙려제도가 도입됨으로써 성급한 이혼의 예방과 이혼 후의 생활을 준비할 수 있는 기간을 제공하고 있다.

법무부에서는 「가사소송법」 개정안을 통해 이혼한 부부가 법원의 자녀 양육비 지급명령을 어길 경우 최고 1,000만 원의 과태료를 부과하며, 이를 이행하지 않을 시 월급에서 공제하는 시스템을 도입 · 실시할 것을 발표한 바 있다. 또한 담보 제공을 기피하는 양육비 부담자를 위해 양육비의 전부 또는 일부를 한꺼번에 지급할 수 있는 '일시금 지급명령제도' 역시 마련하여 양육비 부담 의무의 불이행을 제한하고 있다(한국뉴스. 2009. 4. 21).

2) 국외 가족위기 관련 법 · 제도 및 정책

(1) 미국

미국은 이혼 관련 법으로 38개의 주에서 가정의 해체적 위기와 관련된 가족조정을 규정하는 법을 가지고 있으며, 11개 주에서는 자녀 양육권 및 면접교섭권 관련 분쟁해결을 위해 재판에 앞서 조정을 하도록 강제조항을 마련하고 있으며, 그 외 다른 주에서도 조정을 권고하고 있다(Cohen et al., 2000, 이명신 2007에서 재인용). 이혼당사자를 위한 조정 서비스는 1975년 Coogler에 의해 이혼조정모델이 소개된 이후 이혼소송의 대안으로 가장 많이 이용되고 있다(이명신, 2007).

이혼가정 지원을 위한 프로그램에는 이혼부모와 아동의 관계증진 및 양육자와 면접교섭권 적응을 위한 PEACE 프로그램(오하이오 주 메론 카운티), 이혼한 부부와 자녀의 관계향상을 지원하고 위한 이혼가정을 위한 양육 프로그램(메릴랜드 주 몽고메리 카운티), 이혼부모를 위한 훈육방법안내를 하기 위한 법원조정 프로그램(일리노이 주의 법원), 이혼부모 교육 프로그램(ACT) 등을 들 수 있다.

또한 정부, 법조계, 대학 상담전문기관과 민간시민단체들이 협력적 가족 치유 시스템을 구축하여 이혼을 예방하기 위한 정책을 실시하고 있다. 일례로 플로리다 주에서는 주정부의 예산을 통해 대학과 연구소, 상담기관에 재정이 지원되면 프로그램이 개발되며 인력이 양성된다. 또한 법원은 제도적인 규정을 마련하여 이혼예방을 위한 체제를 형성하고 있다.

수감된 아버지를 위해서는 자녀 멘토링하기(Mentoring Children), 가족의 역할과 아버지의 책임, 교도소에서 가정으로 복귀하기(From Prison to Home) 등을 통해 가족과 함께 있지 않는 동안 자녀와의 관계를 유지하는 방법 및 출소 후 가족과의 적응법을 제시하고 있다.

미국의 여성폭력 행정 체계는 보건복지서비스부의 아동가족국에서 전담하고 있다. 가정폭력 규제입법은 1976년 펜실베이니아 주에서 민사보호명령제도의 창설로 시작되었으며, 1984년 여성폭력 관련 법률인 「가정폭력예방 및 서비스 관련법(The Family Violence Prevention and Service Act)」이 제정되었다. 여성폭력 지원과 관련하여 1990년 「피해자권리 및 회복법(Victim Rights and of Crime Act)」, 1994년 폭력범죄통제와 법집행법 및 여성을 위한 「가정보호법(Violent Crime Control and Law Enforcement Act)」이 제정되었다. 1994년 전국가정폭력방지협의회(National Coalition against Domestic Violence: NCADV) 등의 입법운동으로 1998년 제정된 「여성폭력방지법(Violence against Women Act: VAWA)」은 여성폭력 피해 예방과 보호를 위한 정부 재정 지원의 법적 근거가 되고 있다. 여성폭력방지법을 통해 여성피해자에게 쉼터, 상담 서비스 제공과 가정폭력 연구 및 대중 교육과 캠페인 등이 지원되었고, 여성 희생자들이 연방법원에 소송을 제기하고 법 집행관들이 가해자를 추적할 수 있는 장치를 마련하고 있다. 검사들은 피해자에 의한 고소 철회를 막기 위해 '철회불가(No-Drop)'정책을 도입하였다.

미국의 가정폭력피해자는 긴급보호를 위한 쉼터, 전환기의 적응과 자립준비를 위한 중간의 집, 주거 지원 정책(연방정부 주택도시개발성)의 3단계로 나뉘고 있다. 쉼터와 중간의 집 대부분은 민간자원으로 운영되고 있으며, 단기간 보호를 목적으로 법률 지원, 숙식, 아동보육, 교통 및 취업알선을 제공한다. 중간의 집은 자립준비 서비스를 제공하여 피해자가 독립할 수 있도록 지원하고 있다. 연방정부에서 제공하는 주택은 저렴한 비용의 혜택과 피해여성이 위치를 선택할 수 있다는 장점이 있다.

대다수 민간단체로 구성된 CDC(Community Development Corporation: 지역사회개발공사)는 저렴한 주택을 피해여성 및 저소득층에게 공급하고 있으나 일부 지원은 연방정부에서 운영하고 있는 공적 프로그램에서 보조되고 있다. CDC에서 공급하고 있는 저렴한 주택들 중에는 여성 한부모가정을 위한 자립 지원 임시주택도 있다.

2003년 제정된 「아동보호 및 가정안전법과 가정폭력예방 및 서비스법」은 2008년까지의 한시적 법안으로서 아동 및 여성 피해자를 위한 기금을 모아 지원하기도 하였으며 가정폭력정보망(Domestic Violence Resources) 서비스에서는 신체적, 정신적, 정서적 폭력이 자신이나 주변인에게 발생하였을 때 이에 적절히 대처하는 법을 안내하고 있다.

미국의 대표적인 중 · 노년기 가족을 위한 정책으로는 현금 이전 프로그램으로 실업보험제도, 공적 연금, 빈곤노인장애인을 위한 보충적 소득보장, 퇴역군인 관련 급여(Social Security, SSI, and Veterans Benefits), 빈곤가구 한시 지원 프로그램(Temporary Assistance for Needy Families: TANF) 등을 들 수 있다.

미국은 노인돌봄정책을 통합 서비스적인 차원에서 다양한 제도를 실시하고 있다. '노인을 위한 포괄적 서비스 프로그램'인 PACE(Program of All-Inclusive Care for the Elderly)는 저소득층 노인인 메디케이드를 대상으로 Nursing Home 입소자격대상에 해당하는 중증장애노인들에게 포괄적인 급성 및 장기적인 보건의료 및 복지 서비스를 제공하고 있다.

(2) 영국

영국은 가정의 해체적 위기를 예방하기 위해 1996년 '별거'를 규정하여 결혼생활에 대한 성찰과 미래에 대한 설계의 시간으로 1년이라는 별거기간을 갖도록 하고 있다. Ireland의 경우, 부부 양자의 별거동의에 대해 판사로부터 승인을 얻도록 되어 있으며, 경제적으로 취약한 배우자에게 재산을 나누어주고 경제적 지원을 하도록 규정하고 있다.

「아동(기본)법(The Children Act)」 조항 중 특히 '교섭명령'은 아동과 함께 살고 있거나, 살 예정인 부모 중 한 사람이 면접교섭권을 갖고 있는 다른 부모의 아동 방문이나 아동과 함께 머무는 행위를 허용토록 요구하는 것이다. 재판부의 교섭명령은 대개 '어머니는 아버지가 아이와 합리적인 접촉을 할 수 있도록 할 것'이라는 등의 간단한 표현으로 발부되기도 하지만 때로는 구체적인 시기와 방법 등을 상세히 규정한 명령도 있다

'거주명령'제도는 부모 중 한 사람이 아동과 함께 살아야 하는 것을 요구하는 것이다. 때로 두 사람 이상의 성인에게 부과되는데 이 경우 아동이 각각의 부모와 얼마만큼의 시간 동안 함께 살아야 하는지 규정한다. 대개 어머니에게 거주명령이, 아버지에게 교섭명령이 내려진다.

"복지에서 노동으로"라는 사회복지의 노동연계 경향에 보조를 맞추기 위해 한부모가정을 위한 신정책(New Deal for Lone Parents)이 사회보장부(Department of Social Security)에 의하여 진행되면서, 가계소득 보조를 받는 모한부모가정을 대상으로 일련의 가족문제에 대한 가족상담은 물론 자녀보육 및 양육에 관련된 정보의 제공, 자활을 위한 근로기술의 개발과 취업알선 등을 상담원을 통하여 전달할 수 있도록 하고 있다.

가정폭력 관련 정책은 1974년 최초 핫라인인 여성보호기관(Women's Aid)이 설립되어 지속적으로 확대 설치되었으며, 쉼터 서비스, 폭력전화상담 서비스, 웹 서비스를 이용한 가정폭력피해여성을 위한 네트워크를 지원하고 있다. 또한 폭력피해여성이 계속적으로 폭력에 노출될 위험이 발견될 경우 '지역알람 서비스'를 통해 경찰이 빠른 대처 서비스를 지원하고 있다.

1976년에는 「The Domestic Violence and Matrimonial Proceeding Acts」가 제정되어 폭력여성을 지원하는 최초의 법안이 마련되었으며, 1977년 「Housing Acts」에는 폭력에 대한 여성조직의 업무를 반영하기도 하였다. 1978년 「Domestic Proceeding and Magistrates' Court Act」는 폭력피해여성에 대한 안전한 주거 제공을 중요한 사안으로 인식하였다. 1996년 가족법의 개정으로 가정폭력에 대해 폭행죄, 폭력남편접근금지 등 형법, 민법상의 조치들이 취해졌다

여성폭력 관련 행정 체계에는 여성문제담당 장관과 여성청(The Women and Equality Unit)의 여성폭력대응팀(Violence Against Women Team)이 주 업무를 담당하여 여성 관련 폭력에 집중 지원하고 있다. 「Family Act(1996)」와 「Protection From Harassment Act(1997)」는 가정폭력을 물리적 폭력보다 넓게 정의하여 정서적인 것과 재정적인 박탈까지 포함하고 있으며, 1997년 「폭력방지법」이 제정되어 폭력을 치료하는 데에도 적용되고 있다.

1990년대부터 추진되어 온 케어 제공 체계의 「NHSCCA(National Health Service and Community Care Act)」와 1995년의 「Carers(Recognition and Services) Act」 제정을 통해 비공

식적 돌봄자의 권리가 법적으로 인정되었다. 1996년에는 「지역사회보호 및 직접 지불에 관한 법(Community Care 〈Direct Payment〉 Act)」이 제정되어 현금을 지급하였다. 1999년 "National Strategy For Carers(Caring About Carers)"가 2000년도에 「Carers and Disabled Children Act(2000)」로 강화되었으며, 돌봄자들은 환자 퇴원 후 최고 8주까지 중간기관 서비스를 무료로 제공받을 수 있으며, 서비스 대신 현금을 지급받거나, 휴식 서비스를 위한 바우처를 제공받을 수 있다. 최근에 발표된 「Carers(Equal Opportunities) Act」는 돌봄자에 대한 지원 서비스 내용에 따라 돌봄 제공자에 대한 수당, 탄력근무 또는 휴직, 긴급휴가, 일시휴가, 교육 관련 지원 등을 제시하고 있다.

(3) 호주

호주의 가정폭력 관련 정책은 1970년대에 페미니스트들이 정책 참여를 시작하면서 매우 두드러져 관료들이 페미니스트의 이상을 정부의 정책에 반영시켰다. 또한 산하 여성단체들은 보건센터, 여성쉼터, 강간위기센터 등이 정부의 예산 지원을 받을 수 있도록 하였으며, 이러한 적극적인 활동 및 정부의 지원을 통해 피해자 시설 등이 설립되었다.

1987년 형사법으로 「Family Violence Law(가정 폭력법)」가 제정되었으며, 1990년에는 폭력 재발 근절의 일환으로 남성행동 변화 프로그램을 개발하였다. 빅토리아 정부에서는 가정폭력 예방 네트워크의 설립을 지원해 지역의 예방 활동과 지역사회 교육을 조정하도록 하였다. 그리고 연방정부는 1997년 'Partnerships Against Domestic Violence(PADV)'에 5년간 예산을 지원하여 가정폭력대처와 예방에 관한 방법을 모색하였으며, 폭력피해자는 'Domestic Violence Women Crises Services'를 통해 위기전화, 숙박 제공, 안전보장 등의 서비스를 지원받을 수 있다.

연방정부 차원에서 총리실과 내각부에 여성지위청을 두어 여성정책을 총괄하고 있다. 여성지위청에서는 여성에 대한 폭력 근절을 위한 범국가적 운동 개선이라는 명제 하에 여성폭력담당기구와 법률구조, 호주의 모든 사법 관할지역의 사법종사자와 치안판사들을 대상으로 한 성 인지 프로그램을 개발하여 모든 주와 특수구역에서 체포권장정책(pro-arrest policies)을 실시하고 이를 위한 여성폭력에 대한 경찰훈련 등을 실시하고 있다(위민기자열전, 2009. 1. 30).

호주는 연방정부에서 노인연금, 실업자보험, 아동양육비, 질병보험, 장애인연금 등의 직접적인 현금급부와 시설운영을 위한 재정적 지원을 담당하며, 주정부의 산하조직에 재정적 지원을 함으로써 서비스 전달을 이양하고 있다. 주정부는 병원, 교육 및 서비스, 시설을 제공・운영하고, 지방정부는 실질적인 복지 서비스를 제공하며, 사회복지요원도 연방, 주, 지방정부의 차원에서 전담 서비스의 내용에 따라서 고용하고 있다. 그 밖에도 비정부조직에서는 수용, 지원, 재활 서비스를, 사기업에서는 수용, 지원, 보장구 등의 서비스를 제공하고 있다.

최근 호주의 노인 돌봄을 위한 사회적 지원은 지역사회간호 CACP(Community Aged Care Package)나 EACH(Extended Aged Care at Home)가 증가하고 있다. CACP는 노인의 개별 욕구에 따라 돌봄의 통합적 지원과 계획을 지역사회에서 담당하며, 세탁, 식사준비, 이동 등의 다양한 서비스를 지원한다. EACH는 돌봄과 보호를 필요로 하는 노인을 24시간 가정에서 간호를 하는 지역사회 간호 체계이다(호주 보건고령화부, 2009).

참고문헌

김미숙 · 최은영(2005). 「빈곤 가족의 문제와 대책」. 한국가족문화원 편. 『21세기 한국가족: 문제와 대안』. 서울: 도서출판 경문사.

김유경 · 김양희 · 임성은(2009). 「한국가족의 위기변화와 사회적 대응방안연구」. 『한국보건사회연구원』.

김은주 외(2006). 『노인건강증진』. 정담미디어.

김혜경 외(2009). 『보건교육학』. 한미의학.

박명화 외(2009). 『노인간호학』. 정담미디어.

박혜인(1994). 「한국가족의 역사적 변천」. 한국가족학연구회 편. 『가족학』. 서울: 도서출판 하우.

송혜림 · 성미애 · 박정윤 · 진미정(2009). 「경제위기와 가정: 가족의 일상과 대안」. (사)가정을 건강하게 하는 시민의 모임 편. 『제1차 가족정책포럼』, 8-49.

여성부(2004). 「전국가족조사에 따른 한국가족의 현실과 정책전망」. 여성부.

오재은(2006). 「가정해체의 원인 및 실태파악 과 가족정책 개선방안」. 『진리논단』 13, 505-526.

이경혜 · 우선혜 · 양순옥 · 한영란 · 이숙 · 정승은(2002). 『가족 건강간호학』. 신광출판사.

이광규(1986). 『한국가족의 분석』. 서울: 일지사.

이명신 · 김유순(2005). 『이혼사유별 이혼의향에 영향을 미치는 요인: 남녀모델비교』. 서울: 한국여성개발원. pp.35-91.

이정애 · 박인숙 · 문영숙 · 이남형(2007). 「고위험 신생아 가족의 스트레스, 가족의미 및 적응에 영향을 미치는 요인」. 『대한간호학회지』 37(4), 431-441.

이혜영 · 서문자 · 김세안(2005). 「재가 여성장애인의 건강관련 삶의 질과 관련요인 분석」. 『대한간호학회지』 35(3), 575-584.

정영금(2008).「가족자원경영학적 관점에서 본 일-가정 균형 정책에 대한 평가와 방향」. 『한국가족자원경영학회지』 12(2), 1-14.
정옥분 · 정순화 · 홍계옥(2005). 『결혼과 가족의 이해』. 서울: 시그마프레스(주).
제니 나이두, 제인 윌스 저, 지역보건회 역(2001). 『건강증진 이론과 실제』. 서울: 계축문화사.
최영희 외(2009). 『노인과 건강』. 현문사.
통계청(2006). 「인구동태통계」. 통계청.
한경혜 · 성미애 · 진미정(2005). 『가족 발달』. 한국방송통신대학교출판부.

서울시의 '희망드림프로젝트'
경기도의 '무한돌봄지원사업'

Anderson, K., & Tomlinson, P.(1992). The family health system as an emerging paradigmatic view for nursing. *Image*, 23(1), 57-63.

Beavers, W. R., & Hampson, R. B.(1990). *Successful families: Assessment and intervention.* New York: Norton.

______(1993). Measuring family competence. In F. Walsh(Ed.), *Normal family pocesses* (2nd ed.). New York: Guilford Press. pp.73-95.

Betty L. H., Brenda M. R., Catherine L. G., & Ida M. M.(Ed.)(1989). *Toward a science of family nursing.* Addison-Wesley.

Bomar, P. J.(1989). *Nurses and family health promotion: Concepts, assessment, and interventions.* Williams & Wilkins.

Bomar, P. J., & McNeely, G.(1996). Family health nursing role: Past, present and future. In P. J. Bomar(Ed.), *Nurses and family health promotion* (2nd ed.). Philadelphia: Saunders. pp.3-21.

Cooley, M. L.(2005). A family perspective in community/public health nursing. In F. A. Maurer & C. M. Smith, *Community public health nursing practice.* Elsevier Saunders.

Curran, D.(1983). *Traits of a healthy family.* Minneapolis, MN: Winston Press.

De Vos, Susan(1999). Comment on coding marital status in Latin America. *Journal of comparative family studies*, 30(1), 79-93.

Dunn, H. L.(1957). Points of attack for raising the levels of wellness. *J nat md assoc*, 49(4), 225-235.

Edelman, C. L., & Mandle C. L.(2006). *Health promotion throughout the life.* Mosby.

Edwards, J.(2003). Family nursing. In D. Watkins, J. Edwards & P. Gastrell, *Community health nursing.* Bailliere Tindall. pp.147-156.

Ewles, L., & Simnett, I.(2005). *Promotion health a practical guide.* Bailliere Tindall.

Friedman, M. M., Bowden, V. B., & Jones, E. G.(2003). *Family nursing: Research, theory, and practice* (3rd ed.). Upper Saddle River, NJ: Prentice Hall.

Frude, N.(2003). Violence within the family. In D. Watkins, J. Edwards & P. Gastrell, *Community health nursing.* Bailliere Tindall.

Gillis, C. L., Highley, B. L., Roberts, B. M., & Mrtinson, I. M.(1989). *Toward a science of family nursing*. Addison-Wesley.

H. Brooks Publishing Co. US census Bureau(2000). Current population survey(CPS)—Definitions and explanations, Retrieved July 14, 2007. from http: //www.census.gov/ppopulation/www/cps/cpsdef.html

Johnson, M. A.(1998). Who is the family? In B. Vaughan-Cole, M. A. Johnson, J. A. Malone & B. L. Walter(Eds.), *Family nursing practice*. Philadelphia: Saunders. pp.3-18.

Karen, A. S.(1991). *Perspective in family & community health*. Mosby Year Book.

Loveland-Cherry, C.(1988). Issues in family health promotion. In M. Stanhope & J. Lancaster(Eds.), *Community health nursing* (2nd ed.). St., Louis: Mosby.

______(1989). Family health promotion and protection. In P. J. Bomar(Ed.), *Nurses and family health promotion: Concepts, assessment and interventions*. Baltimore, MD: Williams & Wilkins.

______(1996). Family health risk. In M. Stanhope & J. Lancaster(Eds.), *Community health nursing: Promoting health of aggeragtes families and individuals* (4th ed.). St., Louis: Mosby.

Loveland-Cherry, C., & Wilkerson, S. A.(1989). Dorothy Johnson's behavioral system model. In J. Fitzpatrick & A. Whall(Eds.), *Conceptual models of nursing: Analysis and application* (2nd ed.). Norwalk, Conn: Appleton & Lange.

Neuman, B.(1983). Family intervention using the Betty Neuman health care systems model. In I. W. Clements & F. B. Roberts(Eds.), *Family health: A theoretical approach to nursing care*. New York: Wiley.

______(1985). *The Neuman systems model: Applications to nursing education and practice* (2nd ed.). Norwalk, Conn: Appleton & Lange.

Newman, W. A.(1991). Health conceptualization. In J. Fitzpatrick, R. L. Taunton & A. K. Jacox(Eds.), *Annual review of research*. New York, NY: Springer Publishing Co.

O'Donnell, M. P.(1989). Definition of health promotion: Part III. Expanding the definition. *American journal of health promotion*, 3(3).

Patrick, D. L., Bush, J. W. & Chen, M. M.(1973). Toward an operational definition of health. *Journal of health social behavior*, 14(6).

Pender, N. J., Murdaugh, C., & Parsons, M. A.(2002). *Health promotion in nursing practice* (4th ed.). Upper Saddle River. NJ: Prentice-Hall Health, Inc.

Roy, C.(1991). *Introduction to nursing: An adaptation model* (2nd ed.). Norwalk, Conn: Appleton & Lange.

Roy, C., & Roberts, S.(1981). *Theory construction in nursing: An adaptation model*. Englewood Cliffs, NJ: Prentice Hall.

Smith, J.(1983). *The idea of health: Implications for the nursing profession*. New York, NY: Teachers College Press. pp.31.

Stanhope, M., & Lancaster, J.(2001). *Community health nursing* (5th ed.). St. Louis: Mosby.

Walsh, F.(2002). A family resilience framework: Innovative practice applications. *Family*

relations, 51(2), 130-137.
______(2003). Family resilience: A framework for clinical practice. *Family process*, 42(1), 1-18.
Watson, J.(1988). *Nursing: Human science and human care*. New York: The National League for Nursing.
World Health Organization(1986). Ottawa charter for health promotion. *Health forum*, 1(4).
World Health Statistics 2007, http://www.who.int/en/
Wright, L. M., & Hines, J.(1992). The influence of the family's preception of disability on rehabilitation outcomes. *Rehabilitation nursing*, 17(6), 323-326.
Wright, L. M., & Leahey, M.(1990). Trends in nursing of families. *Journal of advanced nursing*, 15, 148-154.
______(2000). *Nurses and families: A guide to family assessment and intervention* (3rd ed.). Philadelphia: Davis Company.

http://www.dcsf.gov.uk/index.htm
http://www.fns.usda.gov/fsp/
http://www.healthymarriageinfo.org
http://www.hud.gov
http://www.parentscentre.gov.uk
http://www.mw.go.kr
http://www.precap.go.kr
http://cafe.naver.com/eduable/384

제2장 가족 건강 관련 이론과 실제

학습 목표

1. 가족 건강이론
   1) 가족 건강 관련 이론의 개념과 기능을 설명할 수 있다.
   2) 가족 건강 관련 이론의 발전단계를 요약할 수 있다.
   3) 가족 간호 실무에서 사용되는 통합적인 접근법인 가족 사정과 중재모델, Calgary 가족 사정모델, Friedman의 가족 사정모델의 특성을 설명할 수 있다.
   4) 가족 건강을 접근하는 데 가장 많이 사용되는 세 가지 이론(구조-기능이론, 발달이론, 체계이론)의 주요 이론적 관점을 설명할 수 있다.

2. 가족 건강이론의 실제

본문에 제시된 여섯 가지 이론 중에서 한 가지를 선택하여 제시된 가족사례를 적용할 수 있다.

1. 가족 건강이론

간호 모델에 포함된 개념들은 사회학, 인류학, 정신과학, 생리학의 기존 이론들에 근간을 두고 이들이 부분적으로 변형 개발되어 간호에 새롭게 적용되었다. 현대의 가족사회학이나 가족치료이론들은 기존의 발달심리학, 상징적 상호작용주의, 구조-기능이론 등으로부터 주요 개념과 명제들을 가져와 사용하였다. 현재의 가족 간호이론은 가족이론, 가족치료이론과 가족사회과학이론에 영향을 받아 통합적인 접근을 하고 있다([그림 2-1]). 사회과학이론은 간호영역에서 가장 많이 적용되어 활용되고 있으며 가족 간호에서도 가족이 기능하고 환경-가족이 상호작용하며, 가족 내에서 상호작용과 가족이 시간에 따라 어떻게 변하고 건강과 질병에 대한 가족의 반응이 어떠한지에 대해서 가장 많은 지식을 제공한다(〈표 2-1〉). 그러나 가족 간호 실무적용이 거의 없다는 것이 한계라고 할 수 있다. 반면 가족치료이론은 가족사회학이론을 기초하여 가족사회학이론보다는 개발이 미진한 상태이나 실무의 경험을 바탕으로 발전했기 때문에 가족 간호 실무에 보다 근접하다고 할 수 있다. 최근 가족 간호의 전문성 영역이 보다 세분화되면서 발전하기 때문에 가족치료이론으로부터 가족 간호이론, 실무, 연구가 많이 나오고 있다(〈표 2-2〉). 마지막으로 세 가지 이론 중 가장 발달이 미진한 영역이 간호이론/모델이다. 간호모델과 이론의 발달은 Florence Nightingale의 저서로부터 시작되었고, 간호이론가들의 활동이 지속되면서 간호분야에 많은 영향을 주었다. 특히 가족 간호 실무에 적합한 간호모델에는 Imogene King, Callista Roy, Betty Neuman, Dorothea Orem, Martha Rogers, Margaret Neuman의 모델들이 있으며 이 이론들의 특징들을 시대순으로 간략하게 기술하였다(〈표 2-3〉).

이상과 같이 세 가지 이론들을 Jones & Dimond(1982)는 이론의 목적, 학문의 초점과 대상별로 차이점을 비교하였다(〈표 2-4〉).

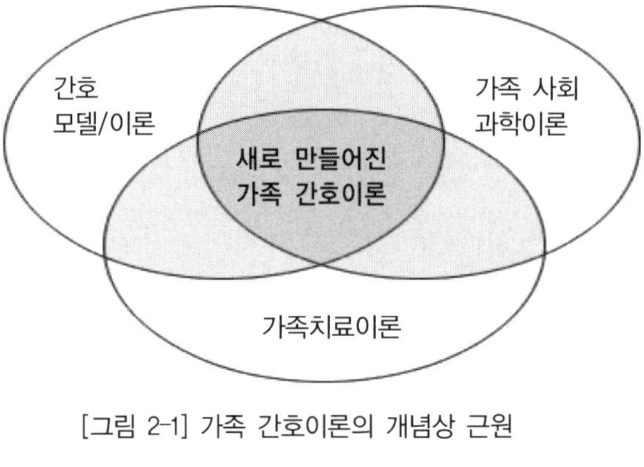

[그림 2-1] 가족 간호이론의 개념상 근원

〈표 2-1〉 가족 간호실무에서 사용되는 가족 사회과학이론

Family Social Science Theory	Summary
Structural Functional Theory	
■ Artinian(1994) ■ Friedman, Bowden, & Jones(2003) ■ Nye & Berado(1981)	Institution으로서의 가족에 중점을 주고, 가족과 사회적 관계망을 유지하기 위해 어떻게 기능하는지에 초점을 둠.
Symbolic Interaction Theory	
■ Hill & Hansen(1960) ■ Rose(1962) ■ Turner(1970) ■ Nye(1976)	가족구성원 간의 상호작용과 상징적 상호작용에 초점을 둠.
Developmental Theory and Family Life Cycle Theory	
■ Duvall(1977) ■ Duvall & Miller(1985) ■ Carter & McGoldrick(2005)	가족의 생애주기와 가족 발달의 정상적인 단계를 나타냄.
Family Systems Theory	
■ von Bertalanffy(1950, 1968)	가족구성원과 기능적, 비기능적 결과에 의한 가족체계 사이의 순환적인 상호작용에 초점을 둠.
Family Stress Theory	
■ Hill(1949, 1965) ■ McCubbin & Paterson(1983) ■ McCubbin & McCubbin(1993)	스트레스적인 생의 사건들에 대해 가족구성원이 어떻게 경험하고 대처하는지를 분석하는 것에 초점을 둠.
Change Theory	
■ Maturana(1978) ■ Maturana & Varela(1992) ■ Watzlawick, Weakland, & Fisch(1974) ■ Wright & Watson(1988) ■ Wright & Leahey(2005)	가족구조의 변화나 외부에 영향이 있을 때 가족이 어떻게 안정이나 변화를 유지하는지에 초점을 둠.
Transition Theory	
■ White & Klein(2002) ■ White(2005)	역할이론, 가족 발달이론과 생의 과정이론을 통합해서 시간에 따라 가족경험에 대한 전이를 이해하고 예측하는 것에 초점을 둠.

출처: Kaakinen, J. R., Gredaly-duff, V., Coehlo, D. P., & Hanson, S. M.(2010)

〈표 2-2〉 가족 간호실무에서 사용되는 가족치료이론

Family Therapy Theories	Summary
Structural Family Therapy Theory	
■ Minuchin(1974) ■ Minuchin, Rosman, & Baker(1978) ■ Minuchin & Fishman(1981) ■ Nichols(2004)	체계에 근거한 접근법으로 가족을 개방된 사회·문화적 체계, 즉 가족은 내·외적인 변화에 대한 요구에 계속적으로 직면하는 것으로 봄. 전체적인 가족 체계, 하부영역, 경계들 그리고 통합, 또한 가족 교류형태와 은밀한 규칙에 초점을 둠.
International Family Therapy Theory	
■ Jackson(1965) ■ Watzlawick, Beavin, & Jackson(1967) ■ Satir(1982)	가족을 상호작용 체계 혹은 역동하는 행위 혹은 의사소통과정으로 봄. 과거보다는 현재와 지금을 강조함. 핵심 중재는 분명하고 일치하는 의사소통과 명백하고 변화하는 가족 규칙에 초점을 둠.
Family Systems Therapy Theory	
■ Toman(1961) ■ Kerr & Bowen(1988) ■ Freeman(1992)	이 접근법은 가족으로부터 자기분화 및 감정으로부터 지적인 분화에 초점을 둠. 가족구성원은 그들의 과거와 현재를 이해하고 통찰력을 얻기 위해 그들의 과정을 시험하도록 권함. 이 치료는 장기적인 기간이 필요함.

출처: Kaakinen, J. R., Gredaly-duff, V., Coehlo, D. P., & Hanson, S. M.(2010)

〈표 2-3〉 가족 간호 실무에서 사용되는 간호이론과 모델

Nursing Theories and Models	Summary
Nightingale(1859)	가족구성원은 긍정적이고 부정적인 영향을 미치며, 가족은 생애주기 동안 개인적 가족구성원을 위한 지지적인 기관임.
King's Goal Attainment Theory	
■ King(1981, 1983, 1987)	가족은 생애주기 동안 전이되는 가치와 행위를 위한 바퀴와 같음. 이는 아픈 가족구성원에 대한 역할과 가족의 전이되는 가족 건강관리기능을 포함하며 가족은 상호적이고 사회적 체계이며, 핵심적인 요소는 간호사와 대상자로서의 가족 사이의 상호작용임.
Roy's Adaptation Model	
■ Roy(1976) ■ Roy & Roberts(1981)	가족은 투입, 내적 통제, 순환과정과 산출을 가진 적응체계임. 이 모델의 강점은 가족을 어떻게 건강 이슈에 적응하도록 하는가임.

Neuman's Systems Model	
■ Neuman(1983, 1995)	가족을 체계로 보며 가족의 원초적인 목적은 개방적이고 폐쇄적인 경계로써 가족구조의 통합성을 보유하며 안정성을 유지함. 가족은 유동적 모델(fluid model)임. 즉, 가족을 하나의 관점으로부터 정지된 것으로 보는 것이 아니라 동적(motion)인 것으로 봄.
Orem's Self-Care Deficit Theory	
■ Orem(1983a, 1983b, 1985) ■ Gray(1996)	가족을 개인의 문화, 역할, 책임감을 가진 기본적인 단위로 보며, 특히 가족구성원은 사람이 아플 때 어떻게 행동하는지를 배움. 가족들의 자가 관리 행동은 개인적인 상호 관계, 의사소통과 각 개인에게 유일한 문화를 포함함.
Rogers' Theory of Unitary Human Beings	
■ Rogers(1970, 1986, 1990) ■ Casey(1996)	가족은 환경과 상호작용하면서 변화해 가는 하나의 계속적인 개방 체계 에너지 장임.
Friedemann's Framework fo Systemic Organization	
■ Friedemann(1961)	가족을 사회적 체계로 기술, 즉 가족구성원들에게 전이되는 문화로서의 사회적 체계로 보며, 이 이론의 중심요소는 가족안정성, 가족성장, 가족통제와 가족영성임.
Johnson's Behavioral Systems Model for Nursing	
■ Johnson(1980)	가족은 조직화된 상호 행위적, 상호 의존적이고 총합된 하부 체계로 구성된 행위적 체계로 봄. 이것은 내 · 외적 압력에 적응하면서 안정성을 유지함.
Parse's Human Becoming Theory	
■ Parse(1992, 1998)	가족은 계속적으로 되어 감(becoming)과 소속되어 감(envolving)으로 봄. 간호사의 역할은 치료적 의사소통, 즉 그들이 경험의 의미를 노출하고 각자가 경험의 의미를 배우고, 전체로서의 가족에 대한 경험의 의미를 토론하도록 하는 것임.
Denham's Family Health Model	
■ Denham(2003)	가족 건강은 가족구성원의 상호작용과 건강 관련 행위들에 대한 시간의 흐름에 따른 과정으로 봄. 가족 건강은 문화맥락적(contextual), 기능적 그리고 구조적 영역에 관여함. 역동적 가족 건강은 자가 간호, 안전과 예방, 정신건강행위, 가족 간호, 질병관리와 가족 돌봄을 반영하는 행위적 양상으로 봄.

출처: Kaakinen, J. R., Gredaly-duff, V., Coehlo, D. P., & Hanson, S. M.(2010)

〈표 2-4〉 간호이론, 가족사회학이론, 가족치료이론의 차이점

특징	간호이론	가족사회과학이론	가족치료이론
이론의 목적	기술과 처방 (실무모델), 간호 사정과 중재 노력에 지침	기술과 설명 (교육모델), 가족의 기능과 역학 설명	기술과 처방 (실무모델), 기능 장애 설명과 치료 행동 지도
학문의 초점	간호에 초점	둘 이상의 학문분야에 걸침 (주로 사회학)	결혼과 가족 치료; 가족 정신 건강; 가족 강점에 중점을 둔 새로운 접근
대상	건강과 질환문제가 있는 가족들	주로 정상 가족들 (정상 지향)	주로 문제 있는 가족들 (병리적 지향)

자료: Jones와 Dimond(1982)

Cody(2000)에 의하면 가족 간호 특유의 간호이론은 제한되어 있고 우리가 다른 분야들로부터 빌려온 이론들의 관점에서 도움을 받고 있지만 가족 간호사는 독특한 가족 간호이론이 필요하다고 했다. 그러므로 어느 이론 하나만으로는 우리의 대상인 다양한 가족들을 포함한 포괄적인 체제가 되지 못하기 때문에 가족 간호 실무를 지도하기 위해서는 통합적인 접근법이 필요하다. 현재 이러한 통합적인 접근법으로 사용되고 있는 것은 가족 사정과 중재모델(Berkey & Hanson, 1991), Calgary 가족 사정모델(Wright & Leahey, 2009), Friedman의 가족 사정모델이 있다. 각 모델을 간단히 소개하면 다음과 같다.

1) 가족 사정과 중재모델

Berkey와 Hanson(1991)은 Neuman의 건강관리 시스템 모델을 확장하여 통합가족 간호모델을 개발하였다. 가족이론을 이용하여 Neuman의 이론 개념이 가족대상에 초점을 두도록 확장시켰다. 가족 사정-중재모델(Berkey & Hanson, 1991; Hanson & Mischke, 1996)은 안녕/증진, 가족의 반응과 불안정의 정도, 가족의 안정과 기능회복에 초점을 둔다. Hanson과 Mischke(1996)는 가족들은 지속적으로 매일 가족단위의 안정에 영향을 주는 스트레스 요인들에 노출되어 있으며 가족구성원들 중 한 사람이 스트레스를 경험하면 가족 전체가 영향을 받게 된다. 따라서 가족들은 균형을 유지하고 에너지 자원을 보존하기 위한 대응전략을 개발한다. 가족 간호사와 가족은 함께 일하면서 가족의 안정이라는 목표를 향하여 애쓴다. 각각의 가족은 (a) 상황을 인지, (b) 스트레스로 인하여 제 구실을 하지 못하는 가족의 기능을 조정하고 회복시키는 가족의 능력에 근거하여 스트레스 사건에 반응을 하게 된다. 이 모델은 실제의 가족 간호 실무에 근거한 Neuman의 개념체제를 적용한 적절한 예이다. 한

마디로 이 모델은 Berkey 등(1991)이 개발한 것으로서 개인보다 가족에 초점을 맞추어 Neuman의 이론적 구성을 보다 확대시킨 것이다.

이 모델에서 가족들은 스트레스원이 문제의 형태로서 방어선을 침범할 때 긴장하게 된다고 본다. 가족들의 반응은 스트레스원이 얼마만큼 깊이 가족단위를 침범했고 가족의 능력이 얼마만큼 원래의 안정을 유지할 수 있게 대처할 수 있는가에 달려 있다. 이 모델에서 저항선(lines of resistance)은 가족의 기본 구조를 보호하는데, 이것은 가족의 기능과 에너지 자원을 포함한다. 여기서 기본 구조란 어떤 일이 있어도 보호되어야 하며 그렇지 못하면 가족의 생명은 끝나게 되는 것이다. 이 모델에서 재건(reconstitution) 또는 적응(adaptation)이란 스트레스원이 가족의 저항선을 침범한 뒤 가족의 안정성 상태를 유지 또는 보존하기 위하여 취하는 활동을 의미한다. 이처럼 가족 사정 중재모델의 구성은 ① 건강증진, 안녕활동, 문제 확인, 저항선과 방어선에서의 가족요인, ② 방어선(lines of defense)과 저항선에서의 가족의 반응과 불안정, ③ 예방/중재 수준에서의 가족 안정성과 기능의 보존이라는 3개의 영역으로 되어 있다.

이 모델의 기본 가정은 다음과 같다.

① 각 가족은 비록 가족 체계 면에서 독특하지만 보편적으로 알려진 요인이나 본질적 특성을 체계 안의 정상 범위 안에서 갖고 있으며, 기본 구조 안에 일정한 반응 수준을 갖고 있다.

② 가족 체계에는 알려져 있거나 알려져 있지 않은 많은 일반적인 환경 스트레스원이 존재하고 있다. 각각의 스트레스원은 가족의 일반적인 안정성 수준이나 정상 방어선을 방해하는 잠재 능력에 있어서 각기 다르다. 또한 특정 생리적, 심리적, 사회 문화적, 발달적, 영적 가족 변수 간의 상호 관계는 하나 이상의 스트레스원에 대한 반응에 대하여 항상 유연 방어선(flexible line of defense)의 보호범위 안에서 가족에게 영향을 준다.

③ 시간이 흐르면서 각 가족/가족 체계는 환경에 대한 정상 방어선 또는 일반적인 안녕/안정성 상태라고 불리는 정상 범위의 반응을 보이게 된다.

④ 쿠션작용을 하는 유연 방어선의 아코디언 효과는 환경 스트레스원이 정상 방어선을 침범할 때 가족/가족 체계에 더 이상 보호기능을 하지 못한다. 생리적, 심리적, 사회문화적, 발달적, 영적 변수 간의 상호 관계는 체계반응 또는 스트레스원에 대하여 가능한 반응 정도와 성질을 결정한다.

⑤ 가족은 안녕 상태나 질환 수준에 있을 때 변수의 상호 관계의 역동적인 구성을 가지고 있다. 안녕 상태는 가족으로 하여금 적정 상태 안에서 체계를 지지해 주는 에너지를 보충하는 연속선상에 있다.

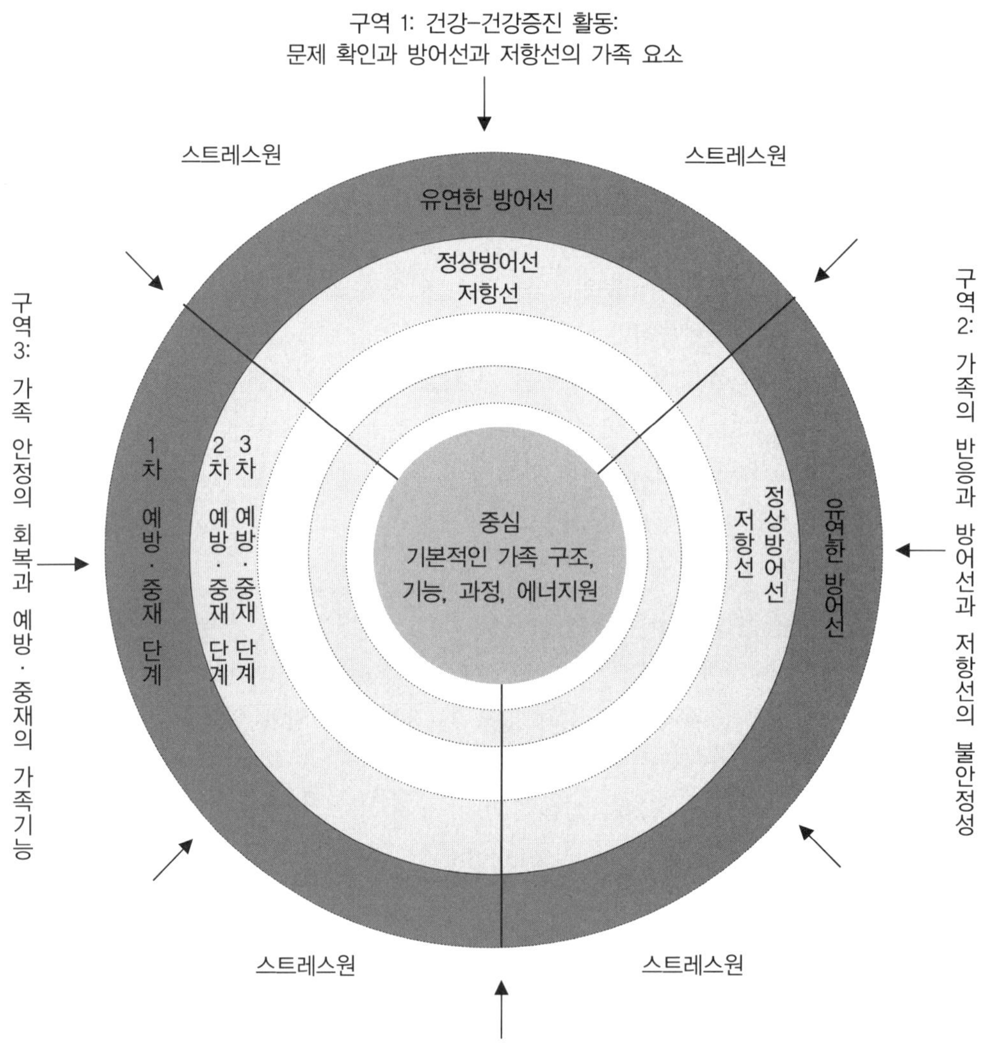

[그림 2-2] 가족 사정과 중재모델

⑥ 가족 체계 안에는 저항선이라고 알려진 내적 저항요소가 내재해 있다. 이것은 환경 스트레스원에 대한 반응이 있은 후 가족으로 하여금 평상적인 안녕 상태(정상 방어선)에 돌아가 안정시키는 기능을 한다.

⑦ 1차 예방은 잠재적 반응을 예방하기 위하여 환경 스트레스원과 함께 위험요인을 확인하고 경감시킬 때 가족 사정과 중재에 적용하는 일반적 지식을 말한다.

⑧ 2차 예방은 스트레스원에 대한 반응이 있은 후 적절한 우선순위를 결정하고, 효과를 감소시키는 치료방법을 결정할 때의 증후군을 말한다.

⑨ 3차 예방은 재건이 시작되고 유지요소가 대상자로 하여금 순환적 태도로서 일차 예방 수준으로 옮겨가도록 적응과정이 일어나는 것을 말한다.

⑩ 가족은 동적 움직임 안에서 끊임없이 환경과 에너지 교환을 한다.

이 모델에 근거하여 개발한 사정도구가 『가족 체계 스트레스원-강점 측정도구』(The family Assessment and Intervention Model and the Family Systems Stressor-Strength Inventory (FS^3I))이다. FS^3I 사정도구는 가족 건강 중에서도, 특히 가족 스트레스원과 강점에 관하여 질적, 양적 정보를 이끌어내 주며 간호사에게 가족기능과 성장을 향상, 또는 보존해 주기 위하여 중재를 계획할 때 지침이 된다. FS^3I는 가족과 가족구성원 개개인에 대하여 질적, 양적 자료를 동시에 보여주며 스트레스원과 강점을 동시에 담고 있기 때문에 시행하기 쉽고 해석하기도 쉽다.

2) Calgary 가족 사정모델(Calgary Family Assessment Model)

두 번째 통합 가족 체계 간호모델은 Wright & Leahey, 2000, 2009; Wright, Watson & Bell, 1996에 의하여 개발된 Calgary 가족 사정모델과 가족 중재모델이다.

Calgary 가족 사정모델은 ① 구조적 영역, ② 발달적 영역, ③ 기능적 영역으로 구성되어 있고, 각기 다시 여러 개의 하위영역으로 구성되어 있다(그림 [2-3] 참조).

Calgary 가족 사정모델은 Wright & Leahey(2009)가 체계이론, 사이버네틱스, 의사소통이론, 변화이론과 생물학적 인식을 기초로 하여 간호이론과 가족치료 개념을 통합하여 개발한 모델이다.

Wright & Leahey(2009)는 일반 체계이론과 가족 체계이론에서 다음과 같은 이론적 틀을 개발하였다.

① 가족은 상위 체계의 일부로서 다수의 하위 체계로 구성되어 있다.

② 전체로서의 가족은 각 부분의 합보다 크다.

③ 가족구성원 한 사람의 변화는 가족구성원 모두에게 영향을 준다.

④ 가족은 변화와 안정 사이에서 균형을 유지한다.

⑤ 가족구성원의 행동은 직선관계가 아닌 순환적 관점에서 보다 잘 이해될 수 있다.

두 번째 이론적 기초는 사이버네틱스로, 이는 체계이론과는 다르다. 체계이론은 우리의 시야를 부분에서 전체로 초점을 돌리게 하는 데 도움이 되지만 사이버네틱스는 실질에서 형식으로 초점을 바꾸는 데 도움을 준다.

Wright & Leahey(2009)는 2개의 유용한 사이버네틱스에서 개발한 개념을 제시하였다.

① 가족은 피드백을 통하여 자기통제 능력을 갖게 된다.

② 피드백은 가족 내 각기 다른 수준의 체계에서 동시에 일어날 수 있다.

이 모델의 세 번째 이론적 기초는 Watzlawick, Beavin & Jackson(1967, 1974)의 이론에 근거한 의사소통이론이다. 의사소통은 개인이 타인과 어떻게 의사소통 하는가이며, 따라서 의사소통이론에서 이끌어 낸 개념을 Calgary모델에서는 다음과 같이 사용되고 있다.

① 모든 비언어적 의사소통은 의미가 있다.

② 모든 의사소통은 디지털방식과 아날로그방식의 두 가지 방식을 지닌다.

③ 두 사람의 관계는 대칭성과 상호 보완성을 지닌다.

④ 모든 의사소통은 내용과 관계의 두 가지 수준으로 이루어진다.

마지막으로 가족으로 하여금 변화하도록 돕는 것이 가족 간호중재의 핵심인 만큼 변화는 사정모델의 중요한 개념이 된다. 가족은 변화와 안정 사이에서 균형을 필요로 한다. 변화는 상황을 개선할 때 필요하다.

Watzlawick 등(1974)은 서로 상반되는 성질에도 불구하고 변화와 안정을 함께 다루어야 한다고 생각하였다.

다음은 변화이론에서 개발한 개념으로서 가족 간호에 중요한 개념이다(Wright & Leahy, 2009).

① 변화는 문제에 대한 인지 여부에 따라 달라진다.

② 변화는 구조에 의해 결정된다.

③ 변화는 상황에 따라 달라진다.

④ 변화는 상호 추구하는 치료목표에 달려 있다.

⑤ 문제에 대한 이해만으로는 변화를 일으킬 수 없다.

⑥ 모든 가족구성원에게 변화가 동시에 일어나는 것은 아니다.

⑦ 간호사에게는 변화를 촉진시킬 책임이 있다.

⑧ 변화는 치료적 제공(간호중재)과 가족구성원의 생물학 · 심리적 · 사회적 · 영적 구조가 맞거나 적합할 때 일어난다.

⑨ 변화는 무수히 많은 원인에 의해 일어난다.

이 이론들과 개념들은 건강문제를 경험하고 있는 가족에 초점을 두면서 가족에 대한 간호의 메타 패러다임이나 시각을 통합하고 있다. Calgary 가족 사정모델은 가족의 힘과 자원을 확인하는 것을 강조하였다. 중재전략은 가족들이 자신들에게 최선인 것을 스스로 결정하도록 해야 한다는 점을 강하게 인식하면서 계획하게 된다. 또한 중재전략은 가족들의 능력증진을 돕도록 설계되었다. 사정과 중재모델은 확고한 임상 실무 관찰과 질적인 임상 연구에 기반을 두고 있다.

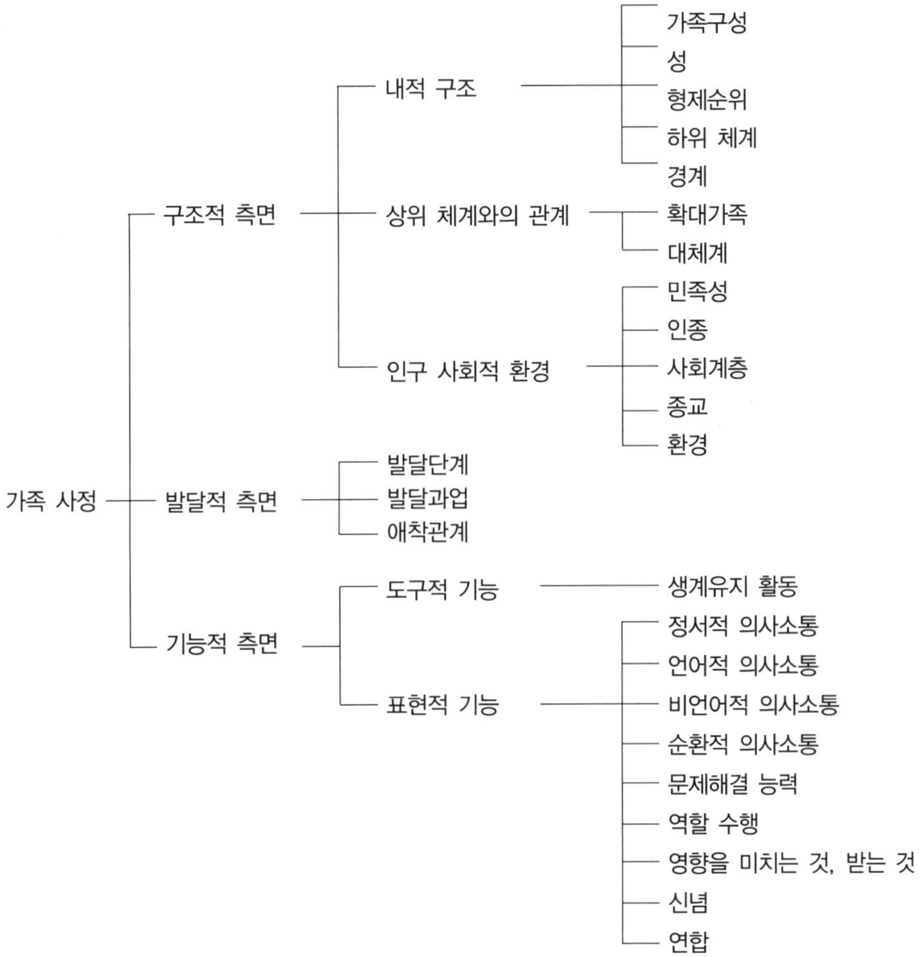

[그림 2-3] Calgary 가족 사정모델의 도해

3) Friedman의 가족 사정모델(The Friedman Family Assessment Model and Form)

Friedman의 가족 사정모델(Friedman et al., 2003)은 가족 사정의 모델과 도구를 위한 1차 이론적 기초로서 구조-기능이론, 가족 발달이론, 체계이론에 근거한 이론이다. 이 모델은 가족 사정에 대하여 거시적 접근방식을 취하고 있다. 이 모델은 보다 큰 상위 체계인 사회에 대하여 가족을 하위 체계로 보는데, 이 말은 종교, 교육, 건강 등을 위한 기관과 함께 가족을 사회의 기본 단위로서 본다는 의미이다. 이 모델은 가족을 하나의 개방 사회 체계이며 가족구조(조직)와 기능(활동과 목표)에 초점을 두고 가족과 다른 사회 체계와의 관계를 검토해 보는 것으로서 지역사회 안에 있는 가족이 지역사회의 보건간호 세팅에 있을 때 일반적으로 많이 사용되고 있다.

이 접근방식은 가족 간호사로 하여금 사회의 하위단위로서 또한 상호작용 체계로서의 가족 전체를 사정할 수 있도록 해 준다.

Friedman의 가족 사정모델의 기본 가정은 다음과 같다.

① 가족은 필수기능조건을 가진 사회 체계이다.

② 한 가족은 모든 소집단의 공통적 특성을 가지고 있는 소집단이다.

③ 사회 체계로서 가족은 사회와 더불어 개인에게 봉사하는 기능을 수행한다.

④ 인간은 일련의 내면화된 규범과 가치에 따라 행동하며 가족 안에서 사회화를 통해 학습한다.

Friedman의 가족 사정모델은 다음 6개의 큰 범주의 면담 및 질문형식으로 구성되어 있고, 각각 몇 개의 하위범주로 구성되어 있다. 하위범주에 대한 자세한 사항은 제3장 가족 간호과정에서 구체적으로 제시하고자 한다.

1) 일반적 자료 확인
2) 가족의 발달단계와 가족력
3) 환경적 자료
4) 가족구조(역할구조, 가족의 가치, 의사소통 유형, 권력구조)
5) 가족기능(애정기능, 사회화, 보건의료)
6) 가족 대처기능

다음으로는 가족 건강을 접근하는 데 가장 많이 사용되고 있을 뿐 아니라 간호실무 적용에도 도움이 될 수 있는 이론적 접근법을 소개하고자 한다.

4) 구조-기능이론(Structural-Functional Framework)

이 접근은 사회학 영역에서 중요한 이론적 틀 중의 하나로, 가족을 전체 사회 내의 하나의 사회 체계로 간주하고 있다. 즉, 가족은 하나의 체계이고, 가족 체계의 구조는 가족구성원들의 배열이며, 가족구성원은 기능을 하며 이들 기능은 상호 관련성을 가지고 있다. 또한 이러한 가족 체계의 구성원들은 다른 체계의 구성원들과 상호작용을 한다.

이 이론에서는 가족이 사회구조의 하나로서 사회의 요구에 가족기능이 어느 정도 적합한지에 중점을 둔다. 이때 가족은 구조를 이루고 있는 전체로서 접근되며, 다른 체계구조와의 상호작용 및 하부구조 내 상호작용이 중심이 된다. 구조적인 면에서 가족의 구조적 형태뿐 아니라 가족의 의사소통 양상, 역할구조, 가치 체계, 가족 내의 권력구조 등에 중점을 두며, 이러한 구조들이 서로 어떻게 연관되어 있는지 또 이 구조적 연관들이 가족 전체의 기능을 적절하게 수행하는가에 따라 적합성 여부가 판단된다. 따라서 가족의 구조적 형태들이 사회에서 요구하는 가족의 기본 기능을 적절히 수행하도록 조직되어 있는가를 평가함으로써 가족 건강을 평가하게 된다. 이 접근법이 체계이론과 다른 점은 상호작용의 과정보다는 구조 자체와 상호작용의 결과에 더 중점을 둔다는 것이다. 이 접근법은 그 내용이 매우 구체적이며, 사정기술 자체가 잘 개발되어 있어 가족 사정 시 쉽게 적용할 수 있다.

구조적 측면에서는 가족의 구조적 형태뿐 아니라 가족 내 권력구조, 역할구조, 대화 또는 상호작용구조 등에 중점을 두며, 이러한 구조들이 가족 전체의 기능을 적절하게 수행하는가에 따라 그 구조의 적합성 여부를 판단하는 것이다.

가족기능으로는 가족의 애정기능, 재생산기능, 경제기능, 사회적 기능, 건강관리기능 등이 있으며([그림 2-4]), 가족구조가 이러한 기능을 수행하도록 조직되어 있는지가 주요 관심이 된다.

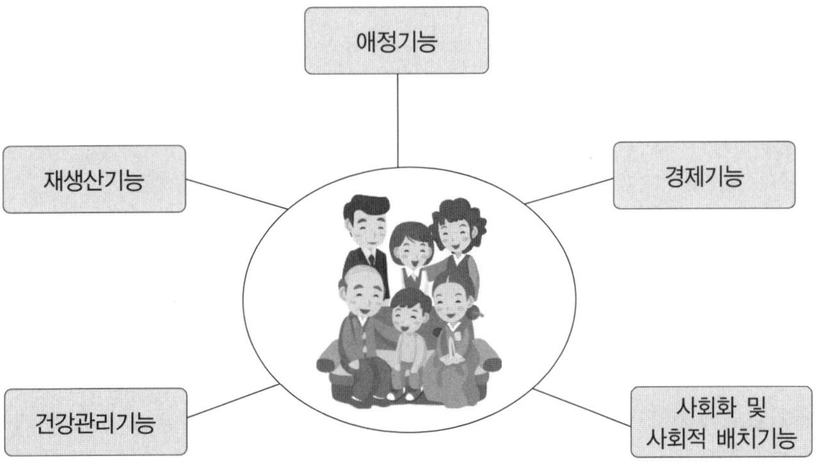

[그림 2-4] 다섯 가지 기본적인 가족기능

구조-기능이론에서 가족을 하나의 체계로 인식하고, 사회 체계의 하위 체계로 보는 것은 체계이론과 유사하다. 그러나 발달론적 접근이 가족의 발달과업에 중점을 둔 변화에 초점을 두고, 체계이론이 가족 내 상호작용과정과 가족 체계의 성장을 중시하는 데 비해 구조-기능적 접근에서는 성장과 변화, 불균형 등에는 관심을 적게 보인다.

5) 발달이론(Developmental Theory)

가족의 변화를 시간적 차원에서 고찰하는 방법으로서 가족의 탄생부터 죽음에 의해 가족이 해체되기까지의 가족 발달단계를 중심으로 가족을 생의 순환에 따라 변화하는 체계로 보는 접근방식이다. 이 접근방식은 새로운 역할 변화가 요구되는 기점을 중심으로 발달과업과 역할 기대에 관한 변화에 따라 단계별로 나누어 고찰하는 방식으로 가족의 생활주기는 일반적으로 가족들이 거쳐야 할 전형적인 과정으로 결혼, 출산, 자녀 양육, 자녀들의 독립, 은퇴, 죽음 등을 경험하게 된다. 가족의 생활주기는 문화나 인종의 다양성에 상관없이 일반적으로 예측할 수 있는 단계를 거치나 단계별 시기, 사회적 기대, 개인적 차이 등은 다를 수 있다. 또한 가족의 생활주기는 계속 변화하면서 가족구성원들의 역동성에 영향을 주게 된다. 즉 시간의 흐름에 따라 가족구성원 간의 관계 및 역할이 변화되는 것으로 주기를 통하여 발달과업을 갖는다. 따라서 가족은 각 단계에서 요구되는 발달과업을 달성해야만 다음 단계의 발달과업을 성취할 수 있으며, 같은 생활주기에 있는 가족들은 유사한 문제를 가지게 된다.

가족의 생활주기의 분류는 가족 수, 자녀의 교육 수준, 첫 자녀의 연령 등에 따라 학자마다 다르게 분류하고 있다(〈표 2-5〉). 일반적으로 널리 알려져 있는 Duvall(1977)이 제시한 생활주기는 Bigelow(1942)가 경제 상태와 자녀의 교육 수준에 따른 분류를 응용한 것으로 초기에는 4단계로 제시되었던 것을 8단계로 확장하여 제시하였다. 분류기준은 첫 자녀의 나이와 교육 상태 그리고 자녀의 출생 전후 가족의 지위 등을 중심으로 신혼기, 출산기 가족, 학령전기 가족, 학령기 가족, 10대 가족, 진수기 가족, 중년기 가족, 노년기 가족으로 분류하였고(〈표 2-6〉, 〈표 2-7〉), Feldman(1961)은 결혼을 시점으로 8단계로 제시하였고 Rogers(1964)는 24단계로 세분화하여 분류하였다. 대부분의 학자들이 가족생활주기의 출발을 결혼기 또는 신혼기부터 출발한 것에 반하여 Carter와 McGoldrick(1988)은 중류층 가족의 생활주기로 젊은 성인 자녀 독립시기부터 시작하는 6단계를 제시하였다. 이들의 분류는 최근에 젊은 성인들의 결혼시기가 늦어지고 있고, 혼전 성관계가 증가하고 있는 추세로 미루어 볼 때 합당하다고 본다. 이 외에도 소년소녀 가장가족과 같은 저소득층 가족은 각 생활 주기별로 이루어져야 할 발달과업이 중류층 가족과는 다르며 이혼(〈표 2-8〉), 재혼(〈표

2-9〉), 입양 등으로 가족구조의 재조직을 필요로 하게 되는 가족은 생활주기별 발달적 문제가 발생할 수 있음을 설명하였다. 또한 Slater(1995)는 레즈비언 및 게이 가족의 일생을 5단계로 제시하였다(〈표 2-10〉).

우리나라의 경우, 이광규(1986)는 대가족을 중심으로 부부의 결혼, 자녀의 출산, 자녀가 결혼하여 처자를 갖는 단계, 차남이 결혼하여 분가하기까지 부모와 동거하는 단계, 장남을 제외한 제'2'세대의 모든 자녀가 결혼하여 분가한 단계, 손자인 제'3'세대가 결혼하여 자녀를 출산하는 단계, 제'3'세대의 차남이 결혼하는 단계, 제'3'세대의 기혼 자녀 중 자녀가 분가한 단계 등의 7단계로 분류하였다. 유영주(1984)는 첫 자녀를 중심으로 형성기(23~24세), 자녀출산 및 양육기(24~30세), 자녀 교육기(30~42세), 자녀 성년기(42~46~48세), 자녀 결혼기(42~46~57세), 노년기(57세 이후) 등의 6단계로 분류하였다.

본 장에서는 보편적으로 활용하고 있는 Duvall(1977)의 가족생활주기에 따른 8개의 발달단계를 소개하였다. 각 단계는 가족의 목표, 문화적으로 강요되는 일, 생물학적 요구를 충족시키기 위해 각 구성원이 완수해야 할 특정의 발달과업을 가진다. 각 단계는 첫 번째 자녀의 나이와 학년에 의해 결정된다. 각 발달단계의 특성과 발달과업은 〈표 2-6〉에 제시하였다. 가족구성원은 하나의 단위로서 가족의 발달과업에 기여하는 것뿐만 아니라 그들 자신의 개인적 발달과업을 충족하기 위해 참여하게 되는데, 개인과 가족의 과업이 일치될 수도 있지만 그렇지 않을 경우 갈등을 유발할 수도 있다.

이 외에도 Duvall과 Miller(1985), Carter와 McGoldrick(1989)은 부모가 둘 다 있는 핵가족의 생애 혹은 생활사를 구체적으로 제시하였다(〈표 2-7〉).

〈표 2-5〉 가족의 발달단계에 대한 이론가들의 관점

DUVALL (1957)	FELDMAN (1961)	ROGERS (1964)	CARTER & McGOLDICK(1980)
가족의 형성			1. 중간단계의 가족: 결혼으로 귀속되지 않은 젊은 여성
1. 자녀가 없는 부부	1. 결혼 초기 (자녀가 없음)	1. 자녀가 없는 부부	
자녀 양육 가족들	2. 첫 아이가 유아	2. 모든 자녀가 36개월 미만	2. 결혼을 통한 가족의 연결: 새로운 부부
2. 첫 아이가 30개월 미만	3. 첫 아이가 유치원	3. 첫 아이가 3~6세 유치원 막내 아이가 3세 미만	3. 유아부터 학생까지의 어린 자녀가 있는 가족들
유치원 자녀를 가진 가족들	4. 모든 학령기에 달한 자녀들	4. 자녀 모두 3~6세 5. 유아와 학령기에 달한 자녀가 있는 가족	

3. 첫 아이가 2.5~5세 학령에 달한 자녀가 있는 가족들 4. 첫 아이가 5~13세	5. 첫 아이가 십대이고 나머지는 학생	6. 유치원생과 학령기에 달한 자녀가 있는 가족 7. 모든 자녀가 6~13세 8. 유아가 있는 십대 가족 9. 유치원생이 있는 십대 가족 10. 학령기에 달한 자녀가 있는 10대 가족 11. 모든 자녀가 13~20세	4. 청년기 자녀가 있는 가족
5. 첫 아이가 13~20세	6. 하나 이상의 자녀가 집에 있고, 하나 이상이 출가	12. 유아가 있는 젊은 성인가족 13. 유치원생이 있는 젊은 성인 가족 14. 학령기에 달한 자녀가 있는 젊은 성인가족 15. 십대가 있는 젊은 성인가족 16. 모든 자녀가 20세 이상	5. 자녀가 독립하여 출가
6. 첫 아이가 출가하고 막내 아이가 출가할 때 7. 모든 자녀가 출가하고 은퇴까지	7. 모든 자녀가 집에서 출가	17. 자녀를 독립시키고 유아가 있는 가족 18. 자녀를 독립시키고 유치원생이 있는 가족 19. 자녀를 독립시키고 학령기에 달한 자녀가 있는 가족 20. 자녀를 독립시키고 10대가 있는 가족 21. 가장 어린 아이가 20세 이상 22. 은퇴 때까지 모든 자녀를 독립시킴	
8. 은퇴부터 배우자 중 하나나 둘이 사망할 때까지	8. 노인부부	23. 은퇴부터 한 배우자의 사망까지 24. 첫 배우자의 사망부터 나머지의 사망까지	6. 말년의 가족

출처: 유혜라 · 이인숙 · 김춘미(2006)

〈표 2-6〉 Duvall의 가족 성장주기에 따른 발달과업

단계	기간	발달과업	
1. 신혼기	· 결혼에서 첫 번째 출생 전까지	· 결혼에의 적응 · 밀접한 부부관계의 수립, 가족계획, 성적 양립성, 독립성과 의존성의 조화 · 친척에 대한 이해와 관계수립 · 자녀 출생에의 대비 · 생활수준 향상	· 의/식/주/건강관리 등 물리적, 정서적 지지의 수립과 친족들과의 연계 수립한다.

2. 출산기	· 첫 자녀의 출생~30개월	· 부모의 역할과 기능 · 각 가족구성원의 갈등되는 역할의 조정 · 산아제한, 임신, 자녀 양육문제에 대한 배우자간의 동의	· 가족구성원의 필요에 따라 가족의 비용을 충족시키고 시간, 공간시설 등과 같은 자원들을 분배한다.
3. 학령 전기 가족	· 첫 자녀의 30개월~6세	· 자녀들의 사회화 교육 및 영양관리 · 안정된 결혼(부부)관계의 유지 · 자녀들의 경쟁 및 불균형된 자녀와의 관계 대처	· 지지, 관리하고 돌보는 것을 누가 할지 결정한다.
4. 학령기 가족	· 첫 자녀 6~13세	· 자녀들의 사회화 · 가정의 전통과 관습의 전승 · 학업성취의 증진 · 만족스런 부부관계의 유지 · 가족 내 규칙과 규범의 확립	· 가족에서 점차로 증가되는 성숙된 역할들을 인식하여 각 구성원의 사회화를 보장한다.
5. 10대 가족	· 첫 자녀 13~20세	· 안정된 결혼관계 유지 · 10대의 자유와 책임의 균형을 맞춤 · 자녀들의 성 문제 대처 · 직업(수입)의 안정화 · 자녀들의 독립성 증가에 따른 자유와 책임의 조화 · 세대간의 충돌 대처 · 자녀의 출가에 대처	· 사회규범에 맞는 인간관계, 의사소통, 감정표현, 공격성과 적극성, 성욕 등의 독립성 인정과 조정하는 방법을 설정한다.
6. 진수기 가족	· 첫 자녀 결혼 막내 결혼: 자녀들이 집을 떠나는 단계	· (부부)관계의 재조정 · 늙어가는 부모들을 지지 · 자녀의 출가에 따른 부모의 역할 적응	· 가족구성원들을 적절하게 통합하고 분가시킨다.
7. 중년기 가족	· 자녀들이 집을 떠난 후 은퇴	· 새로운 흥미의 개발과 참여 · 부부관계의 재확립 · 경제적 풍요 · 출가한 자녀 가족과의 유대관계 유지	· 학교, 교회일, 지역사회 활동에 대한 관계 확립, 배우자 가족, 친족, 손님, 친구 등의 관계에 대한 규율 설정
8. 노년기 가족	· 은퇴 후~ 사망	· 은퇴에 대한 대처 · 만족스러운 생활유지 · 건강문제에 대한 대처 · 사회적 지위 및 경제적 감소의 대처 · 배우자 상실, 권위의 이양, 의존과 독립의 전환	· 사기(morale)와 동기의 유지, 성취한 것에 대한 보상 · 개인과 가족위기에의 대처 · 도달 가능한 목표 설정 · 가족 존중성, 명예, 가치를 개발

출처: 김모임 외(2002)

〈표 2-7〉 양쪽 부모가 다 있는 핵가족의 가족생활사

단계	발달과업	건강관리 관심사	비고
1	· 서로 만족하는 결혼생활 꾸미기 · 조화 있는 혈연관계 이루기 · 가족계획하기(출산의 결정)	· 가족계획 교육과 상담 · 부모 됨 교육과 상담	
2	· 젊은 가족을 안정된 단위로 만들기 (새 아기를 가족에 통합시키기) 어린 가족구성원들의 상반되는 발달 과업과 요구를 조정하기 · 만족스러운 결혼관계를 유지하기 · 부모 역할과 조부모 역할이 추가된 확대가족과의 관계를 확장하기	· 출산경험 준비, 부모 신분으로 변이, 유아 돌보기, 아기를 잘 돌보기, 자녀의 신체 건강문제를 조기에 발견하고 적절하게 처리하기, 접종하기, 정상적인 성장과 발달, 안전조치, 가족계획, 가족 상호작용, 좋은 생활습관(예: 수면, 영양, 운동)	
3	· 가족구성원의 적절한 집, 공간, 사생활, 안전에 대한 요구를 충족시키기 · 자녀를 사회화하기 · 다른 자녀들의 요구를 충족시키면서 새로운 자녀구성원을 통합하기 · 가족 내(부부와 부모-자녀)와 집 밖의 관계들(확대가족과 지역사회)을 건강하게 유지하기	· 자녀의 전염병, 사고 예방과 가정의 안전(예: 낙상, 화상, 중독), 결혼관계, 형제관계, 가족계획, 성장과 발달 필요, 부모 역할문제, 아동학대와 방치, 건강한 생활습관(예: 수면, 영양, 운동)	유치원생 자녀가 있는 가족
4	· 학업의 증진, 자녀의 건강한 동료 관계의 육성 등 자녀를 사회화시키기 · 만족스러운 부부관계를 유지하기 · 가족구성원들의 신체적 건강 요구를 충족시키기	· 자녀의 건강문제(예: 시력, 청각, 언어), 구강 건강, 아동 학대와 방치, 약물남용, 전염병, 만성병, 행동 문제, 건강한 생활습관(예: 수면, 영양, 운동)	학령기에 달한 자녀가 있는 가족
5	· 십대 자녀의 성숙, 자율적으로 됨에 따라서 자유와 책임의 균형 맞추기 · 부부관계에 재 초점 잡기 · 부모와 자녀 간에 터놓고 대화하기	· 사고(예: 운전), 운동부상, 약물과 알코올 오용, 산아제한, 예기치 않은 임신, 성 교육, 부부관계, 십대 자녀-부모관계, 좋은 생활습관(예: 수면, 영양, 운동)	십대 자녀가 있는 가족
6	· 자녀의 결혼으로 생긴 새로운 가족구성원을 포함한 젊은 성인들로 가족 범위를 확장하기 · 지속적으로 부부관계를 새롭게 하고 재적응하기 · 남편과 아내의 늙고 아픈 부모돌보기	· 부모와 젊은 성인 간의 대화문제, 남편과 아내의 역할 변화문제, 만성적인 건강문제 출현, 젊은 성인을 위한 가족계획, 갱년기 관심사, 장기간의 음주, 흡연, 나쁜 식이와 연관된 효과들, 복지생활방식	젊은 성인 자녀를 독립시켜 내보내는 가족
7	· 건강을 증진시키는 환경을 제공하기 · 늙은 부모, 자녀들과 만족스럽고 의미 있는 관계를 유지하기 · 부부관계를 강화하기	· 건강한 생활습관(예: 수면, 영양, 운동), 부부관계, 자녀, 사돈식구, 손자손녀, 늙은 부모와 대화하고 관련하기, 돌보는 사람 문제, 노화로 인한 생리적인 변화에 적응하기	중년기 부모

8	· 만족스러운 거처를 유지하기 · 감소한 수입에 맞추기 · 부부관계를 유지하기 · 배우자의 사망에 적응하기 · 세대 간의 가족 유대를 유지하기 · 인간의 존재의 의미를 계속 이해하기 (일생에 대한 검토와 통합)	· 기능 장애의 증가, 이동성의 손상, 만성 질환, 체력과 기능의 감소, 장기적 보살핌 서비스, 보살핌의 제공, 사회적 격리, 슬픔/우울증, 인지 손상	말년의 가족

출처: 유혜라 · 이인숙 · 김춘미(2006)

〈표 2-8〉 이혼에 의한 가족생활사의 전위와 안정을 되찾고 발달을 진행하기 위해 요구되는 추가단계

분야	변이의 정서적 과정 -필요한 선행자세	발달문제
이혼		
1. 이혼결정	관계를 지속하기 위하여 부부간의 긴장을 충분히 해결할 수 없음을 받아들임	결혼의 실패에 자신의 책임도 있다는 것을 받아들임
2. 체계의 분열을 계획	체계의 모든 분야의 실행 가능한 배치를 지원	a. 자녀 양육권, 방문, 재정에 관한 문제를 협력해서 계획 세우기 b. 이혼에 관하여 확대가족을 다루기
3. 별거	a. 부모 역할을 협동해서 지속하고 자녀의 재정적 지원에 참여할 의사 b. 배우자의 유착관계를 해결하기	a. 본래 가족의 상실을 슬퍼함 b. 부부와 부모-자녀 관계와 재정의 재구성, 따로 사는 것에 적응 c. 확대가족과의 관계 재정비, 배우자의 확대가족과 연결 유지하기
4. 이혼	정서적 이혼에 더 노력하기, 상처, 분노, 죄의식 등을 극복하기	a. 본래 가족의 상실을 슬퍼함, 재결합의 환상을 포기하기 b. 결혼으로부터의 희망, 꿈, 기대를 회복하기 c. 확대가족과의 연결을 유지하기
이혼 후 가족		
1. 홀어버이 (보호자 가정이나 혹은 주된 거주지)	자진해서 재정적 책임을 유지하고 전 배우자와 부모로서의 접촉을 지속하며 자녀가 전 배우자와 그의 가족들을 접촉하는 것을 지지하기	a. 전 배우자와 그의 가족들과 유연성 있는 방문계획을 만들기 b. 재정자원을 재건하기 c. 자신의 사회 네트워크를 재건하기
2. 홀어버이 (비보호자)	자진해서 전 배우자와의 부모로서의 접촉을 유지하고 자녀와 보호자 부모와의 관계를 지지하기	a. 자녀와의 효과적인 부모관계를 지속할 방법을 찾기 b. 전배우자와 자녀에 대한 재정적 책임을 유지하기 c. 자신의 사회 네트워크를 재건하기

출처: 유혜라 · 이인숙 · 김춘미(2006)

〈표 2-9〉 재혼가족형태: 발달 개요

단계	선행필수 자세	발달 문제
1. 새로운 관계에 들어가기	첫 번째 결혼의 상실로부터 회복 (적절한 '정서적 이혼')	복잡성과 모호함을 다루기 위하여 자진해서 재혼하고 가족을 만들기
2. 새 결혼과 가족을 개념화하고 계획하기	재혼과 의붓부모가족을 이루는 것에 대한 자신과 새 배우자 자녀들의 두려움을 받아들이기 다음의 복잡성과 모호함에 적응에는 시간과 인내가 필요하다는 것을 받아들이기 a. 다중의 새로운 역할들 b. 영역: 공간, 시간, 구성원 자격, 권위 c. 정서적인 문제: 죄의식, 충절에 대한 갈등, 상호 의존의 욕망, 해결할 수 없는 과거의 상처	a. 가상의 상호 관계를 피하기 위하여 새로운 관계에서 터놓고 해결하기 b. 전 배우자와 협력적인 재정과 공동부모관계를 유지하는 계획 c. 자녀들이 두 체계로부터의 두려움, 충절에 대한 갈등, 구성원 자격을 다루는 것을 돕는 계획 d. 새로운 배우자와 자녀가 있는 확대가족과의 관계의 재정비 e. 자녀와 전 배우자의 확대가족과의 유대관계를 유지할 계획
3. 재혼과 가족의 구성	전 배우자와 본래 가족의 개념에 대한 집착의 마지막 해결: 투과할 수 있는 영역을 가진 다른 가족모델을 받아들이기	a. 새로운 배우자/의붓자녀의 포함을 허용하는 가족영역을 재구성하기 b. 몇 가지 체계를 뒤섞는 것을 허용하기 위하여 하부구조들의 관계와 배치를 재정렬하기 c. 모든 자녀들과 친(비보호자)부모, 친조부모, 다른 확대가족과의 관계를 위한 여지 만들기 d. 의붓부모 가족의 통합을 증진시키기 위하여 추억과 역사를 공유하기

출처: 유혜라 · 이인숙 · 김춘미(2006)

〈표 2-10〉 레즈비언/게이 가족의 일생

단계	변화과정	발달과업
1. 커플의 형성	파트너들이 언제 관심을 보이기 시작했는지를 실제 커플관계를 시작할 때와 차별화할 필요가 있다	a. 그들 자신을 하나의 단위로서 느끼기 시작하기 b. 그들이 잠정적으로 그들의 생활분야를 혼합함에 따라서 그들 자신 주변의 경계를 완화시키기 c. 파트너 간의 신뢰를 쌓기 d. 점점 자신을 숨김없이 보이기 e. 더 많은 위기를 초래하는 감정이입반응에 관계하기 f. 그들의 관계에 대하여 아는 사람을 통제하기

2. 진행 중인 커플관계	열정과 일상성을 결합하면서 억제할 수 없는 열정으로부터 안정의 시작으로 커플이 옮겨 간다	a. 명확해지는 차이들을 인식하고 관리하기 b. 갈등을 협상하기 c. 관계의 안전과 소속감을 개발하기
3. 중간 시기	영구적이거나 장기적인 관계로 커플이 옮겨 간다	a. 확대된 관계에서의 보상과 실망을 부지런히 재정비하기 b. 안전 조치를 하고 관계에서의 새로움을 지속시키기
4. 생성	자신들을 연관시키고 그들 자신의 한정된 존재를 넘어서 지속될 주체감을 주려는 커플의 욕망	a. 개인의 유산을 만들기
5. 60세 이상의 커플	은퇴, 신체적 질환, 과부되기와 같이 바로 생기거나 점차 생기는 생활의 변화를 커플이 직면한다	a. 파트너가 상호 의존과 자율성을 재협상하기 b. 각각의 파트너가 관계 내에서 권한과 독특한 주체성을 확보하려고 하기 c. 재정적, 신체적, 정서적 독립의 균형 잡기

출처: 유혜라 · 이인숙 · 김춘미(2006)

6) 체계이론(System Theory)

모든 살아 있는 유기체는 개방 체계로서 폐쇄 체계와는 다르다. 개방 체계는 유기체가 살아 있는 한 끊임없이 물질, 에너지, 정보가 투입과 산출작용으로 또다시 회환되어 체계의 항상성을 이루게 된다. 체계의 항상성은 동일귀착성(equifinality)의 원리에 의한 1차 조절기능과 회환과정에 의한 2차 조절기능에 의하여 이루어진다. 즉 시작은 서로 다르게 출발되었거나 다른 방법, 다른 과정이 적용되었다 하더라도 최종 산물은 같다는 동일귀착성의 원리는 개방 체계에서 역동적인 상호작용으로 설명되며, 역동적인 상호작용에 의한 회환과정은 체계의 항상성을 위해서 이루어지는 것이다. 이것이 곧 체계의 목적을 달성하는 것이다.

체계는 체계를 구성하고 있는 부분들의 복합체로서 정의되며, 상위 체계와 두 개 이상의 하위 체계로 구성되어 있는 계층적 구조를 가지고 있다. 구조 내에서 각 부분들은 상호 관련되어 있고, 각 부분들의 역동적인 상호작용으로 통합된 전체(wholeness)로서 기능하며 통합된 전체는 각 부분의 합보다 크다. 그리하여 체계의 어느 한 부분의 움직임이나 변화는 모든 다른 부분에 영향을 주게 되어 체계 전체의 변화를 일으키고, 체계 전체의 변화는 체계를 구성하고 있는 부분에 영향을 주게 되어 어느 한 부분의 변화를 일으킨다.

체계이론의 개념들은 가족을 하나의 체계로 이해하며, 우리의 사고방식을 전체적인 상황에서 현상을 볼 수 있는 이론적 기반을 제공한다. 하나의 체계는 상호작용하는 여러 요소들의 복합체로 정의된다. 이 개념을 가족에 적용함으로써 가족을 하나의 단위로 볼 수 있고, 따라서 가족구성원 개개인이 아닌 가족구성원 간의 상호작용으로 볼 수 있다. Wright & Leahey(1984)는 체계론적 접근에 의한 가족의 현상을 다음의 다섯 개념으로 설명하고 있다.

(1) 조직화

개념 1 가족은 상위 체계의 한 부분이고, 여러 개의 하위 체계로 구성되어 있다

체계이론의 위계 개념에 의해 가족은 부모-자녀 체계, 형제 체계 등의 하부 체계로 구성되며, 이러한 하부 체계들도 개인의 하부 체계를 갖는다. 또한 가족은 이웃, 교회, 조직이나 단체 등과 같은 지역사회의 넓은 상위 체계의 한 부분이다. 체계는 경계로 정의되고, 경계에 의하여 체계 안과 밖을 구별할 수 있다. 경계는 구성요소들이 체계 안에 그대로 있으면서 결속을 돕고 보호하며 조정하는 기능을 한다. 일반적으로 경계는 가족구성원의 수라든가 인간의 피부와 같이 살아 있는 체계의 물리적 환경을 말하며, 학자에 따라서는 신념, 기대 또는 역할까지 포함하기도 한다. 경계의 속성을 환경과의 에너지 교류관계에서 개방성과 폐쇄성 또는 침투성과 불침투성으로 설명한다. 체계의 침투성은 체계가 다른 체계들과 쉽게 그리고 자유롭게 에너지를 교류하도록 하는 속성을 갖고 있으며, 불침투적인 속성은 체계가 외부 세계와 상호작용하는 것을 방해하거나 제한하는 것을 의미한다. 만일 경계가 지나치게 침투적이라면 체계는 결속력과 주체성을 상실하게 되는 반면에, 체계가 지나치게 불침투적이라면 체계는 외부 환경과의 에너지 교류는 물론 외부의 에너지 공급이 불가능하게 된다. 따라서 불침투적인 체계는 생명력을 잃게 되며 고립된다. 그러므로 건강한 가족의 경계는 침투성이 있어야 하고 그 침투에 대한 제한성도 있어야 한다.

(2) 전체성

개념 2 전체로서의 가족은 각 부분의 합보다 크다

가족에게 적용되는 이 개념은 가족의 '전체성'을 말하며, 이는 단순히 가족구성원의 수를 합한 것이 아님을 의미한다. 가족의 '전체성'은 가족구성원 간의 상호작용을 통하여 나타나는 가족 역할, 가족 권력, 가족 의사소통 등의 역동성을 말하며, 가족구성원의 행동은 가족이라는 상황에서 가장 잘 이해될 수 있음을 뜻한다.

(3) 변화성

개념 3 가족구성원 한 사람의 변화는 가족구성원 모두에게 영향을 준다.

가족구성원 한 사람에게 일어난 중요한 사건이나 변화는 가족구성원 모두에게 다양한 영향을 준다.

(4) 항상성

개념 4 가족은 변화와 안정 사이에 균형을 유지한다.

항상성은 자기조절을 통하여 유지되는 것으로서 상대적으로 안정된 내면의 상태를 말한다. 항상성은 체계 유지와 체계 변화의 두 측면을 동시에 고려해야 한다. 즉 항상성은 변화를 함으로써 안정성을 유지하는 과정인 동시에 안정성을 유지하기 위하여 변화를 하는 과정이라고도 할 수 있다. 변화와 안정이 공존한다는 개념의 이해가 쉽지 않다. 왜냐하면 실제 임상 상황에서는 가족이 변화와 안정 사이에 확실하게 관찰 가능한 균형 상태에 있기보다는 마치 완전한 평형 상태에 있는 것처럼 또는 계속적으로 변화하는 것처럼 보이기 때문이다. 건강한 가족은 가족 내 변화가 일어났을 경우, 혼란 상태를 경험하고 새로운 형태의 균형을 되찾게 되어 이전의 가족조직과는 다른 방법으로 재조직하게 된다.

(5) 순환성

개념 5 가족구성원의 행동은 직선관계가 아닌 순환적 관점에서 보다 잘 이해될 수 있다.

체계이론은 현상을 전체적으로 보는 사고방식을 제공하였다. 즉 부분들 간의 상호작용 형태에 따라 체계를 규정하는 것으로 체계를 구성하는 부분들의 속성보다는 부분들 간의 상호작용을 더 중요시한다. 직선관계는 어느 한 사건이 다른 사건을 유발하는 원인이 된다고 정의할 수 있다. 습관적 인과관계에 대한 개념은 체계적 사고로서 주로 회환기제로써 설명한다.

2. 가족 건강이론의 실제

다음에 제시된 사례를 다양한 이론적 접근법 중 한 가지를 선택하여 적용 및 분석하시오.

1) Family Case Study 1

▶ **배경:** 급성질환으로 병원에 입원
▶ **간호목표:** 퇴원 후 가족들은 적응을 잘 할 수 있다.
▶ **가족구성원:** 존스(Jones) 가족의 가계도는 [그림 2-5], 생태도는 [그림 2-6]에 제시함.
· 로버트: 48세, 부, 소프트웨어 엔지니어, 상근직
· 린다: 43세, 모, 전업주부, 진행성 다발경화증(progressive multiple sclerosis)으로 최근에 더욱 악화됨.
· 에이미: 19세, 첫째 딸, 대학 1학년 재학 중
· 케이티: 13세, 둘째 딸, 6학년, 모범적인 학생
· 트래비스: 4세, 막내아들, 엄마가 아파서 최근에 어린이집 종일반에 다니기 시작

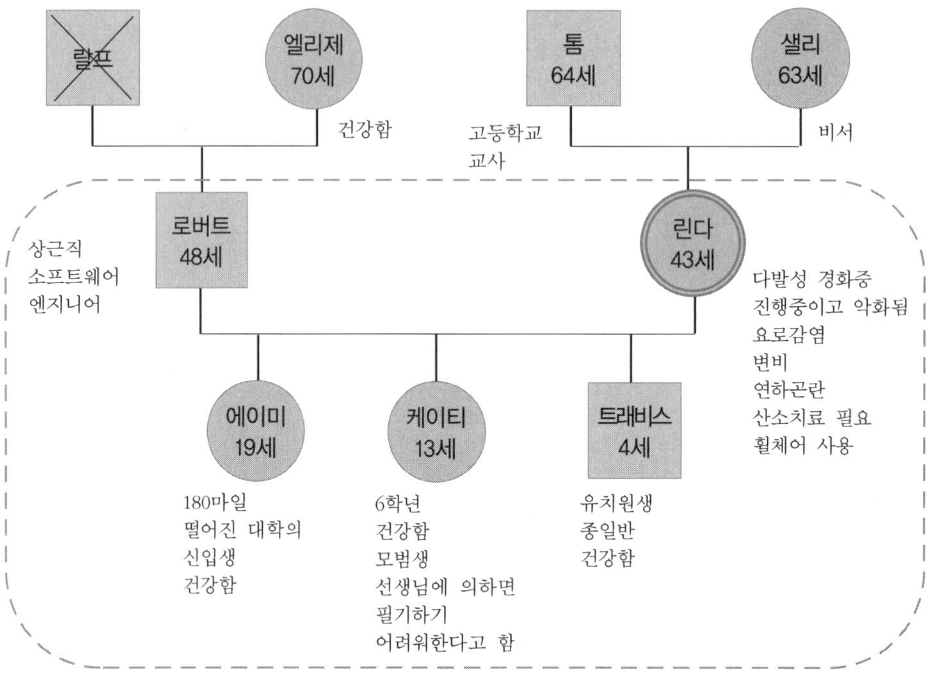

[그림 2-5] 존스 가족 가계도

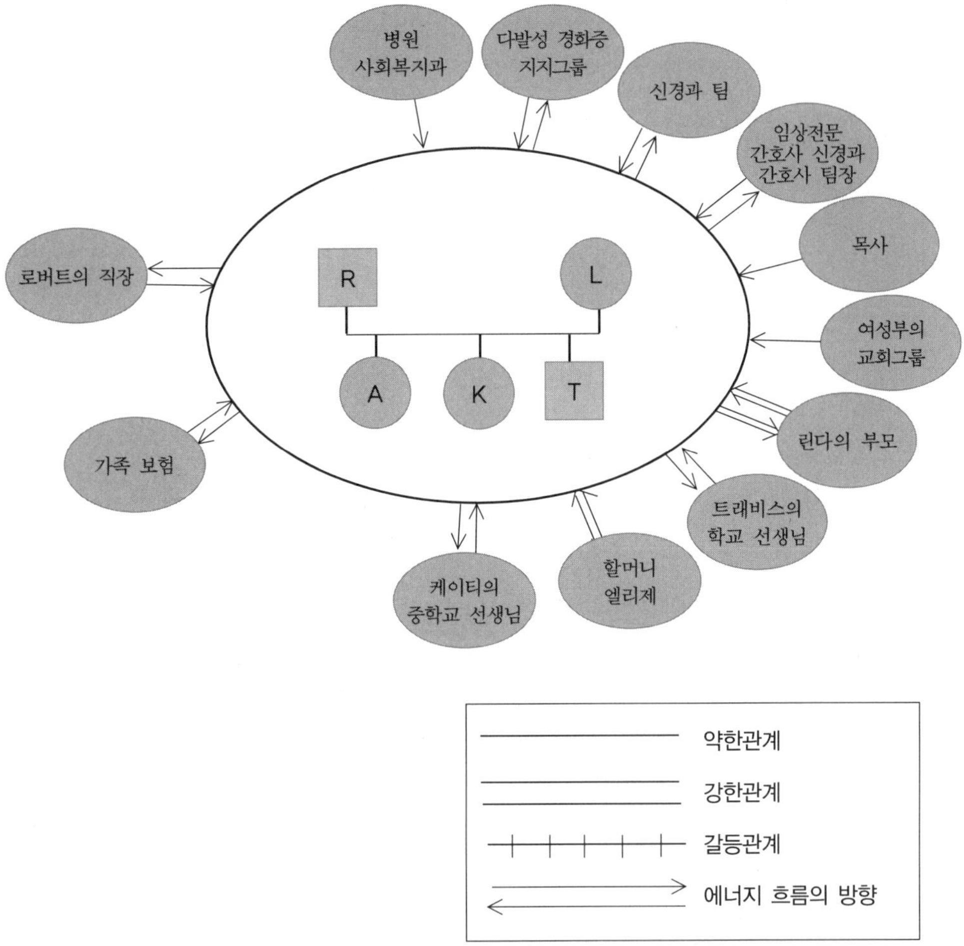

[그림 2-6] 존스 가족 생태도

- **존스 가족 이야기**

린다는 케이티가 3개월 때, 그녀가 30세 때 다발성경화증(MS)으로 진단받았다. 자주 다발성경화증 증상이 나타났다. 그러나 한동안 MS가 천천히 진행되었고 잘 조절되는 듯하였다. 린다는 39세 때 트래비스를 임신하였다. 린다와 그녀의 남편인 로버트는 독실한 침례교인으로서 아이를 가진 것에 매우 기뻐하고 축복으로 여기며 유산에 대해서는 전혀 고려하지 않았다. 부부는 믿음과 개인적인 신념 때문에 낙태를 생각지도 않았다. 그러나 린다는 임신으로 건강이 위험한 상태에 놓이게 되었다. 지난 4년 동안, 린다는 MS가 반복적으로 재발되었고 지속적으로 회복되지 않은 상태에서 급성적인 재발과 진행성 MS로 악화되었다. 린다의 성욕 감퇴와 성관계 시 통증으로 부부간에 성적 문제가 심각했으며 그들은 서로의 결혼생활에서의 역할과 관계에 스트레스를 느꼈다.

현재, 린다는 질병이 재발되어 심각한 상태이며 흡입으로 인한 2차적인 폐렴으로 입원한 상태이다. 그녀의 사지는 모두 허약하고, 왼쪽 발을 끌고 있는 상태이며 운동 장애가 심한 상태이다. 린다는 휠체어를 타고 퇴원할 것이다(입원할 때는 지팡이를 사용했었다). 그녀의 목 근육은 약한 상태이고 오랫동안 머리를 들 수가 없다. 그녀는 삼키는 기능이 어려워 흡입을 유발할 수 있다. 그녀의 다리와 발은 마비 상태이고 욱신거렸고 목은 구부릴 때 심하게 통증을 느꼈다. 그녀의 시력은 흐리고 가끔 현기증을 느끼며 계속적으로 이명이 있다. 현재 배뇨 불편과 요로감염의 가능성이 있고 변비가 심한 상태이다.

● 건강보험

로버트는 온 가족이 혜택을 받을 수 있는 건강보험에 가입된 상태다. 입원 시는 자비부담 20%로 80%의 보험 혜택을 받는다. 로버트는 풀타임으로 고용되어 있다.

로버트는 그의 아내가 퇴원하면 휴가를 써야 할지 아니면 남겨두었다가 그녀가 악화되었을 때 휴가를 써야 할지가 고민이라고 말했다. 로버트는 가족 휴가를 주는 회사에서 일하지만 가족 휴가 시에는 급여가 없음도 고민이라고 했다.

● 가족구성원

· **로버트**는 지속적으로 그의 아내와 아이들을 돌보고 풀타임으로 일하는 것이 너무 피곤하다고 하였다. 그는 잠을 잘 이루지 못해 수면을 돕고 그의 불안을 줄이기 위해 약을 복용하는 것이 어떤지에 대해 의사에게 물었다. 그는 한밤중에 아내가 도움을 필요로 할 때 그녀의 말을 못 들으면 어떻게 하나라는 걱정을 하였다. 그는 아내 린다와 아이들에 대한 관리를 위해 그의 어머니에게 도움을 요청했다. 또한 그는 자신의 교회에서 목사님과의 상담과정에 참여하였다.

· **에이미**는 집에서 멀리 떨어져 있는 지방에 있는 대학에 다니는 1학년생이다. 그녀의 어머니는 에이미가 전액 장학금으로 대학에 간 것에 대해 자랑스럽게 여기고 있다. 에이미는 학업을 잘 해내고 있지만 주말마다 가족과 그녀의 어머니를 도와주기 위해 집으로 와야 하기 때문에 장학금을 포기하고 집근처에 있는 전문대학으로 옮길까 고민하고 있다. 그녀의 이러한 생각은 아직 부모에게 얘기하지 않았다.

· **케이티**는 초등학교 6학년이다. 그녀는 조용하고 좋은 학생이지만 최근에 그녀의 학교 성적은 떨어졌다. 그녀는 어머니가 약 6개월 전부터 운동 장애와 말을 어눌하게 하기 시작하자 친구들이 집에 오는 것을 중단하였다. 린다는 케이티의 학교생활에 적극적으로 참여하였으나 그녀의 질병 때문에 더 이상 참여할 수가 없다. 케이티는 걸스카우트에서 활동하며 교회에서는 청소년그룹에 참여하고 있다.

· **트래비스**는 어머니의 병 때문에 2달 전부터 반나절 동안은 어린이집에서 생활한다. 그는 어머니의 질병이 악화되기 전까지는 온종일 집에서 생활하다가 어린이집으로 가게 되어 힘들어 하고 있다. 그는 그의 나이에 맞게 건강하다.

린다의 부모님은 같은 지역에 살고 있다. 그러나 그녀의 부모님, 톰과 샐리는 직장을 갖고 있기 때문에 그녀를 도울 수가 없다. 반면, 남편 로버트의 홀어머니 엘리제는 외곽지역의 약 30분 걸리는 곳에서 혼자 살면서 린다와 가족에게 도움을 주고 있다.

2) Family Case Study 2

▶ **배경:** 지역에 거주

▶ **간호목표:** 가족들이 지역에 주민들과 잘 어울리면서 생활한다.

▶ **가족구성원:** 길버트 가족에 대한 가계도는 [그림 2-7], 생태도는 [그림 2-8], 사회지지도는 [그림 2-9]에 제시함.

· 수잔: 55세; 모, 전업주부, 비만, 우울증

· 에이미: 28세, 첫째딸, 파트타임으로 직장에 다님

· 길버트: 26세, 둘째아들, 식료품가게 점원

· 어니: 18세, 막내아들, 정신지체

· 엘렌: 16세, 둘째딸, 고등학교 1학년, 반항적인 학생

● **길버트 가족 이야기**

20대 후반인 길버트는 엄마와 누나, 여동생과 정신지체인 남동생과 함께 살고 있다. 아버지는 17년 전 자살하고 그 후 엄마는 폭식으로 비만 상태이며 일상생활에서 엄마로서의 역할을 하지 않았고 큰형은 집을 나가서 소식을 알 수 없는 상태이다. 현재 집안에서의 엄마 역할은 큰딸 에이미(28세)가 하고 있으며 가장으로서 경제적인 책임은 길버트가 지고 있다. 둘째딸인 엘렌(16세)은 사춘기로 한참 멋을 부리고 지적 장애가 있는 막내 오빠 어니와는 사이가 좋지 않다.

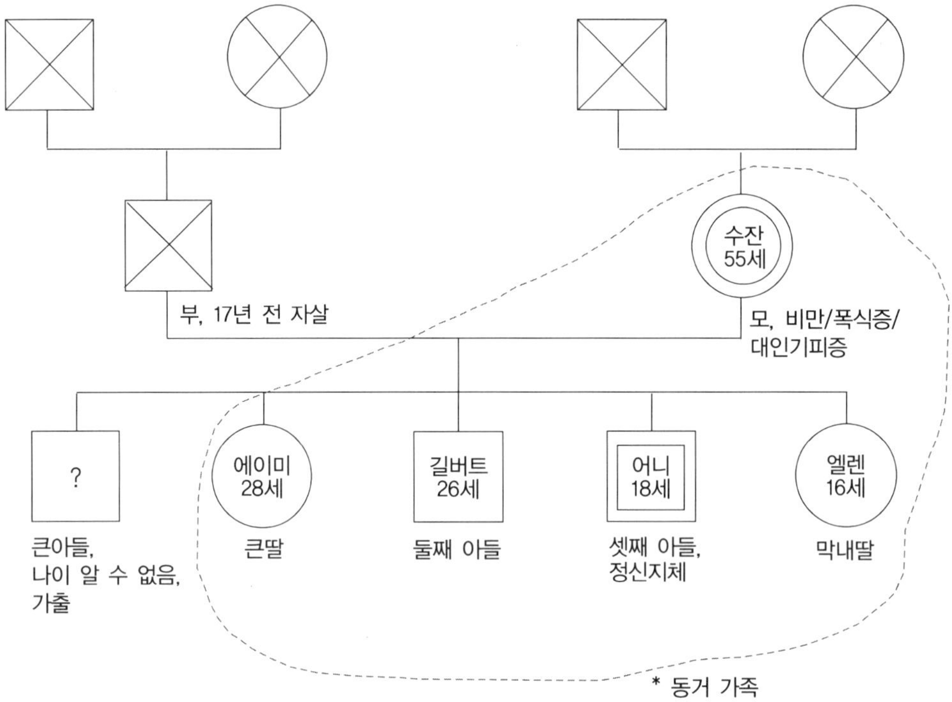

[그림 2-7] 길버트 가족 가계도

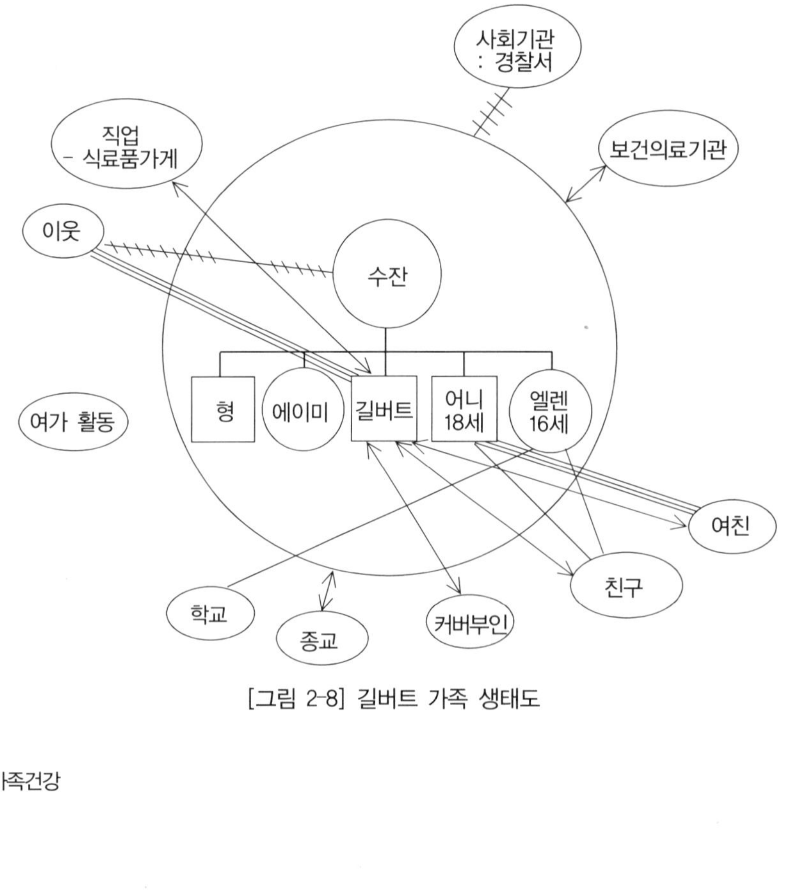

[그림 2-8] 길버트 가족 생태도

- **가족구성원**

수잔은 55세로 17년 전 남편이 자살한 이후 심한 폭식과 우울증으로 현재 지역에 있는 꼬마들이 고래라고 놀릴 정도로 비만 상태이며 거실의 소파에서 하루 종일 생활한다. 일상생활은 생존에 필요한 기본적인 생활만 하며 의식주 해결은 길버트와 에이미가 담당하고 있다. 정신지체아인 어니에 대해 심하게 애착을 느끼고 있다.

에이미는 집안에서 엄마를 대신해서 주부의 역할을 모두 하고 있다. 직장은 파트타임으로 다니고, 얌전하며 말이 없는 성격으로 가족들의 어려움을 잘 들어주고, 엄마, 정신지체아인 동생과 사춘기에 있는 엘렌과의 관계를 잘 유지하고 있다.

길버트는 가족의 생계를 책임지고 있으며, 아버지의 친구가 운영하는 식료품가게의 점원으로 일하고 있다. 식료품가게는 지역에 들어선 대형마트로 인해 운영상의 어려움을 겪고 있다. 엄마인 수잔에 대해서는 안쓰러워하면서도 동네 아이들이 고래라고 부르며 놀림감이 되고 있는데도 엄마를 옹호하기보다는 아이들이 놀리는 것이 당연하다고 느끼고 있다. 그러면서도 자신의 엄마에 대한 양가감정으로 괴로워한다. 동생 어니를 아빠처럼 돌보며 하루 종일 옆에 데리고 다니면서 돌본다. 사춘기에 있는 여동생 엘렌과는 사이가 안 좋아 정신지체아인 어니로 인해 많이 다툰다. 이웃에 보험회사를 하고 있는 커버씨의 부인과 적절하지 않은 관계를 맺고 있으며, 최근에는 이 동네에 여행객으로 온 동갑내기인 마리에게 애정을 느끼고, 그녀에게 본인의 가족과 감정 상태에 대해 솔직하게 털어놓는다.

어니는 정신지체로 길버트를 하루 종일 좇아다니고 엘렌에게 항상 야단을 맞는다. 시간이 있을 때는 동네 전봇대 꼭대기에 올라가 마을에 소란을 일으킨다. 이로 인해 경찰관은 어니 가족에게 두 번의 경고를 한 상태로 한 번 더 소란을 피울 경우는 구속하겠다고 경고한다. 가족구성원 중에서 엄마의 각별한 애정을 받고 있으며 본인은 16살까지 산다고 의사가 말했는데도 불구하고 16살을 넘겨서도 살고 있다는 것을 기뻐하면서 만나는 사람마다 자신의 생존사실이 기쁘다고 말하고 다닌다. 길버트를 아빠처럼 따르고 좋아하며 길버트가 시키는 일은 뭐든 한다.

엘렌은 사춘기로 모든 상황에 대해 불만스러워한다. 특히 어니의 이해 못할 행동과 동네에서 소란을 피우는 것에 대해 참을 수 없어 하며 엄마의 비만에 대해서도 창피해 한다. 길버트와 어니와는 사이가 좋지 않다.

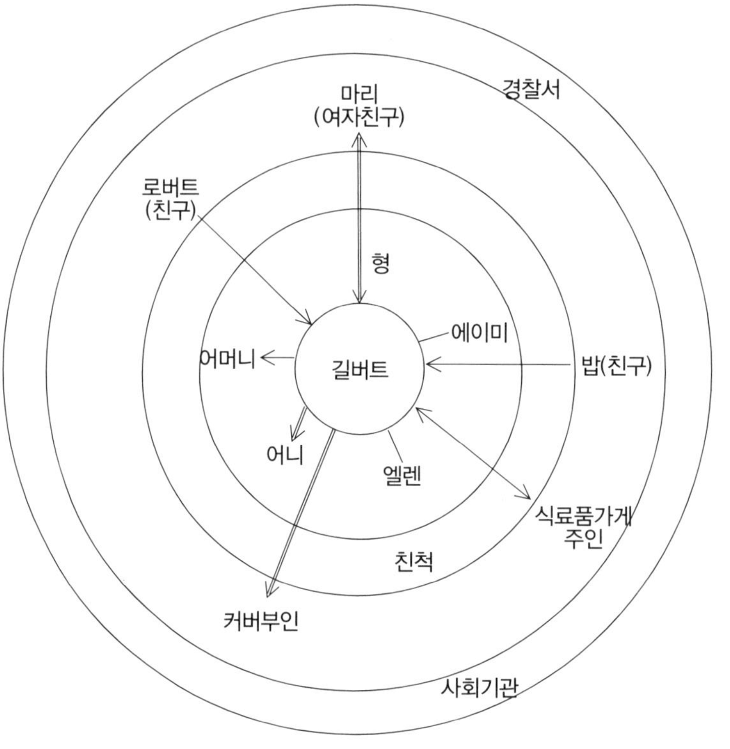

[그림 2-9] 길버트 가족 사회지지도

참고문헌

김정남 외(2008). 『지역사회간호학』. 수문사.

안양희 외(2009). 『지역사회간호학』. 정담미디어.

왕명자 외(2010). 『지역사회간호학』. 현문사.

유혜라 · 이인숙 · 김춘미(2006). 『가족 간호 I—이론 연구 및 사례』. 군자출판사.

______(2006). 『가족 간호실무 II—간호과정, 간호진단, 간호중재』. 군자출판사.

Berkey, K. M., & Hanson, S. M. H.(1991). *Pocket guide to family assessment and intervention.* St., Louis: Mosby.

Bowden, V., Dickey, S., & Greenberg, C.(1998). *Children and their families: The continuum of care.* Philadelphia: W. B. Saunders. p.105.

Carter, E. A., & McGoldrick, M.(Eds.)(1980). *The family life cycle: A framework for family therapy.* New york: Gardner Press. p.24.

Cody, W. K.(2000). Nursing frameworks to guide practice and research with families: Introductory remarks. *Nursing science quarterly*, 13(4), 277-284.

Duvall, E. M., & Miller, B. L.(1985). *Marriage and family development* (6th ed.). New York: Harper & Row.

Friedman, M. M., Bowden, V. R., & Jones, E. G.(2003). *Family nursing: Research, theory and practice* (5th ed). Upper Saddle River, NJ: Prentice Hall. pp.103-150.

Hanson, S. M. H., & Mischke, K. M.(1996). Family health assessment and intervention. In P. J. Homar(Ed.), *Nurses and family health promotion: Concepts, assessment and intervention* (2nd ed.). Philadelphia: W. B. Saunders.

Jones, S. L., & Dimond, S. L.(1982). Family theory and family therapy models: Comparative review with implications for nursing practice. *Journal of psychiatric nursing and mental health services*, 20(10), 12-19.

Kaakinen, J. R., Gredaly-duff, V., Coehlo, D. P., & Hanson, S. M.(2010). *Family health care nursing* (4th ed.). Philadelphia: F.A. Davis.

Slater, S.(1995). *The lesbian family life cycle.* New York: Free Press.

Wright, L. M., & Leahey, M.(1988). Nursing and family therapy training. In H. A. Liddle, D. C. Breunlin & R. C. Schwartz(Eds.), *Handbook of family therapy and supervision.* New York: Guilford Press. pp.278-289.

______(1988). *Family nursing trends in academic and clinical settings.* Proceedings of the international family nursing conference(May). Calgary, Alberta, Canada.

______(2009). *Nurses and families: A guide to family assessment and intervention* (5th ed.). Philadelphia: F. A. Davis.

제3장 가족 간호과정

학습 목표

1. 가족 간호과정
   1) 가족 간호과정의 절차를 설명할 수 있다.
   2) 다양한 가족 사정도구들을 설명할 수 있다.
   3) 다양한 가족 사정도구들을 비교분석하여 제시할 수 있다.
   4) 간호목표를 정확하게 기술할 수 있다.
   5) 가족 중재전략으로 적극적인 가족 참여, 교육, 상담, 계약, 협력 의뢰를 설명할 수 있다.
   6) 가족 간호 평가 시에 확인해야 할 사항을 제시할 수 있다.

2. 가족 간호과정 실무 적용

   Family Case Study 1, 2에 대해 다양한 가족 사정도구를 활용하여 간호과정을 적용할 수 있다.

1. 가족 간호과정

가족 간호과정은 개인을 대상으로 하는 간호과정과 마찬가지로 가족 건강 사정, 건강요소에 따른 문제 확인, 간호진단, 간호계획, 수행, 평가의 단계로 되어 있다. 가족 간호과정은 임상에 있는 개인에 비하여 비교적 보다 방대한 자료를 분석해야 하고 문제해결을 위하여 보다 긴 시간을 소요하기 때문에 목표를 장기와 단기로 나누어 설정하는 점이 다르다.

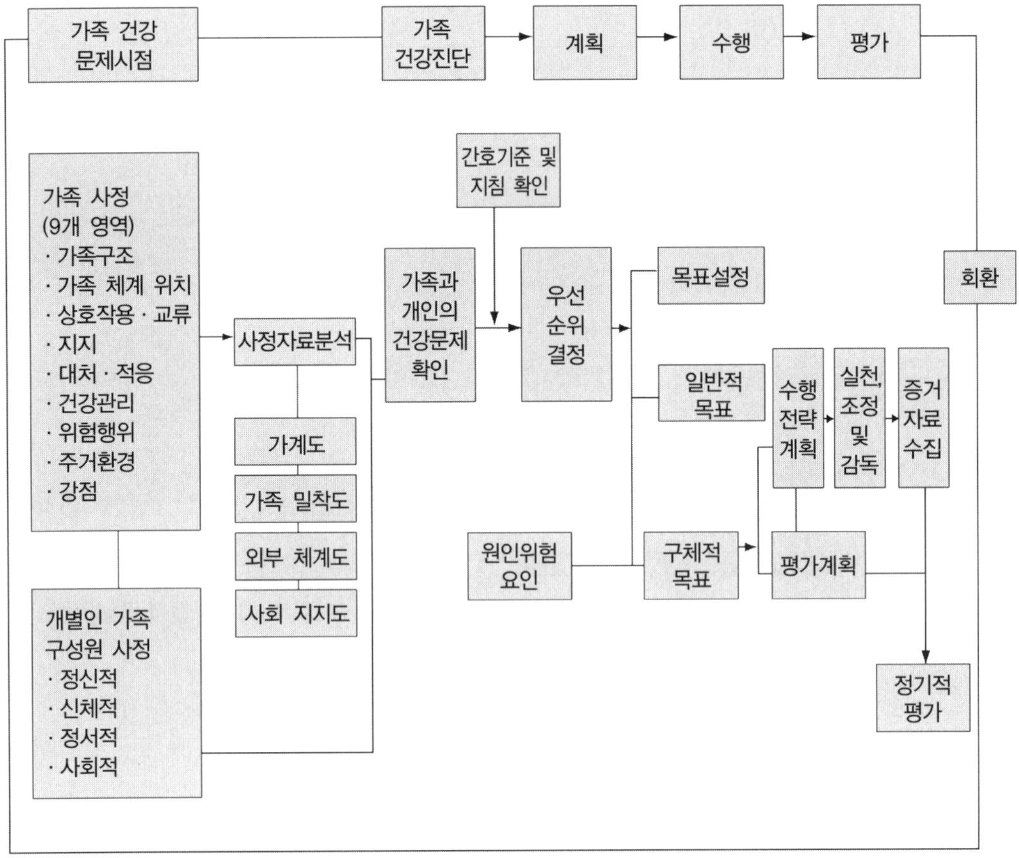

[그림 3-1] 가족 간호과정단계

1) 가족 사정

가족구성원들이 얼마만큼 안녕 상태에 있는지 파악하기 위하여 신체적, 정신적, 사회 문화적, 영적 측면의 요소를 분석하여 간호진단을 내리는 단계이다.

가족 건강 사정은 많은 가족 이론가들이 각각 다른 개념 틀을 가지고 가족 사정의 영역을 다양하게 접근하고 있다.

Friedman(1981)은 가족 건강에 대하여 환경적 자료와 함께 가족을 체계적 접근에서 사정하였다. 즉, 가족의 발달단계와 가족력, 환경적 자료, 역할구조, 가족의 가치, 의사소통 유형, 권력구조와 같은 가족구조면, 애정기능, 사회화, 보건의료와 같은 가족기능면과 가족 대처 양상을 사정하였다. Wright 등(1984, 1994)이 개발한 Calgary 사정모델은 가족을 구조적 영역, 발달적 영역, 기능적 영역으로 나누고 다시 여러 개의 하위영역으로 구분하여 가족 건강을 사정하였다. Anderson 등(1992)은 가족 상호작용과정, 발달과정, 대처과정, 통합과정, 건강과정으로 구분하여 사정하였고, Stanhope 등(1988)은 환경, 구조, 과정, 기능, 대처, 건강행위 등으로 구분하여 사정하였다. 김의숙 등(1994)은 가족의 이론적 접근 틀인 구조적, 기능적 틀과 성장·발달적 이론 틀, 상호작용이론 틀, 체계적 이론 틀을 종합한 패러다임을 개발하고 가족 간호 접근의 주요 영역을 가족구조/발달주기(family structure/lifecycle), 가족 체계 유지(family system retention), 상호작용 및 교환(interaction/exchange), 지지(support), 대처/적응(coping), 건강관리(health management), 주거환경(residential environment) 등의 일곱 가지로 분류하는 사정도구를 제시하였다.

가족 건강 사정은 상위 체계인 가족구성원 전체와 각 구성원 개인의 건강문제, 그 하위 체계인 부부 하위 체계, 부모-자녀 하위 체계, 형제-자매 하위 체계, 고부 하위 체계 등을 파악하고 주거환경이 건강에 미치는 영향, 가족이 갖고 있는 가치관, 가풍, 신념을 파악하고 상위 체계인 외부 사회와의 상호작용을 포괄적으로 사정해야 한다.

(1) 자료수집

자료수집 시 다음과 같은 방법을 사용한다.

① 가족이 이용하는 보건의료기관의 자료나 학교, 직장, 구청, 지역주민센터, 사회사업기관에 이미 수집되어 있는 기존 자료를 활용할 때 가족 사정에 드는 많은 시간과 노력을 덜어 준다. 따라서 대상 가족에 대한 가능한 기존 자료 유무를 우선적으로 파악하는 것이 효율적인 방법이다.

② 직접면접방법으로서 가정방문이나 전화를 통하여 대상자들과 직접 만나서 사정도구를 가지고 자료를 수집한다.

③ 간접면접방법으로 이웃, 친척, 친구 등 가족구성원과 가까운 사람이나 지역정보에 일차로 접할 수 있는 인적 자원을 통하여 자료를 수집한다.

가족의 건강 상황 전체를 관찰하기 위해서 처음 한 번은 반드시 가정방문을 하게 된다. 이때 다음과 같은 원칙을 지켜야 한다.

- 가정방문을 할 때는 사전에 약속을 하고 방문한다.
- 가정방문 전에는 방문목적에 따른 계획을 충분히 세워야 한다.
- 한 번의 방문에 너무 많은 정보를 얻으려고 하지 않는다. 이런 방법은 대상자에게 부담을 줄 뿐 아니라 정보도 정확하지 않을 수 있다.
- 1회 방문시간은 30분을 넘지 않도록 한다.
- 대상자가 충분히 자신의 느낌이나 생각을 표현할 수 있도록 분위기를 조성한다.
- 목적했던 정보를 수집한 후에는 화제가 바뀌는 것을 계기로 하여 자연스럽게 떠나오도록 한다.

이상과 같이 간호사가 가족을 파악하기 위한 방법은 가정방문 이외에도 집단 모임, 전화, 편지, 인터넷 등 다양한 방법이 있다. 방법에 따른 장·단점은 〈표 3-1〉에 구체적으로 제시하였다.

〈표 3-1〉 가족과 간호사가 접촉하는 방법

방법	장점	단점
가정방문	· 가족 상황을 직접 볼 수 있으므로 가족 관계, 시설, 능력에 대한 정확한 판단이 용이하다.	· 시간, 비용이 많이 든다. · 공통의 문제를 가진 사람들과의 경험을 나눌 수 없다.
집단모임	· 구성원들 간의 경험교환 및 서로 간에 도움을 주기에 용이하다. · 문제에 대한 실제적인 도움을 얻기가 용이하다.	· 개인의 문제가 타인에게 노출될 수 있다. · 집단구성원의 동질성이 문제해결에만 적용 가능하다.
전화	· 시간, 비용이 적게 든다. · 원하는 시간에 자주 접촉 가능하다. · 가정방문보다 주민의 부담이 적다. · 편지보다 개인적 관계유지가 용이하다.	· 가족의 상황에 대한 정확한 판단이 어렵다. · 연락이 잘 안 될 수 있다.
편지	· 비용이 적게 든다.	· 가족의 상황에 대한 판단이 어렵다. · 가족구성원이 받았는지 불확실하다.
인터넷	· 시간, 비용이 적게 든다. · 원하는 시간에 자주 접촉 가능하다. · 주민의 부담이 적다.	· 가족의 상황에 대한 판단이 어렵다. · 활용 능력이 있는 가족에게만 적용 가능하다.

(2) 가족 간호 사정도구

가족을 대상으로 건강문제에 관한 자료를 수집하기 위하여 WHO가 제시한 건강의 정의에 따라 신체적/물리적 영역, 정신/정서적 영역, 사회적 영역, 영적 영역별로 사정하되, 구체적인 접근방식으로서 가족의 구조기능적 측면, 상호작용적 측면, 발달과업 측면, 건강관리 측면을 중심으로 자료를 수집한다.

① 김의숙 등(1994)의 가족 사정도구

김의숙 등(1996)은 가족의 사정영역을 가족구조 및 체계 유지, 상호작용 및 교류, 지지, 대처와 적응, 건강관리, 주거환경 등 7영역에 대하여 자료 수집할 수 있는 도구를 개발하였다.

〈표 3-2〉

영역	내용
1. 가족구조/발달주기	·가족형태: 확대 가족 또는 핵가족 여부, 동거형태 및 가족의 동거인, 가족구조도 ·발달주기와 발달 과업
2. 가족 체계 유지	·재정: 직업, 재정자원, 수입의 분배 ·학습과 가치관: 일상생활과 관련된 습관, 종교, 여가 활동 ·자존감(self-worth): 교육 정도, 관심과 목표, 삶의 질 또는 만족도
3. 상호작용 및 교류	·의사소통: 방법, 빈도, 유형(사슬형, 바퀴형, y형, 완전형) ·역할: 역할 만족, 업무의 위임과 분배, 업무 수행의 융통성 ·사회화와 양육: 사회 참여, 훈육 및 자녀 교육, 가치관, 가훈 ·의사결정과 권위: 가족 권력 관계, 가족구성원의 자율성 정도, 부부 유형(남편 지배형, 부인 지배형, 민주형) ·사회 참여와 교류
4. 지지	·정서적, 영적 지지: 가족 밀착도 ·경제적 협동 ·지지자원: 가족 내외, 친족이나 이웃, 전문 조직, 사회지지도
5. 대처/적응	·문제해결: 문제해결과정, 참여자와 지도자 ·생활의 변화
6. 건강관리	·가족의 건강력: 유전 질환, 가족 질병력, 심리적 문제에 대한 가족력, 질병 상태 ·생활방식: 위험행위(영양, 운동, 수면, 흡연, 술, 스트레스, 약물 남용) ·자가 간호 능력: 예방법, 응급처치 등 질병의 원인과 치료에 대한 지식 ·건강관리행위 ·일상생활 수행 능력(ADL): 식사하기/잠자리에서 일어나기/세수하기/배변하기/배뇨하기/변기에 앉고 일어서기/옷을 입고 벗기/목욕하기/걷기 또는 휠체어 타기/계단을 오르내리기 ·도구적 수행 능력(IADL): 식사준비/청소/세탁/전화사용/쇼핑/대중교통이용/투약/재정관리

7. 주거환경	· 주거지역: 주거 상태 및 주위 환경, 환경적 소음이나 공해 · 안전위험요소 · 생활공간: 적합성, 효율성, 사생활 보장 · 위생: 화장실, 상하수도, 환기, 조명, 부엌, 쓰레기 시설, 방충망 등

② Friedman의 가족 사정모델(The Friedman Family Assessment Model and Form)

Friedman의 가족 사정모델은 다음 6개의 큰 범주의 면담 및 질문형식으로 구성되어 있고, 각각 몇 개의 하위범주로 구성되어 있다.

■ **자료 확인**

1. 성
2. 주소와 전화번호
3. 가족의 구성: 가족의 가계도([그림 3-2] 참조)
4. 가족형태의 유형
5. 문화(종족) 배경
6. 종교적 귀속의식
7. 사회계층 신분
8. 사회계층 이동성

■ **발달단계와 가족의 역사**

9. 가족의 현재 발달단계
10. 가족 발달과업의 충족 정도
11. 핵가족 역사
12. 양쪽 부모의 본가 가족의 역사

■ **환경**

13. 집의 특성
14. 이웃과 지역사회의 특징
15. 가족의 지리적 이동성
16. 가족의 공동체 가입과 교류

■ 가족구조

17. 대화 패턴
    - · 기능적 및 비기능적 대화의 정도(반복 패턴의 유형)
    - · 정신적(애정 있는) 메시지의 정도와 표현방법
    - · 가족의 하위조직 내에서의 대화의 특징
    - · 일치하는 메시지와 일치하지 않는 메시지의 정도
    - · 가족에서 보이는 비기능적인 대화과정의 유형
    - · 폐쇄된 대화분야
    - · 대화에 영향을 주는 가족 변수 및 문맥상의 변수
18. 권력구조
    - · 권력의 결과
    - · 의사결정과정
    - · 권력 기반
    - · 가족의 권력에 영향을 주는 변수
    - · 전체적인 가족 체계와 하위조직 권력(가족 권력 연속체 배치)
19. 역할구조
    - · 공식적인 역할구조
    - · 비공식적인 역할구조
    - · 역할모델 분석(선택 사항)
    - · 역할구조에게 영향을 주는 변수
20. 가족의 가치관
    - · 미국인의 핵심 가치관이나 가족의 준거집단의 가치관을 비교하고 가족 내에서 중요 가치관과 그것들의 중요성(우선순위)을 확인하도록 한다.
    - · 가족의 가치관과 가족의 준거집단이나 공동체 간의 일치성
    - · 가치 체계의 불일치
    - · 가족 내에 가치관 갈등의 존재 여부
    - · 위의 가치관들과 가치관의 갈등이 가족의 건강 상태에 주는 영향

■ 가족의 기능

21. 애정기능
    - · 상호 양호, 친밀감, 동일감

    가족의 애정연계 도표, [그림 3-5]가 여기에서 도움이 된다.

· 분리와 연결
· 가족의 필요-반응 패턴

22. 사회화 기능
· 가족의 자녀 양육습관
· 가족형태와 가족의 상황에 대한 자녀 양육습관의 적응성
· 누가 자녀를 사회화시키는가?
· 가족 내에서 자녀의 가치
· 가족의 자녀 양육 패턴에 영향을 주는 문화적 신념
· 자녀 양육 패턴에 영향을 주는 사회계층
· 가족이 자녀 양육문제에 있어서 위기에 처해 있는지의 평가와 그런 경우 위험도가 높은 요인들의 표시
· 자녀의 놀이에 필요한 가정환경의 적절성

23. 건강관리기능
· 가족의 건강 신념, 가치관, 행동
· 건강-질환에 대한 가족의 규정과 지식수준
· 가족의 인식된 건강 상태와 질환에 대한 취약성
· 가족의 식이습관
· 가족 식이의 적합성(3일간의 음식 역사 기록 추천)
· 식사시간의 기능과 음식 및 식사시간에 대한 태도
· 장보기(장보기 계획)습관
· 식사계획, 장보기, 준비 책임이 있는 사람(들)
· 수면과 휴식습관
· 신체 활동 및 레크리에이션 습관
· 가족의 치료용 및 쾌락 추구용 약물, 알코올, 흡연 습관
· 자가관리습관에서의 가족의 역할
· 의학에 기초한 예방 수단(신체, 시력 및 청력 테스트, 면역성 부여, 치아 관리)
· 보충요업과 대체요법
· 가족의 건강 역사(일반적인 질병과 구체적인 질병－환경 관련 및 유전 관련)
· 받고 있는 보건의료 서비스
· 보건 서비스에 대한 생각과 인식
· 응급 보건 서비스
· 보건 및 기타 서비스의 비용의 지불방식

· 의료를 받는 교통편

■ **가족의 스트레스, 대처, 적응**

24. 가족의 스트레스, 강점, 인식
    · 가족이 경험하고 있는 스트레스 요인
    · 스트레스 요인과 균형을 잡는 강점
    · 상황에 대한 가족의 규정
25. 가족의 대처전략
    · 스트레스 요인에 대해서 가족이 어떻게 반응하는가
    · 가족이 내부적 대처전략을 사용하는 정도(과거/현재)
    · 가족이 외부적 대처전략을 사용하는 정도(과거/현재)
    · 사용되는 비기능적인 대처전략(과거/현재, 사용의 정도)
26. 가족의 적응
    · 전체적인 가족 적응
    · 가족이 위기에 처해 있는지의 여부를 평가
27. 스트레스 요인의 확인, 대처, 시간에 따른 적응

Friedman의 사정모델은 가족 간호사들이 가족을 면담할 때 적용하는 지침을 제공하고자 개발되었다. 면담자는 가족에게 어떤 일이 일어나고 있는지에 대하여 개괄적인 관점을 얻기 위하여 진술적 용어로 질문하게 되어 있다(Hanson & Boyd, 1996).

③ Calgary 가족 사정모델(The Calgary Family Assessment Model)

Calgary 가족 사정모델은 ① 구조적 영역, ② 발달적 영역, ③ 기능적 영역으로 구성되어 있고, 각기 다시 여러 개의 하위영역으로 구성되어 있다(p.61 [그림 2-3] 참조).

Calgary 모델을 사용하는 간호사들은 가족의 구조적 영역에 관하여 3개의 질문을 할 수 있는데, 이처럼 구조적 영역은 내·외적 배경에 초점을 두고 있다. 그중에서도 내적 구조는 가족의 구성, 성별, 순서, 하위 체계, 가족 체계의 경계로 이루어져 있고 외적 구조는 생성가족과 가족의 배경을 말한다. 추천되는 전략은 가계도와 외부 체계도를 포함하여 외적 구조를 사정해 보는 것이다.

두 번째 사정범주는 가족 발달영역인데 이것은 가족 발달단계, 발달과업, 가족 밀착도를 사용하여 사정할 수 있다. 예컨대 간호사는 "선생님의 가족은 현재 가족 발달단계의 어느 단계에 있습니까?"라고 질문할 수 있다. 가족 발달단계를 이해하는 것은 보다 목적 지향적

이고 구체적이며 사정에 의미를 주고 효과적인 중재를 제공할 수 있게 한다. 발달사정도구로서는 발달과업을 사용하면 될 것이다. 그러나 여기서 유의해야 할 것은 최근에 와서 전통적 가족 발달 순환에 많은 변화가 있으며 그 결과로 점점 이혼, 재혼, 편부모가족과 무자녀가족이 많아지고 있고, 또한 미혼 부모도 증가할 것이라는 점이다. 세 번째 사정영역은 가족기능영역이다. 이것은 도구적, 표현적 측면을 포함하고 있다. 가족기능은 각 개인이 다른 구성원과의 관계에서 어떻게 실제로 행동하는가의 측면을 반영한다(Wright & Leahey, 1994).

가족기능의 도구적 측면은 식사, 수면, 식사준비, 보건의료와 같은 일상생활 활동을 말한다. 가족기능의 표현적 측면은 정서적 기능, 언어적/비언어적 의사소통, 문제해결, 역할수행, 영향력, 신념, 연합/제휴와 같은 측면을 가리킨다. Wright & Leahey는 간호사는 모름지기 가족을 사정할 때 모든 구조적, 발달적, 기능적 영역에 대한 거시적 측면의 사정을 해야 한다고 지적하였다.

여기서 중요한 점은 간호사가 가족의 건강을 사정할 때 위에서 제시한 3개의 하위영역 가운데서 대상 가족에 대하여 어떤 하위영역의 자료가 필요하며 어떤 자료를 수집해야 할 것인가를 결정하는 것이다.

④ 가족 사정 · 중재모델 및 스트레스원 측정도구(The Family Assessment and Intervention Model and the Family Systems Stressor-Strength Inventory)

이 모델에 근거하여 개발한 사정도구가 〈가족 체계 스트레스원-강점 측정도구〉(The family Assessment and Intervention Model and the Family Systems Stressor-Strength Inventory 〈FS^3I〉)이다.

이 도구는 많은 수의 가족구성원이 있는 가족에 대하여 전체 가족, 또는 개인 가족구성원에 대하여 사용하도록 만들어진 것인데, 가족에게 발생하는 스트레스 상황을 확인하는 데 도움을 주고, 문제발생에도 불구하고 가족들이 건강한 기능을 유지하기 위해 사용하는 강점을 확인하는 데 도움이 되는데, 많은 수의 가족원이 있는 가족의 전체 가족 또는 개별 가족원에 대해 사용할 수 있다.

- FS^3I의 영역

· 가족 체계의 스트레스원 : 일반적인 것
· 가족의 스트레스원 : 구체적인 것
· 가족 체계의 강점

FS^{3}I를 사용하는 방법은 다음과 같다.

면담 전에 가족구성원들로 하여금 양식에 기록을 하게 한다. 독해 능력이 없는 사람에게는 읽어줄 수 있으며, 모든 가족이 한자리에서 함께 완성해도 된다.

가족구성원들이 인지하고 있는 일반적인 스트레스원, 구체적인 스트레스원과 가족의 강점을 확인한다.

전체 가족구성원이 수행하는 기능과 안정성을 사정한다. 가족의 안정성은 가족구성원 각자가 갖고 있는 강점과 스트레스원을 평가해 봄으로써 사정한다.

구체적 문제를 사정한 후 일반적 스트레스원을 사정한다.

가족의 강점을 사정하는 것은 가족의 잠재적, 실제적 문제를 해결하는 데 사용하기 위함이다. 간호사들은 예로부터 문제(스트레스원)에 관하여 질문을 하지만 가족이 갖고 있는 강점이나 자원에 대해서는 확인하는 일이 드물다.

위의 자료의 점수를 기록양식에 기록한다. 가능하면 가족구성원별로 각기 다른 색의 코드를 사용한다면 가족들에게 자신들의 건강 상태에 대한 시각적 깨달음을 줄 수 있으며, 간호사와 가족들이 상황을 어떻게 보고 있는지 차이를 바로 느끼게 해 줄 것이다.

간호사는 질적 자료도 함께 기록양식에 기록하고 모든 관련자들로부터 찾아낸 정보를 조합한다. 질적, 양적 자료는 1, 2, 3차 예방/중재 수준이 어떠해야 하는지 깨닫게 해 준다 (Pender 등, 1992). 1차 예방은 개인, 가족으로 하여금 향상된 건강, 또는 건강증진 활동을 하도록 하는 데 초점을 두며, 1차 중재전략은 가족들에게 그들이 갖고 있는 강점에 대한 정보를 제공함으로써 그들의 대처기능, 기능적 능력을 격려하고, 보건 교육을 통하여 건강한 활동을 할 수 있도록 격려하는 일을 포함한다. 2차 예방은 가족 체계가 스트레스원이나 문제 때문에 위협을 받고 난 후 가족 체계에 안정을 되찾아 줄 수 있도록 고안되었고 2차 중재전략은 가족들로 하여금 문제를 처리하고, 적절한 치료방법을 찾아내는 데 도움을 주기 위해 위기 중재를 하는 것이다. 3차 예방은 체계의 안정을 유지하는 것이며, 3차 중재전략은 치료가 끝난 후의 활동, 예컨대 병원에서의 퇴원 후 조정, 또는 재활센터에서의 조정 활동을 포함한다. 가족 스트레스원에 대한 자료는 가족 간호계획에 기록한다. 이 계획은 간호진단의 우선순위 결정, 목표설정, 1·2·3차 중재 활동, 결과 평가 시에 필요하다.

⑤ 기타 가족 사정도구

■ 가족구조도(Family Genogram)

가족구조도는 가족 전체의 구성과 구조를 한눈에 볼 수 있도록 고안된 그림으로 가족의 구조를 파악할 뿐 아니라 가족의 질병력 및 가능한 상호 관계를 짐작할 수 있도록 하는 데 도움이 된다.

[그림 3-4]는 가족구조도의 한 예이다.

가족구조도는 상징 기호를 이용해서 대상자를 기준으로 하여 5대 이상, 적어도 3대를 그려보는 것이 전체 가족구조를 이해하는 데 도움이 된다.

가족구조도를 그리는 순서는 다음과 같다.

㉠ 먼저 부부를 그린다.

㉡ 이들로부터의 출생 자녀를 그린다.

㉢ 남편의 부모와 형제를 그린다.

㉣ 아내의 부모와 형제를 그린다.

㉤ 함께 사는 가족을 점선으로 표시한다.

이때 중요한 정보로서 사망한 사람들의 사망연령과 생존한 사람들의 질병력, 현재 연령과 질병명을 기입한다.

가족구조도는 면접 시 이미 파악된 가족의 연령, 성별 및 질병 상태에 관하여 수집된 정보를 한눈에 볼 수 있도록 해 주고 추후에 필요한 정보가 무엇인지를 확인할 수 있게 해 준다.

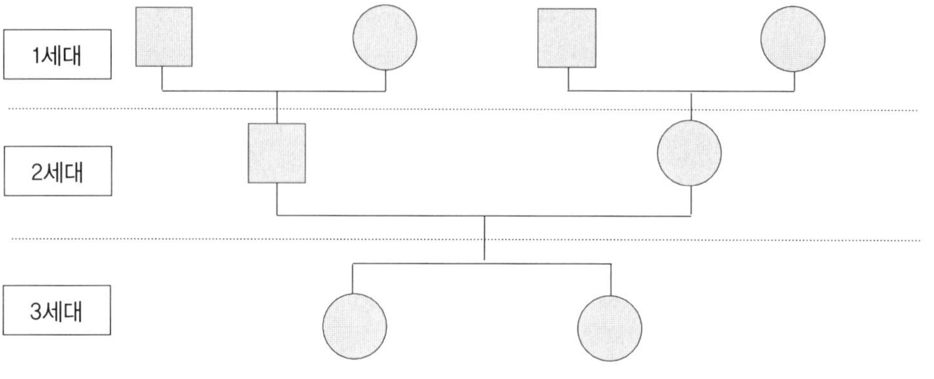

[그림 3-2] 가족구조도 양식

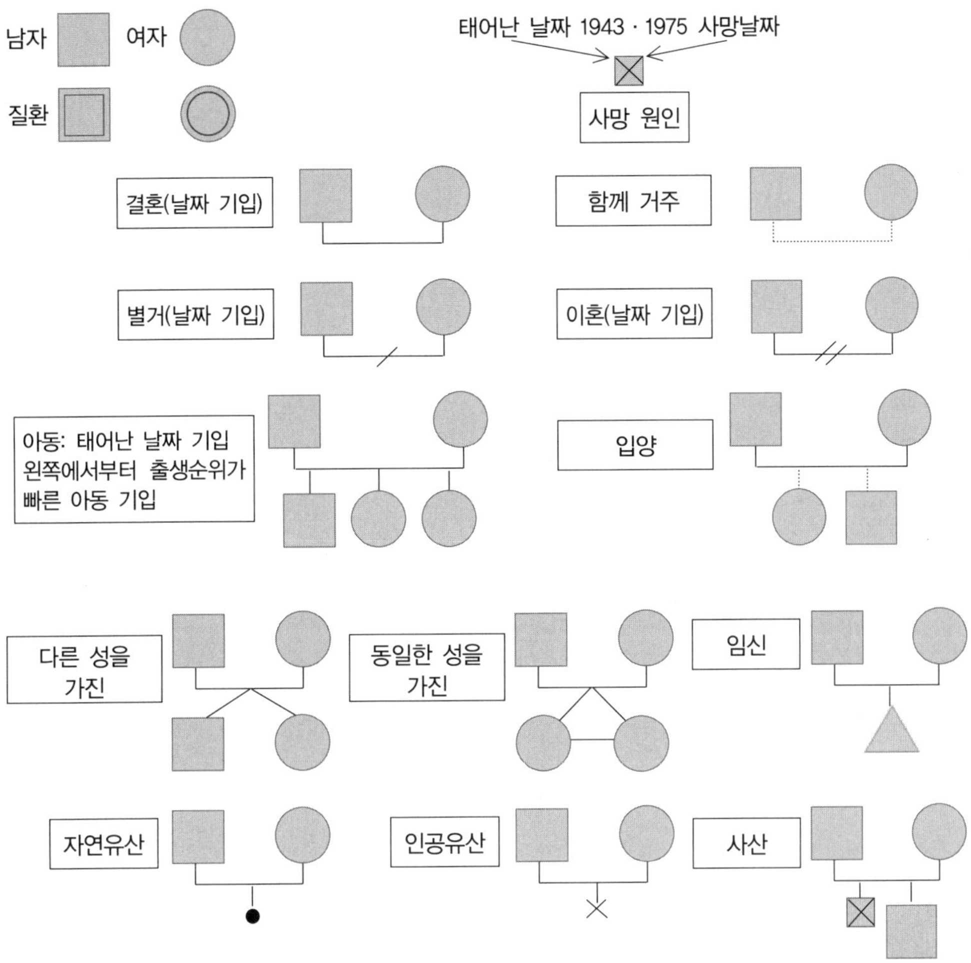

[그림 3-3] 가족구조도 기호

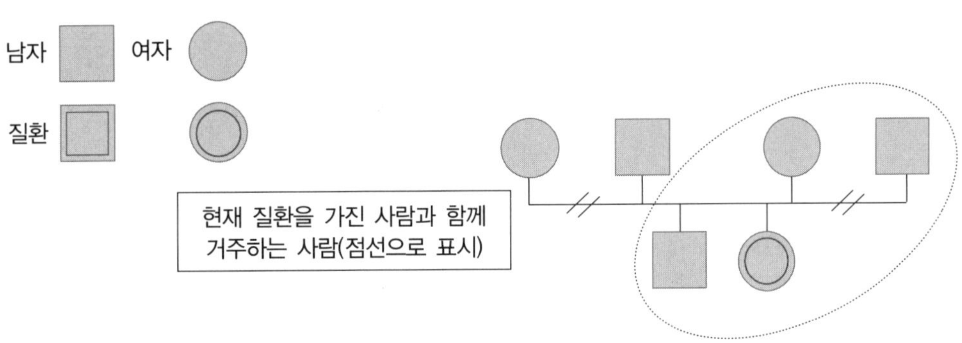

[그림 3-4] 가족구조의 예

■ **가족 밀착도**(Family Attachment Pattern Diagram)

가족 밀착도를 그려보면 현재 동거하고 있는 가족구성원들 간의 밀착관계와 상호 관계를 이해하는 데 도움이 된다. 가족 밀착도를 그리는 방법은 다음과 같다.

서로 친밀한 관계는 두 직선(=)으로 표시한다.

매우 밀착된 관계는 세 직선(≡)으로 표시한다.

친밀감이 약한 관계는 한 직선(−)으로 표시한다.

갈등이 있는 관계는 톱니선(﹏﹏)으로 표시한다.

갈등이 심한 관계는 두 줄의 톱니선(≈≈)으로 표시한다([그림 3-5]).

가족 밀착도를 그려보면 자신들의 생각하지 못했던 새로운 면을 볼 수 있게 된다.

밀착도는 단지 부부간의 갈등이 있다고만 생각될 수 있는 정보가 가족 전체 밀착도에 불균형이 있다고 판단될 수 있으며, 전체적인 상호작용의 구조가 한눈에 들어와 어디가 주로 문제인지를 바로 확인할 수 있게 하고, 그 이유와 중재를 위하여 더 필요로 되는 자료를 깊이 있게 사정할 수 있게 한다.

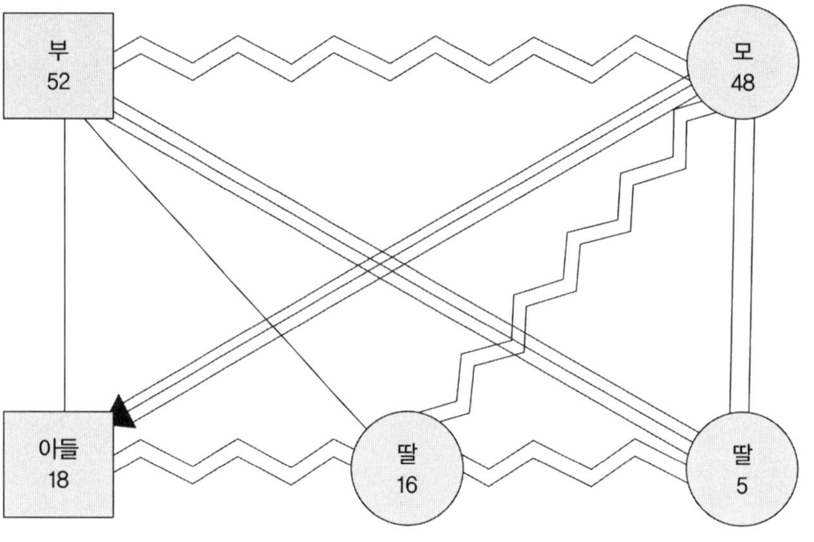

[그림 3-5] 가족밀착도

■ **사회 지지도**(Sociosupportgram)

사회 지지도는 가족구성원 가운데 가장 취약점을 가지고 있는 가구원을 중심으로 하여 대상자와 가족구성원 그리고 가족 외부 인물, 기관 간의 상호작용을 보여줌으로써 건강자원을 얼마나 효과적으로 활용하고 있는지 여부를 한눈에 볼 수 있게 해 준다.

사회 지지도를 그리는 방법은 다음과 같다.

㉠ 간호사는 면담 후 가족구성원 가운데 우선적으로 간호중재가 주어져야 한다고 생각되는 대상자가 누구인가를 선택한다.

㉡ 원을 겹쳐서 5개를 그린다.

㉢ 제일 안쪽의 원 안에 선택한 대상자를 기록한다.

㉣ 두 번째 원 안에 동거하는 가족들을 기록한다.

㉤ 세 번째 원 안에는 따로 거주하는 직계가족과 친척들을 기록한다.

㉥ 네 번째 원 안에는 대상자와 관련이 있는 보건의료기관, 종교기관, 사회기관 등을 기록한다.

대상자와 두 번째부터 다섯 번째 원에 있는 사람이나 기관 간에 지지 활동 여부를 표시해 준다. 이때 물질적 도움이 있는 경우에는 푸른색을 사용하고, 정서적 도움이 있는 경우에는 붉은 색을 사용하여 지지 활동의 방향에 따라 직선을 그리고 그 끝에 화살표로 방향을 표시해 준다. 지지 활동이 없는 경우에는 아무런 표시를 하지 않는다([그림 3-6]).

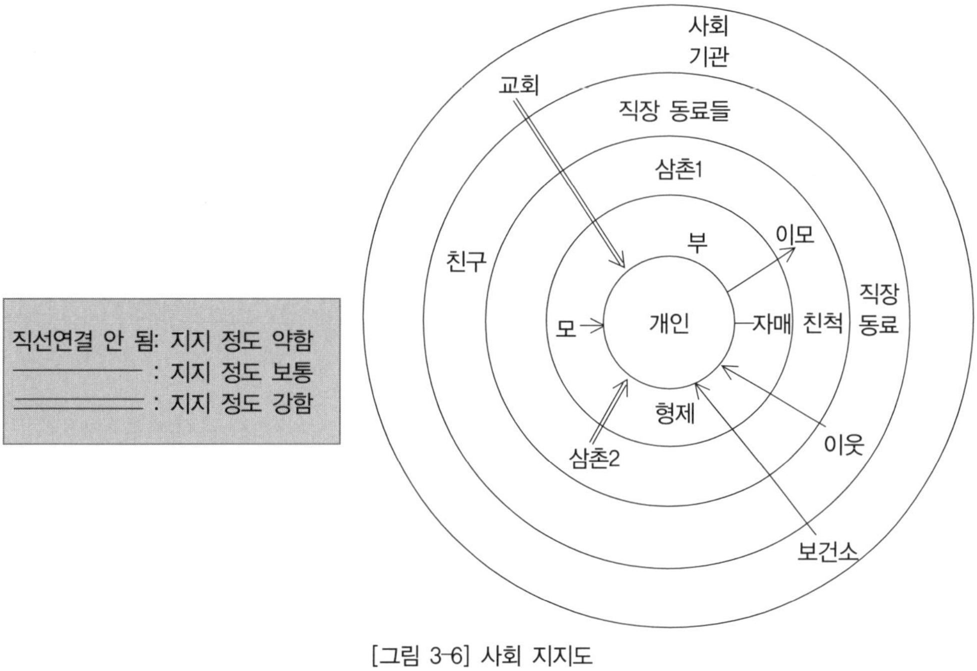

[그림 3-6] 사회 지지도

■ **외부 체계도**(Eco-map)

이 도구는 가족관계와 외부 체계와의 관계를 나타내 주는 도구로서, 외부 환경에 존재하면서 가족들에게 미치는 스트레스원과 갈등 여부, 가족의 강점 등을 분석해 내는 데 도움이 된다. 외부 체계도를 그리는 방법은 다음과 같다.

㉠ 가족의 가계도를 그린다.

㉡ 가계도 둘레를 가족구성원이 노리는 스트레스원, 갈등 제공원, 강점이 될 수 있는 자원을 그린다.

㉢ 가족과 자원과의 관계가 강한 경우에는 두 개의 실선으로 연결한다.

㉣ 가족과 자원과의 관계가 약한 경우에는 한 개의 실선으로 연결한다.

㉤ 가족과 스트레스원과의 관계는 실선 위에 스트레스 표시를 해 준다([그림 3-7]).

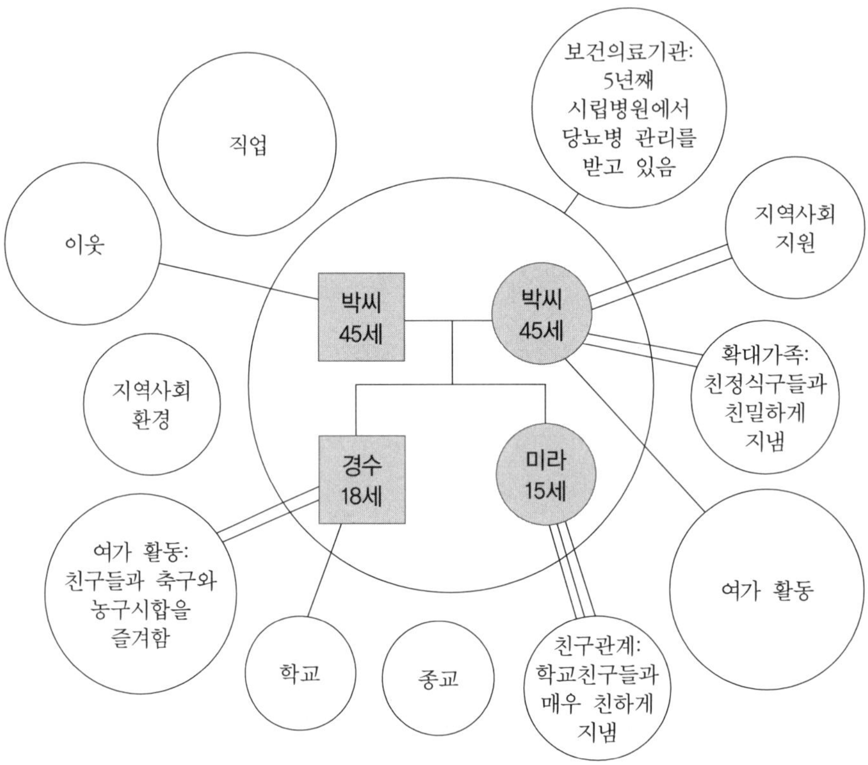

[그림 3-7] 외부 체계도

■ **가족연대기**

가족의 역사 중에서 중요하다고 생각되는 사건들을 순서대로 열거하여 사건들이 가족에게 어떠한 영향을 미쳤는지를 알 수 있다.

〈표 3-3〉 가족연대기의 예

사건발생일	중요한 사건	변화된 가족생활
1950년	할아버지는 전쟁 때 폭격으로 사망	· 할머니는 외아들과 생활하며 혼자 가계부담을 짐
1980년	외아들이 대기업에 취업	· 할머니의 높은 교육열과 지지 탓에 명문대학을 졸업한 아들이 유명 대기업에 취업함
1992년	외아들이 퇴근길에 교통사고로 사망	· 뺑소니차에 사고를 당해 사망 보상금도 받지 못한 채 집안 경제사정이 급격히 나빠져 며느리가 식당 시간제 종업원으로 취업하고 할머니인 시어머니가 가사일을 전담
1997년	할머니가 허리 관절염으로 거동 불편	· 한방병원에서 3차례의 입원과 주 2회의 외래 침술 및 물리치료를 받았으나 증상 완화 없고 계속되는 치료비가 큰 부담이 되자 보건소 한방과를 주 2회 다니게 됨 · 큰손녀가 할머니 병 수발과 가사일을 많이 하게 되었고 대학 진학에 실패하고 조그만 제조업에 취업하게 되자 고부간 갈등이 심화
1998년	손자는 학교에서 정학처분 받음	· 손자가 다니는 고교의 근처 타 고교생들과 집단폭력 사건으로 1개월 정학처분을 받은 후부터 학교 다니기를 기피하고 결석이 잦음
2000년	손녀가 취업함	· 가계 사정이 어려워 여상을 졸업한 손녀가 6개월 인턴직 사원으로 취업함 · 할머니는 거동불편이 더욱 심해져 와상 상태에 있어 보건소의 방문간호사가 월 1회 방문하여 물리치료를 하게 됨

자료: 김정남, 현문사, 314쪽

(3) 자료 분석

가족 사정의 자료는 개인 사정자료에 비하여 분량이 많기 때문에 계속적인 분석작업을 통하여 정리하면서 더 필요한 자료를 수집하여 문제를 발견하고 원인을 파악하여 진단을 내리도록 한다.

자료 분석은 다음 과정에 따라서 한다.

① 수집된 자료는 가족 사정영역별로 분류한다.

② 가족 사정영역별로 분류된 것을 다시 세분화하여 문제영역별로 분류한다.

③ 가족구조도, 가족 밀착도, 사회 지지도, 외부 체계도를 이용하여 2차 사정자료를 확인한다.

④ 가족의 문제와 함께 가족의 강점을 확인한다.

〈표 3-4〉 자료 분석의 예

가족영역	문제영역	의미 있는 자료	결론	더 필요한 자료
1. 가족구조 및 발달	가족형태	편부모, 가족, 시동생과 함께 살고 있음	가족구조 및 발달	시동생과 자녀들과의 관계
2. 가족 체계 유지	재정	실직기간, 실직으로 인한 어려움		실직기간, 실직으로 인한 어려움
3. 상호작용과 교류	역할	할머니가 혼자서 할아버지 병간호를 하고 있음	역할 편중 역할 갈등	다른 가구원 특히 며느리와 딸의 역할 분담 가능성
4. 지지	가족 지지	자녀는 많으나 이웃이 지지 체계임	지지자원 부족	친척들의 지지 가능성
5. 대처/적응	생활의 변화	한 달 전 뇌졸중으로 실직 부인이 강한 생활력을 가지고 있음	고혈압 가족력	조부의 사망원인 확인(고혈압 여부)
6. 건강관리	가족 건강력	아버지의 형제 2명 고혈압, 할아버지, 할머니 고혈압으로 사망		
	건강 상태	17세 아들 정신질환		
7. 주거환경	안전	계단이 가파르고 난간이 없음	사고 가능성	계단 주로 사용자의 과거사고 유무

2) 가족 간호진단

가족진단은 가족구성원 개개인, 가족구성원 간의 관계, 가족기능, 물리적, 사회 심리적 환경, 친척 및 지역사회와의 교류를 고려하여 내린다.

가족진단을 도출하는 단계는 다음과 같다.

① 사정자료로부터 의미 있는 자료를 선택한다.
② 의미 있는 자료를 가족문제 분류별로 분류한다.
③ 분류된 자료를 통합하여 결론을 도출한다.
④ 결론으로부터 문제를 도출한다.
⑤ 각 문제에 대한 원인을 추출한다.
⑥ 각 문제에 원인을 연결시켜 진단명을 내린다.

간호진단이 여러 개 도출되었으면 다음과 같은 방법에 의하여 정리를 한다.

① 각 문제에 대한 원인을 나열한다. 이때 이 원인을 해소하면 문제가 해결될 수 있는가를 확인한다.

② 간호중재를 통하여 그 요인을 해소시킬 수 있는가를 생각한다. 간호중재를 통하여 치료, 또는 해소할 수 없는 문제는 간호영역이 아니다.

③ 같은 원인 때문에 파생된 문제가 또 있다면, 또한 같은 중재로 문제가 해결될 수 있다면 그 문제들은 하나의 진단으로 통합한다.

④ 같은 원인이 여러 문제에 나타난 경우 그 원인을 문제로 뽑는다.

⑤ 문제 간의 관련성이 있는지 살펴보고 더 큰 문제로 통합 가능성이 있는지 검토한다.

가족진단의 우선순위는 다음 사항을 고려하여 결정한다.

① 가족이 쉽게 수행할 수 있는 것

② 긴급을 요하는 것

③ 가족 전체에 영향을 줄 수 있는 것으로서 한 가지 문제가 해결되면 다음 문제가 저절로 해결되는 것(도미노 효과)

④ 건강을 위협하는 것부터 건강증진, 복지의 순

⑤ 인간의 욕구이론을 사용하여 하위 욕구에서부터 상위 욕구의 순

가족진단과 관련하여 최근에 사용하는 것으로 북미간호진단협회(NANDA)의 Nursing Diagnosis Taxanomy, 오마하 문제분류 체계, 가정간호분류 체계(HHCCs), 국제간호실무분류 체계(ICNP) 등이 있다. 국내에서는 김의숙 등(1994)이 우리나라의 가족문제를 중심으로 가족진단을 개발하였고, 윤순녕 등(1999)은 ICNP의 개발방법 중 후향적 방법에 의해 국내 가족의 간호의 간호현상을 17개 명명하였고, 그 특성을 규명하여 발표하였다.

이 장에서는 오마하 문제분류 체계와 김의숙 등(1994)의 가족진단을 제시하였다.

(1) 오마하 문제분류 체계에서의 가족 간호진단

오마하 문제분류 체계는 환경, 심리사회, 생리적, 건강관련 행위 영역으로 구성되었고 총 42개의 문제(진단)로 이루어졌다(〈표 3-5〉).

〈표 3-5〉 오마하 문제분류 틀

영역 I. 환경

가정, 이웃 및 광범위한 지역사회 안과 밖의 물질적 자원과 물리적 환경

문제(진단): 증상/징후

1. 수입
   1) 낮은 수입/수입 없음
   2) 일반수가로 의료비 지급
   3) 부적절한 금전관리
   4) 단지 필수품만 구입 가능
   5) 필수품 구입 곤란
   6) 기타
2. 위생
   1) 불결한 생활지역
   2) 부적절한 음식저장/처리
   3) 곤충/ 설치류
   4) 불쾌한 냄새
   5) 부적절한 식수 공급
   6) 부적절한 쓰레기 처리
   7) 부적절한 세탁시설
   8) 알레르겐
   9) 감염원/ 오염원
   10) 곰팡이가 있음
   11) 지나친 애완동물
   12) 기타
3. 주거
   1) 구조적 불량
   2) 부적절한 냉/온방
   3) 가파른 층계
   4) 부적절한/차단된 출입구
   5) 어수선한 생활공간
   6) 위험한 물건/약품의 불안전한 보관
   7) 불안전한 매트/던져진 깔개
   8) 부적절한 안전장치
   9) 납성분 페인트
   10) 불안전한 가스/전력 설비
   11) 부적합한/밀집된 생활공간
   12) 전기배선이 노출되어 있음
   13) 구조상의 장애물
   14) 집이 없음
   15) 기타
4. 이웃/직장의 안전
   1) 높은 범죄율
   2) 높은 오염 수준
   3) 방치된/위험한/감염된 동물들
   4) 불충분한/불안전한 놀이공간, 운동공간
   5) 건강을 촉진하기에 불충분한 공간/자원
   6) 폭력에 대한 위험/보고
   7) 물리적인 위험
   8) 운송수단/교통위험요소
   9) 화학적 위험요소
   10) 방사성 위험요소
   11) 기타

영역 II. 심리사회

행동양식, 감정, 의사소통, 관계 및 발달

문제(진단): 증상/징후

5. 지역사회자원과의 의사소통
   1) 확보된 서비스의 선택/절차를 잘 모름
   2) 서비스 제공자의 역할/규정 이해 곤란
   3) 서비스 제공자에게 용건전달 불능
   4) 서비스에 불만족
   5) 불충분한/이용할 수 없는 자원
   6) 언어 장애
   7) 문화적 장벽
   8) 교육적 장벽
   9) 운송 장애
   10) 치료/서비스/재화에 대한 제한적 접근
   11) 기타
6. 사회 접촉
   1) 제한된 사회적 접촉
   2) 사회 접촉에 건강관리 제공자 이용
   3) 최소한의 외부 자극/여가시간 활동
   4) 기타
7. 역할 변화
   1) 본의 아닌 역할의 전도

2) 새로운 역할 인수
3) 이전 역할 상실
4) 기타

8. 대인관계
1) 관계형성/유지곤란
2) 최소한의 공동생활
3) 부적합한 가치/목표/기대/일정
4) 부적절한 의사소통기술
5) 지속적인, 완화되지 않는 긴장
6) 부적합한 의심/조롱/지배
7) 배우자에 대한 신체적/정서적 학대
8) 충돌 없이 해결하기 어려운 문제
9) 기타

9. 영성
1) 영적 문제 표현
2) 붕괴된 영적 의식
3) 붕괴된 영적 믿음
4) 영적 신념과 의학적/보건의료처방의 갈등
5) 기타

10. 슬픔
1) 슬픔단계/치유과정의 인식 실패
2) 슬픔반응 대처 곤란
3) 슬픔반응 표현 곤란
4) 개인/가족 간에 슬픔단계의 갈등
5) 기타

11. 정신건강
1) 슬픔/무기력/자존감 저하
2) 염려/알 수 없는 두려움
3) 흥미/활동참여/자가 간호의 상실
4) 주의력/초점이 좁혀지거나 분산됨
5) 따분한 정서
6) 불안정한/동요된/공격적인
7) 목적 없는/강박적인 행동
8) 스트레스 관리 곤란
9) 화를 관리하기 곤란함
10) 신체적 호소/만성 피로
11) 망상
12) 환각/착각
13) 자살/살인 의향의 표현
14) 자살/살인 시도
15) 자해
16) 감정변동
17) 플래시백 flash-backs
18) 기타

12. 성욕
1) 성행위의 결과 인식 곤란
2) 친밀감 표현 곤란
3) 성적 정체성 혼동
4) 성적 가치 혼동
5) 성관계 불만족
6) 불안전한 성적 습관
7) 성적 acting out/도발적 행위/희롱
8) 성범죄/성폭행
9) 기타

13. 돌봄/양육
1) 신체적 간호/안전 제공 곤란
2) 정서적 지지 제공 곤란
3) 인지적 학습경험과 활동 제공 곤란
4) 예방적, 치료적 건강관리 제공 곤란
5) 성장과 발달단계에 부적합한 기대감
6) 책임에 불만족/어려움
7) 언어적/비언어적 의사소통에 반응/해석 곤란
8) 태만
9) 학대
10) 기타

14. 아동/성인 무시
1) 충분한 신체적 돌봄 부족
2) 정서적 양육/지지 부족
3) 적절한 자극/인지적 경험 부족
4) 부적당하게 혼자 방치됨
5) 필요한 감독 부족
6) 부적합한/지연된 건강관리
7) 기타

15. 아동/성인학대
1) 호된/과도한 훈련
2) 채찍자국/타박상/화상/기타 상처
3) 상처에 대한 의심스런 설명
4) 언어적 공격
5) 두렵고/과도하게 경계하는 행위
6) 폭력적 환경
7) 지속되는 부정적인 메시지

8) 성적 폭행
9) 기타

16. 성장과 발달
1) 발달검사의 비정상적인 결과
2) 성장/연령기준에 비하여 체중/키/두위의 비정상
3) 연령에 맞지 않는 행위
4) 발달과제의 부적절한 달성/유지
5) 기타

영역 III. 생리적

문제(진단): 증상/징후

17. 청각
1) 정상 어조에 대한 난청
2) 대규모 집단 연설에 대한 난청
3) 고주파 소리에 대한 난청
4) 소리에 대한 비정상적/무반응
5) 청력감별검사에서 비정상적 결과
6) 기타

18. 시각
1) 작은 글자나/눈금 보기 곤란
2) 먼 거리 물체 식별 곤란
3) 가까운 물체 식별 곤란
4) 시각자극에 대한 무반응/비정상적 반응
5) 시각감별검사의 비정상적 결과
6) 사시/눈 깜박임/눈물/흐린 시야
7) 부유물/섬광
8) 색맹
9) 기타

19. 언어와 말
1) 발성/언어 능력의 부재/비정상
2) 이해력 부재/비정상
3) 의사소통 기술/동작 부족
4) 부적절한 문장구조 사용
5) 발어법/명료성 제한
6) 부적절한 단어 사용
7) 기타

20. 구강 건강
1) 비정상적 치아
2) 치아 부식
3) 지나친 치석
4) 치은종/치은종창/출혈성 치은
5) 부정교합
6) 부적절한 틀니
7) 뜨겁거나 차가운 데 민감
8) 기타

21. 인지
1) 판단력 감소
2) 지남력 장애
3) 최근 기억력 제한
4) 과거 기억력 제한
5) 순차 능력과 계산 능력 제한
6) 집중력 제한
7) 추론/추상적 사고 능력의 제한
8) 충동성
9) 반복적 언어와 행동
10) 배회
11) 기타

22. 동통
1) 불편감/동통의 표현
2) 상승된 활력징후
3) 보상적인 움직임/방어자세
4) 안절부절
5) 안면 찡그림
6) 창백/발한
7) 기타

23. 의식
1) 기면
2) 혼미
3) 무반응
4) 혼수
5) 기타

24. 피부
1) 병변/욕창
2) 발진
3) 과다 건조
4) 과다 지성
5) 염증
6) 소양증
7) 배액
8) 반상출혈
9) 손톱의 과다 증식
10) 절개부위 치유 지연
11) 기타

25. 신경근 골격 기능
   1) ROM 제한
   2) 근력 저하
   3) 조정력 감소
   4) 근긴장도 감소
   5) 근긴장도 증가
   6) 감각 저하
   7) 감각 증가
   8) 균형감 저하
   9) 걸음걸이/보행 불안정
   10) 이동곤란
   11) 골절
   12) 진동/발작
   13) 체온조절 어려움
   14) 기타
26. 호흡
   1) 비정상적인 호흡 양상
   2) (자가)독립적 호흡 불능
   3) 기침
   4) 독립적 기침/배출 불능
   5) 청색증
   6) 비정상적 객담
   7) 시끄러운 호흡음
   8) 콧물/비충혈
   9) 비정상적 호흡음
   10) 비정상적 호흡검사 결과
   11) 기타
27. 순환
   1) 부종
   2) 사지경련/통증
   3) 맥박감소
   4) 청색증과 피부변색
   5) 이환 부위의 체온 변화
   6) 정맥류
   7) 실신/어지럼증
   8) 비정상적인 혈압
   9) 맥박 결손
   10) 불규칙한 심박수
   11) 지나치게 빠른 심박수
   12) 지나치게 느린 심박수
   13) 협심증통
   14) 비정상적 심음/잡음
   15) 비정상적 응혈
   16) 비정상적 심장검사 결과
   17) 기타
28. 소화와 수분
   1) 오심/구토
   2) 저작/연하/소화 불능과 곤란
   3) 소화불량
   4) 역류
   5) 식욕부진
   6) 빈혈
   7) 복수
   8) 황달/간 비대
   9) 피부탄력 감소
   10) 토순/구강건조
   11) 전해질 불균형
   12) 기타
29. 배변기능
   1) 비정상적 빈도/농도의 변
   2) 배변 시 동통
   3) 장음 감소
   4) 혈변
   5) 비정상적인 대변색깔
   6) 복부 경련/비정상적 불편감
   7) 실변
   8) 기타
30. 배뇨기능
   1) 배뇨 시 작열감/통증
   2) 요실금
   3) 긴박뇨/빈뇨
   4) 배뇨 시작의 어려움
   5) 방광 비우기 곤란
   6) 비정상적 소변량
   7) 혈뇨/비정상적 색깔
   8) 야뇨증
   9) 비정상적인 소변검사 결과
   10) 기타
31. 생식기능
   1) 비정상적 분비물
   2) 비정상적 생리형태
   3) 폐경기/갱년기 관리 곤란

4) 생식기관 혹은 유방의 비정상적 덩어리/종창/압통
5) 성관계 중 혹은 후의 통증
6) 불임
7) 발기불능
8) 기타

32. 임신
1) 태아와의 유대형성 어려움
2) 신체적 변화에 대한 행위 대처 곤란
3) 산전 운동/휴식/식이의 어려움
4) 분만과정에 대한 두려움
5) 산전 합병증/조기 분만
6) 불충분한 사회적 지지
7) 기타

33. 산후
1) 모유수유 곤란
2) 산후 변화에 대한 대처 곤란
3) 산후 운동/휴식/식이/행위의 어려움
4) 비정상적 출혈/질 분비물
5) 산후 합병증
6) 비정상적 우울한 기분
7) 기타

34. 전염성/감염성 상태
1) 감염
2) infestation
3) 발열
4) 생물학적 위험요소
5) 양성의 감별검사/배양/임상검사 결과
6) 전파방지에 불충분한 공급/기구/정책
7) 감염관리법을 따르지 않음
8) 불충분한 면역
9) 기타

영역 IV. 건강 관련 행위

문제(진단): 증상/징후

35. 영양
1) 과체중: 성인 BMI 25.0 이상
어린이 BMI 95% 이상
2) 저체중: 성인 BMI 18.5 이하
어린이 BMI 5% 이하
3) 1일 칼로리/수분 섭취량의 부족
4) 1일 칼로리/수분 섭취량의 초과
5) 불균형적인 식이
6) 부적절한 연령별 식이 일정표
7) 처방된 식이 불이행
8) 설명되지 않은/점진적인 체중감소
9) 음식을 사거나/준비할 수 없음
10) 저혈당
11) 고혈당
12) 기타

36. 수면과 휴식 양상
1) 가족을 방해하는 수면/휴식양식
2) 밤에 자주 깸
3) 몽유병
4) 불면
5) 악몽
6) 연령/신체적 상태에 대해 불충분한 수면/휴식
7) 수면무호흡
8) 코골기
9) 기타

37. 신체적 활동
1) 좌식 생활양식
2) 불충분한/비지속적인 운동
3) 연령/신체적 상태에 대한 부적절한 운동형태/양
4) 기타

38. 개인위생
1) 의복 세탁 곤란
2) 목욕 곤란
3) 배변행위 곤란
4) 하체 옷입기 곤란
5) 상체 옷입기 곤란
6) 체취
7) 머리감기/머리빗기 곤란
8) 칫솔질/치실사용하기/구강관리 곤란
9) 개인위생행위를 마지못해하는/할 수 없는/잊어버리는

10) 기타 39. 약물사용 1) 처방되지 않은 약/쉽게 구입 가능한 약 남용 2) 마약 사용 3) 술 남용 4) 흡연/담배 상품 사용 5) 정상적인 일상생활 곤란 6) 이완 장애 7) 행위 변화 8) 담배/엽궐련(시가)에 노출 9) 불법 물질을 사거나/파는 것 10) 기타 40. 가족계획 1) 가족계획방법에 대한 부적절/불충분한 지식 2) 태아 성감별행위에 대한 부적절/불충분한 지식 3) 부정확/일관성 없는 가족계획방법 사용 4) 현재의 가족계획방법에 불만족 5) 가족계획 선택에 대한 다른 사람들의 반응에 대한 두려움 6) 가족계획방법을 보급하는 데 어려움 7) 기타	41. 건강관리 감시 1) 정규적/예방적 건강관리 실패 2) 평가/치료를 요하는 증상에 대한 관리 실패 3) 건강관리 제공자 4) 다중 약속/치료계획을 조정할 수 없음 5) 비지속적 건강관리자원 6) 불충분한 건강관리자원 7) 불충분한 치료계획 8) 기타 42. 투약처방 1) 처방된 용량/시간을 따르지 않음 2) 부작용/역작용의 증거 3) 약물 복용을 위한 부적절한 체계 4) 약물보관의 부적절 5) 적절한 재보충 실패 6) 면역을 얻는 데 실패 7) 부적절한 투약 처방 8) 도움 없이 투약할 수 없음 9) 기타

(2) 김의숙 등(1994)의 간호진단

김의숙 등(1994)의 가족의 사정영역에 의한 간호진단은 다음과 같다(〈표 3-6〉).

〈표 3-6〉 김의숙 등(1994)의 간호진단

가족영역	문제영역	간호문제/진단
1. 가족구조 (Family Structural Life Cycle)	가족형태	· 불완전한 가족구조
	가족의 접촉	· 시댁식구와 동거, 친정식구와 동거, 아들이 없음, 자녀가 없음
	발달주기와 발달과업	· 가족 발달과업의 미완성 · 가족 발달과업의 인식 부족 · 고3/재수생의 존재
	재정	· 부족한 수입 · 적합한 수입원의 발견 능력 부족

2. 가족 체계 유지 (System Retention Survival)		· 부적절한 재정관리 능력 · 지출의 불균형(학비의 과도한 지출)
	관습과 가치관	· 가족구성원 간 관습의 부조화 · 비현실적인 관습 · 조화된 가치관
	삶의 만족감	· 가족 성장을 위한 목표의 부재 · 부적절한 목표 · 낮은 삶의 만족감/삶의 질 · 가족의 자존감 결핍 · 가족에 대한 존중감의 부족
	가족 규칙	· 비일관적인 가족 규칙 · 가족 규칙의 부족 · 비실용적/비현실적 가족 규칙 · 자율권의 부족
3. 상호작용과 교류 (Interaction & Exchange)	의사소통	· 부적당한 의사소통 기술 및 방법의 사용 · 의사소통의 부재
	역할	· 지위, 역할에 따른 책임감 부재 · 연령/성별에 따른 고정화된 역할 기대 · 역할 변화에 따른 갈등/적응의 부족 · 부적당한 역할 분담, 역할 편중 · 역할 인식의 부족 · 역할 갈등 · 역할 수행 장애
	사회화와 양육	· 부적절한 자녀 교육 · 아들, 딸의 차별 · 일관성 없는 훈육방법 · 가정교육의 부재 · 학업성취에 대한 과도한 가치
	권위	· 비적절한 권위의 사용 · 가족 내 권위자의 부재 · 권위의 불균형 · 체면의 과도한 강조 · 권력구조 변화 · 과도한 자기방어의 이용 · 비민주적 의사결정방법의 사용 · 가족 의사결정의 부재
	가족 내 밀착관계	· 가족 내 과도한 집착
	사회 참여와 교류	· 외부 자극의 부족 · 관계성립의 무 능력 · 사회적 고립 · 가족 경계성의 비유연성 · 시댁가족과의 갈등 · 친척과의 교류 부족, 친척과의 갈등, 이웃과의 갈등 · 부적당한/비적합한 사회 참여

4. 지지 (Support)	경제적 협동	· 경제적 협동의 부재 · 경제 활동의 비참여
	정서적, 영적 지지	· 정서적 지지/안정을 위한 능력 부족 · 영적 신념이나 종교의 갈등 · 애정/돌봄의 부족 · 가구원 간의 친밀감의 부족 · 애착의 불균형, 낮은 부부만족감 · 희생양의 존재, 부모자녀 갈등 · 가족 결속력의 부족 · 고부간의 갈등, 친척간의 갈등
5. 대처/적응 (Coping/ Adaptation)	문제해결	· 문제를 인식하는 능력 부족 · 문제해결방법의 부적당한 사용 · 부적당한 대어기전의 사용 · 적절한 시기에 대처하는 능력 부족 · 문제의 우선순위별 능력 부족
	생활의 변화	· 과도한 생활 변화 · 생활사건에 대한 부적응 · 변화에 대한 불합리한 거부
6. 건강관리 (Health Management)	가족의 건강력	· 위험 질병력이 있는 가족 · 가족 질병력에 대한 인식 부족
	생활방식	· 부적절한 일상생활방식 (식습관, 휴식, 수면, 영양, 운동, 흡연, 음주 등) · 안전 수칙의 불이행
	자기 간호 능력	· 자기 간호 능력의 결핍
	건강관리행위	· 부적절한 질병관리, 비과학적 질병관리 · 부적절한 추후관리, 불이행 · 예방행위 부족, 약물 남용 · 부적당한 건강증진행위 · 의료 추구 위의 지연 · 질병의 심각성에 대한 부적절한 인식
7. 주거환경 (Residential Environment)	주거지역	· 부적합한 주거환경 높은 범죄율 · 위험물질에의 노출(공해, 가스, 페인트, 가구) · 사회보장의 부족 · 부적절한 해충관리
	안전	· 높은 사고의 위험성 · 주택의 불안전구조(난방, 환기, 계단, 출입구) · 부적당한 가정관리/정리
	생활공간	· 생활공간의 부족 · 부적당한 생활공간의 활용
	위생	· 부적당한 위생관리 · 부적당한 저장 · 부적당한 식수사용 · 부적당한 쓰레기 처리 · 부적당한 하수처리

3) 가족 간호계획

가족 간호진단을 내린 후에는 그 원인에 따라 일반적·구체적 목표를 설정하고 구체적 목표에 맞는 구체적인 간호중재방안(전략)을 계획한다.

간호진단이 여러 개 나오면 사업의 우선순위를 결정한 다음 각 간호진단에 따라 장기목표, 단기목표를 세운다. 문제가 소멸되어야 하는 궁극적 시한까지 도달해야 하는 것이 장기목표이고, 장기목표에 이르기까지 많은 시간이 소요되므로 중간에 점검해야 하는 시점이 필요하다. 장기목표에 도달하기까지의 과정 중에 일정기간까지 도달해야 할 구체적 목표가 단기목표에 해당한다. 단기목표는 장기목적에 도달하는 시한의 길이 여하에 따라 여러 개의 단기목표가 있을 수 있다. 또한 문제의 원인이 되는 점을 해결하는 것이 구체적 목표의 초점이 되는데 이를 수행하는 중재방안(전략)이 간호계획에 해당한다. 즉, 문제가 없어지는 것이 목표이고, 문제의 원인을 제거하는 것이 중재의 내용이 된다. 간호계획에는 필요한 인력과 예산과 기구나 기관 등의 자원 활용면이 제시되어야 하며 실시 일시와 제대로 수행되고 있는지에 대한 평가계획까지 간호계획에 포함되어야 한다.

(1) 목표설정

명확한 목표설정은 수행계획의 지침이 될 뿐만 아니라 사업의 평가기준을 제시할 수 있으므로 중요하다.

목표를 설정할 때 갖춰야 할 구성요소는 무엇(what), 범위(extent), 누가(who), 어디서(where), 언제(when)이다.

이 가운데 적어도 누가(who), 무엇을(what), 언제까지(when)의 3요소는 반드시 포함되어야 한다.

이러한 요소를 포함해야 하는 이유는 다음과 같다.

첫째, 대상자가 무엇을 하게 되는지 나타나 있어야 한다.

둘째, 가족의 문제와 관련이 있어야 한다.

셋째, 필요로 하는 자원 활용 가능성과 문제해결 가능성이 있어야 한다.

넷째, 사업이 성취된 결과를 볼 수 있어야 한다.

다섯째, 성취된 결과를 측정할 수 있어야 한다.

■ 간호목표의 예

· 장기목표: 가족구성원들은 ○○○○년 ○○월 ○○일까지 각자의 능력에 맞추어 역할을

재분담한다.

· 단기목표: 가족구성원들은 ○○○○년 ○○월 ○○일까지 각자가 가정 안에서 행하는 역할을 기술한다.

가족구성원들은 ○○○○년 ○○월 ○○일까지 가족기능을 유지하는 데 필요한 역할이 무엇인지 말할 수 있다.

가족구성원들은 ○○○○년 ○○월 ○○일까지 모친의 역할이 과다함을 인식하게 된다.

가족구성원들은 ○○○○년 ○○월 ○○일까지 각자의 능력에 맞추어 역할을 재분담하는 데 동의한다.

(2) 간호계획

가족이 스스로 설정한 간호목표를 달성할 수 있도록 업무분담, 시간계획, 예산 및 자원 활용 등을 시간대별로 계획한다. 또한 수행된 활동에 대하여 언제, 어떻게(방법), 어느 범위에서 평가할 것인가를 계획한다.

4) 가족 간호 수행/중재

간호중재는 다양한 측면에서 이루어지는 과정이다. 가족과 함께 하는 광범위한 중재는 역동적이며 융통성 있게 수행된다. 이 장에서는 6가지 주요 가족 간호중재전략—적극적인 가족 참여, 교육, 상담, 계약, 협력, 의뢰—이 다루어진다. 이런 전략들은 가족 간호 적용 시 많은 영역에 영향을 준다.

(1) 적극적인 가족 참여

가족은 그들의 건강에 대해 스스로 결정할 수 있는 권리와 책임을 갖고 있다는 전제하에, 적극적인 가족 참여는 간호중재전략에 포함된다. 수행단계에서의 가족 참여는 합의된 목표를 달성하기 위해 사용될 가장 적합하고 실행 가능한 접근법을 논의하고 결정할 뿐만 아니라 서로의 문제를 해결하는 데도 활용된다.

계획된 교육과 상담 혹은 지지를 위한 회의에 가능한 한 많은 가족구성원을 참여시키는 것은 큰 도움이 된다(Doherty and Campell, 1988; Drotar, Crawford and Bush, 1984). 가족 참여는 가족구성원들로 하여금 자신을 표현할 수 있고, 서로를 격려해 준다. 또 그룹 토의와 피드백을 자극하고, 참여하는 모든 구성원들이 필요로 하는 정보를 얻도록 해 준다. 참여하지 않은 가족구성원에게는 논의가 필요한 새로운 질문을 던진다.

만성 질환을 앓고 있는 아이를 가진 가정에서는 오직 어머니만이 아이의 병을 관리하는 경우가 많다. 이처럼 기능 장애 상태에서 아버지와 건강한 형제자매는 흔히 "제외되었다는" 느낌(Drotar et al, 1984)을 갖게 되며, 점차 어머니와 아픈 아이로부터 멀어지게 된다. 이로 인해 그들은 아픈 아이의 건강문제와 치료에 대한 직접적인 정보를 얻지 못하게 되고, 문제를 의논하고 서로 도와줄 수 있는 기회를 갖지 못한다.

병원이나 가정에서 아픈 가족을 돌보는 데 있어서, 특히 생명을 위협하는 질병이라면 가족구성원들은 자주 무기력과 무력감, 스트레스를 겪는다. Wright와 Leahey(1987)는 가족을 참여시키고 스트레스를 줄이고자 몇 가지 중재안을 제시하였다. 이것은 가족이 특별한 간호 제공자로서의 역할을 맡도록 격려하는 것뿐만 아니라 교육을 제공하는 기술과 복잡한 처치 없이 환자와 함께하는 방법을 포함하고 있다. 이와 같이 가족 참여는 가족들에게 '할 수 있다는 느낌(sense of competency)'을 주게 된다(Power and Dell Orto, 1988).

'할 수 있다는 느낌'은 가족의 힘을 북돋아주는 것(empowerment)과 밀접하게 연관되어 있다. 가족이 환자를 간호할 때, 간호사는 그들이 자신의 건강문제를 해결하고, 삶을 변화시키고, 건강 목표를 달성시킬 수 있는 지식과 능력을 갖도록 돕는다. Malinski(1987)는 대상자를 건강관리 체계에서 동등한 파트너로 인식하고, 지식과 기술을 그들과 공유하고, 어떤 선택을 결정해야 할 때 그들의 자율성을 연습하게 함으로써 대상자에게 힘을 북돋아줄 수 있다고 하였다.

(2) 교육(Teaching)

가족 간호중재에서 중요한 것은 건강, 질병, 건강 체계와 인간 체계, 가족 역동, 자녀 양육, 간호처치 및 그 외 타 관련 영역에 관하여 교육하는 것이다. 교육전략은 학습을 촉진시키는 과정이다. 행동은 항상 즉각적이며 쉽게 변화되는 것이 아니지만, 학습의 목적은 건강한 행동을 지지하거나 불건강한 행동을 변화시키는 데 있다.

Watson(1985)에 의하면, 교육은 대상자들의 삶의 변화와 스트레스 사건에 보다 효율적으로 대처할 수 있도록 도와줌으로써 그들에게 정보를 제공한다고 역설하였다. 의미있는 정보를 얻게 되면 가족구성원들은 통제감(sense of control)을 느끼고 스트레스를 줄일 수 있게 된다. 이는 또 가족구성원들이 자신의 선택과 문제해결을 명확하게 할 수 있도록 해 준다.

오늘날 건강 교육은 환자와 가족이 자가 간호와 자기책임에 관여하도록 조정될 필요가 있다. 더 이상 간호사가 그들의 의존성과 미숙성을 조장해서는 안 된다. 가족 중에서 성인인 구성원이 그들 스스로 결정을 내리기 위해서 가족과 자신을 돌볼 수 있는 능력, 충분한 정보를 받을 수 있는 권리가 있음을 생각해야 한다. 건강 교육자로서 간호사는 대상자가 올바르고 최선의 선택을 하는 데 촉진자, 지원자의 역할을 해야 한다.

간호사와 가족구성원 간의 자발적인 만남에서 정보를 공유하거나, 비구조적인 방식으로 가족구성원과 정보를 소통하는 것은 비공식적 교육의 한 방법이다. Doherty와 Campbell (1988)은 건강간호 전문가가 가족에게 의료 정보와 조언을 제공할 때 필요한 기술들을 다음과 같이 상세하게 진술하였다.

① 건강에 대한 소견, 치료에 대한 선택에 대해 가족구성원과 정기적으로 명확하게 의사소통한다.

② 가족구성원의 질문과 관심에 대하여 주의를 기울여 경청한다.

③ 가족에게 환자의 건강과 재활요구를 다루는 법에 대해 조언한다.

건강 정보의 질적 유형은 어떤 가족구성원과 이야기를 나누는가에 따라 다양하다. 그러나 정보의 정확성이 가장 중요하다. 간호사와 타 건강관리팀이 구성되었을 때, 어떤 정보를 누가 제공하는가도 고려되어야 한다.

임상 실무와 가족연구에서는 모든 건강관리 상황에서 가족들은 그들이 건강 전문가로부터 얻는 것보다 더 많은 정보를 원한다고 지적하였다. 이런 정보에 대한 요구는 가족구성원 중 입원해 있거나 중병을 앓고 있을 경우에 더욱 높아진다(Wright and Leahey, 1987). 가족들은 그들의 사랑하는 가족구성원의 상태, 치료, 진행과정에 대해 정기적으로 정보를 제공받고자 한다.

주요 전략(Bozett and Giibbons, 1983) 중 하나는 간호사가 가족들과 정기적으로 전화연락을 하는 것이다. 이 전략은 간호사와 가족 모두에게 이점을 갖는다. 즉 간호사에게는 현재 제공하고 있는 정보를 조절하고 가족을 더 이상 성가시고 불필요한 존재로 보지 않게 하며, 가족에게는 병원에 지속적으로 있을 필요가 없고 정기적으로 제공되는 정보로 걱정을 덜게 해 준다(Bozett and Gibbons, 1983).

(3) 상담(Counseling)

최근까지 상담은 대부분의 간호사들에게 정신의학-정신건강간호에서만 적합한 것으로 생각되어 왔다. 그러나 오늘날 교양 수준에서부터 복잡한 수준에 이르는 상담이 있는데, 가족상담(Wright와 Leahey는 가족면담이라고 함)은 가족 간호중재에서 핵심적이다.

비록 간호를 상담이라고 하지는 않지만, 간호는 오랫동안 치료적 대인관계과정에 관심을 두고 있다(Peplau, 1952). Patterson과 Zderad(1976)는 그들의 인본주의적 간호에 대한 서술에서, 간호의 핵심은 간호사와 환자 간의 신뢰할 수 있는 대화에 있으며, 이 대화의 목표는 인간의 잠재력을 성장시키도록 촉진하는 것이라고 주장한다. 상담과 지지적 중재전략은 간호의 역할과 목표에 대한 이러한 생각들과도 부합한다.

상담에는 수많은 접근법들이 있지만, 이 모든 것들이 대인중재과정을 포함한다. Banks (1985)는 광범위한 상담의 정의를 다음과 같이 제시하고 있다.

상담은 수용, 감정이입, 진실성, 일치감들의 핵심적인 요소들로 특징지어진 대상자와 상담자 사이의 상호작용을 돕는 과정(helping process)이다. 이러한 관계는 상담자가 능동적이고 수동적인 다양한 기술에 의하여 대상자의 일상적 적응 행동을 방해하는 욕구와 문제 또는 감정에 중점을 두는 일련의 상호작용으로 이루어진다.

상담의 중요한 요소는 다른 사람의 감정과 행동을 경험하거나 이해하는 감정이입, 대상자에 대한 수용 혹은 무조건적 배려, 일치감 혹은 진실성, 간호사-대상자 관계에서 가식적이지 않는 정직함이다(Rogers, 1951; Truax and Carkhuff, 1967). 이런 기본적인 속성은 타인에 대한 존경이며, 가족에 대한 보살핌뿐만 아니라 권위적 판단과 강압적 압력을 배제하는 것이다.

〈표 3-7〉 가족상담전략

가족임상가에 의한 참여의 감정 및 지지 수준

1. 건강문제와 그에 따른 영향에 관하여 그들의 관심과 감정을 이끌어내는 질문을 한다.
2. 감정이입을 하며 그들의 관심과 감정에 대해 경청하고, 적절한 시기에 그것들을 표준화한다.
3. 노력에 대응하는 가족구성원들을 지지한다.
4. 가족구성원들의 독특한 욕구, 관심과 감정에 맞추어 건강 및 질병에 관한 조언을 조정한다.
5. 가족의 기능 장애를 확인하고 그들만의 욕구를 충족시키기 위해 의뢰를 제안한다.

체계적 사정과 계획된 참여의 중재 수준

1. 참여를 꺼려하는 가족구성원일지라도 계획도 가족회의에 참여시킨다.
2. 참여하는 모든 구성원들이 자기표현의 기회를 갖고 격려 받을 수 있도록 가족회의를 계획한다.
3. 가족 전체를 일치시키기보다는 각 개개인을 지지한다.
4. 가족의 문제 및 상황이 보다 긍정적이고 다루기 쉽게 느껴질 수 있도록 가족들의 문제와 상황에 대한 정의를 재구성한다.
5. 가족의 문제는 가족구성원들이 함께 협력해야 된다고 생각하도록 돕는다.
6. 가족의 문제를 해결하고 대처하기 위하여 서로 받아들일 수 있는 대안을 만들도록 돕는다.
7. 지지와 단결 속에서도 각 개인의 자율성을 유지하는 방식으로 가족의 대응반응의 균형을 유지하도록 가족을 돕는다.
8. 임상가가 다룰 수 없는 가족기능 장애를 확인하면, 그 분야의 전문가에게 의뢰를 한다.

교육과 함께 상담 중재는 여러 가지 유형의 가족 간호진단 및 문제에 사용될 수 있다. 가족 간호와 관련한 NANDA의 진단 중에서, 상담은 이런 모든 진단에 적합한 중재이다. 가족상담전략은 위 〈표 3-7〉에 요약 정리되어 있다.

가족상담은 가족이 위기를 다룰 수 있도록 돕는 데 활용된다(Hartman and Laird, 1983). 이때 간호사의 기능 중 하나는 가족의 대응노력을 확대하고, 문제해결에 있어 가족구성원을 도와주는 것을 포함하여, 가족들의 유능감을 증가시키는 것이다. 가족을 돕는 것은 중재에 대한 자가 간호 접근법에 적합한 문제해결책을 보충하는 그들 자신의 방법을 발전시킨다.

더욱이 가족구성원이 가지고 있는 문제의 관점을 재구성하는 것은 가족구성원의 문제에 대한 대안적 행동, 인지적이고 정서적 반응을 탐색하는 데 사용된다(Hatman and Laird, 1983; Minuchin and Fishman, 1981).

(4) 계약(Contracting)

가족 중심 간호사가 현실적으로 각 개인 및 가족을 자가 간호에 참여시킬 수 있는 효과적인 수단은 계약을 통해 이루어진다. 계약은 역시 협력과정에 가족을 참여시키는 매우 유용한 방법이다.

대상자 계약은 1970년대 이후로 사용되어 왔으며, 특히 약물과 알코올 중독의 조절, 치료지시 이행과 통증 조절에 어려움을 가진 대상자에게 효과적이었다(Jensen, 1985).

계약이란 둘 혹은 그 이상의 인간관계(가족과 간호사)에서 이루어지는 활동에 있어 동의를 의미한다. 적시성과 적절성을 위해 계약은 지속적인 재협상이 가능하며, 다음과 같은 내용—목표, 계약기간, 대상자의 책임, 건강관리요원의 책임, 목표달성을 위한 단계, 목표달성에 따른 보상—을 포함하고 있다(Sloan and Schommer, 1975; Steiger and Lipson, 1985).

계약은 서면으로 작성되기도 하며(〈표 3-8〉) 구두로 이루어질 수도 있다. 계약서를 작성하는 이점 중 하나는 계약기간 만료 시 진행 상태가 평가되고 새로운 계약서가 작성되거나 계약관계가 종결된다(Wright and Leahey, 1984).

계약을 적용하는 데 있어 기초를 이루는 철학은 대상자 참여와 자가 간호 및 자기책임을 격려하는 것이다. 계약은 대상자를 자신의 건강을 관리하는 데 주요 파트너로서 동등하게 여긴다.

계약이 효과적으로 발전하고 잘 이행되는 것은 가족의 참여 여부에 달려 있다. 계약은 가족의 건강문제를 포함하기 때문에 책임 있고 적합한 가족구성원에 의해 이루어져야 한다는 점이 매우 중요하다. 그렇지 않으면, 가족 체계문제는 적절히 제시될 수 없다.

〈표 3-8〉 대상자 계약의 기본적인 구성요소

· 계약의 목적과 목표: 단기 그리고/혹은 장기 · 중재: 목표달성을 위해 취해지는 활동 및 중재인 · 목표 또는 활동의 우선순위 · 목표달성 시 보상 · 진행 상태를 결정할 날짜의 재평가 · 연서인(連署人)과 날짜: 가족구성원과 간호사

(5) 협력(Collaboration)

건강관리팀의 구성원으로서 간호사는 다른 팀 구성원들과 함께 포괄적인 가족 중심 간호를 협력하고 계획한다. 보다 포괄적이고 통합적인 간호를 제공하기 위해서 협력적 건강관리는 함께 일하는 몇몇의 건강관리 전문가들에게 의뢰하는 것이다(Clenn, 1987). 협력은 개별적인 가족 간호중재전략인 동시에 사례관리에서 사용되는 중요한 전략으로 생각할 수 있다. 지역사회건강과 정신의학, 정신건강 간호의 실무기준 중에서(ANA Council of Community Health Nurses, 1986; ANA Division on Psychiatric-Mental Health Nursing Practice, 1982), 특히 간호사의 학문 간 상호 협력을 강조한다.

건강관리(복지)팀의 구성은 활용 가능한 자원 건강관리 전문가의 업무 그리고 가족의 욕구에 따라 다양해질 수 있다. 가족치료 전문가인 Doherty(1988)는 만성 질환자가 있는 가족의 경우 가족, 간호사 및 의료팀으로 구성된 치료적 삼각관계에서 협력적 건강관리가 이루어져야 하는 상황을 확인하였다.

가족 건강관리팀은 보통 보건간호사, 간호사, 주부-가정간호 도우미 및 물리치료사로 구성된다. 작업치료사와 영양사들도 종종 그 팀의 구성원이 되거나 상담의 역할을 하기도 한다. 가정의는 팀에 참여하지 않거나 참여하기 어려운 경우가 많기 때문에 팀의 부분적인 구성원으로 활동한다.

대부분의 건강목표는 의학적 정보와 의사의 지시, 환자와 가족에 대한 사정(assessment)에 근거하여 가정간호팀이 설정할 필요가 있다. 환자와 가족은 팀의 중요한 구성원이기도 하다.

1차 건강관리에서 건강관리팀은 일반적으로 의사, 간호실무자 그리고 임상간호사를 포함한다. 사회사업가, 간호조무사, 임상심리사 그리고 다른 전문의들이 팀의 구성원이 될 수도 있다.

공중보건팀은 가족의 특별한 건강, 복지 그리고 교육적 욕구에 따라 규모면에서 커질 수도 작아질 수도 있다. 공중보건팀에서 일하는 보건간호사는 보건교사, 교사, 보호감찰관, 사례사업가 그리고 심리학자로 구성된 팀의 구성원으로서 부부가족, 자녀를 가진 가족을 돕는다. 보건교사는 학습 장애 학생을 위한 교육 프로그램을 사정하고 계획하는 팀의 협력적 구성원으로 일한다.

급성 간호 상황에서는 보통 의사, 간호사, 사회사업가, 환자와 가족들이 팀으로 구성된다. 간호사, 사회사업가, 심리학자와 같은 전문가는 질병의 과정과 치료가 대상자에게 영향을 주고 가족 상황에 따라 영향을 받기도 하기 때문에 의사와 협력해야 한다.

협력은 상호 존중과 평등주의, 공동의 의사결정이 이루어지는 전문적인 관계를 갖는다 (Clark, 1984). 의사가 간호사에게, 간호사가 간호조무사에게 또 간호조무사가 환자에게 지시하는 권위주의적인 유형은 팀이나 협력적 관계라 할 수 없다. 오로지 한 사람만이 책임을 맡는 계급적 모델에서의 의사소통은 개방적이거나 직접적 방식이 아니며, 팀 구성원의 공헌과 효율적 기능이 완전히 차단되어 있다.

Kindig(1975)은 건강관리 체계와 건강관리팀에서 일하는 사람들의 결합구조는 환자의 수와 활용 가능한 자원에 따라 차이가 난다고 지적하였다. 팀이 효율적으로 작용하기 위해서, 모든 구성원들은 각각의 치료계획 목표뿐만 아니라 각자의 역할과 책임에 대해 공통적으로 이해하고 있어야 한다. 더욱이 건강관리팀이 지속적으로 일하려면 구성원들은 어떤 결정을 내리고, 의사소통을 하고, 어떤 절차를 채택하는 과정에 동참해야 한다. 만약 팀이 원만하게 운영된다면, 팀을 유지하고 구성원의 대인관계문제에 대처하는 데 에너지를 줄임으로써 대상자 간호에 보다 많은 에너지를 투입할 수 있다.

(6) 의뢰(Consultation)

의뢰는 보편적인 가족 간호중재에 포함된다. 왜냐하면 가족 간호사는 종종 개인이나 가족 대상자의 정보나 지원이 필요할 때, 다른 간호사나 건강, 복지, 교육학의 전문가에게 의뢰하기 때문이다. 의뢰는 전문적인 조언이나 서비스를 제공하는 행위를 의미한다. 간호에서 의뢰는 보통 특별한 대상자에 대한 정보를 얻기 위해 협의하며, 특별한 건강문제를 갖고 있는 대상자에 관한 제안이나 정보를 제공하는 형태를 취한다. 또는 가족과 면담하여 그들의 욕구에 대한 또 다른 사정을 하는 것이 포함되기도 한다.

Lewis와 Levy(1982)는 의뢰과정을 두 가지 유형으로 분류한다. 첫 번째 유형은 간접적 의뢰로서, 사례 중심의 회의가 열리고 가족은 전문가와 상담하지 않는다. 두 번째 유형은 가족구성원들을 직접 면담하여 제2의 의견을 제공하는 직접적 의뢰이다. 이러한 모델은 의료에서 광범위하게 쓰인다.

실제로 전문 임상간호사, 양호교사, 가족상담원, 지역사회간호사, 건강관리간호사로 일하는 가족 중심 간호사들은 실무의 중요한 구성요소로 의뢰를 포함시킨다. 많은 가족 간호사들은 전문적 특수 영역(가족 및 아동 학대, 가족위기 중재, 가족 건강증진 프로그램, 부모 역할과 같은 분야)을 개발하고 있으며 이 같은 특수 분야에 있는 타 전문가들에게 도움을 주고 있다.

5) 가족 간호평가

평가는 간호를 실시한 후 가족구성원들이 문제해결이 되기를 바라는 방향대로 되었는지 여부를 살펴보는 단계이다. 구체적으로 평가계획에서 미리 세워 두었던 항목대로 실제 업무의 목표달성 정도를 비교 검토하는 작업이다. 평가 결과에 대한 피드백(feedback)은 간호과정 전과정에 다시 영향을 미치며 바람직한 가족 건강을 유지 증진시키는 데 중요한 지침이 된다.

평가는 단기목표와 장기목표의 달성시기에 따라 각각 중간평가, 최종평가로 구분한다.

평가 시에는 다음과 같은 내용을 검토한다.

(1) 가족의 간호요구를 파악하는 데 기초자료는 충분한가?

(2) 목표설정이 가족의 건강요구와 자원의 활용 가능성을 고려한 것이었는가?

(3) 목표설정이 기술적, 경제적, 사회적, 법률적으로 타당성이 있었는가?

(4) 간호의 우선순위는 적절하였는가?

(5) 가족의 상황 변화에 따라 간호목표, 계획이 융통성 있게 변화되었는가?

(6) 목표를 달성하기 위한 간호중재 내용은 적절하였는가?

(7) 가족이 변화과정에서 생긴 불안이나 염려를 감소시키는 데 필요한 지지는 제공되었는가?

(8) 간호 수행 시 다른 보건 전문인과의 관계는 유기적이며 협력이 되었는가?

2. 가족 간호과정 실무 적용

다음은 실무에서 가족 간호과정을 적용한 두 가지의 사례를 소개하고자 한다.

1) Family Case Study 1

중재자 비키가 보노 가족을 대상으로 간호과정을 적용한 것을 제시하면 다음과 같다.

보노 가족과의 약속을 위한 준비과정에서 비키는 우선 모자클리닉에서 가족과 한나의 출산에 대한 기록지를 검토한다. 비키는 보노의 가족이 일주일 된 신생아 한나의 정기적인 검진과 7일 전 제왕절개로 인한 리비의 산후검진을 위해 클리닉에 방문하러 오기로 하였다. 클리닉 접수에서 리비는 한나에게 진행하고 있는 모유수유의 효과가 어떠할지가 걱정스럽다고 했다. 중재자 비키는 우선 보노 가족의 가계도를 그려보았다([그림 3-9]).

아기가 건강한지를 검진 받으러 방문한 핵가족을 가족 발달주기에 포함시킨 이론적인 접근방식을 사용하기로 결정했다. 그녀는 보노 가족과의 진료약속을 위한 준비과정으로 많은 것을 스스로에게 질문을 했다. 비키는 각 가족구성원에 대한 사항을 기록지에 간략하게 썼다.

리비: 35세, 엄마로 7일 전에 제왕절개를 했다. 그녀는 기존에 어떤 건강문제도 없었다. 가족 내에서 리비의 역할은 핵심이 되는 자녀 양육자, 이벤트 플래너, 훈육자 그리고 건강 전문가이다. 리비는 미용사이며 독립적으로 헤어 살롱과 계약을 한 상태이다. 그녀는 출산휴가로 3개월을 보낼 계획을 세우고 있다.

- 리비의 제왕절개로부터의 회복은 가정에서 그녀의 역할에 어떤 영향을 미칠 수 있는지? 특히 2살 된 아이와 신생아에게?
- 그녀의 출산휴가 후 직업 복귀에 대한 리비의 생각이나 계획은 무엇인가?
- 어떻게 리비는 그녀의 확장된 어머니 역할에 적응할 것인가? 그녀의 산후우울증에 대해 사정하고 평가한다.

매트 보노: 36세, 프리토 레이회사에서 영업 및 유통을 맡고 있다. 가족 내에서 그의 주요 역할은 의사결정권자, 유지 보수 담당자, 개척자 그리고 정보 제공자이다. 자신의 직업에 약간의 친밀감을 느낀다. 그는 새로운 아기의 출생이 일상생활의 변화는 물론이고 그가 일자리를 떠날 수 있는 기회라고 생각하고 있다. 그는 제2형 당뇨병과 경증 고혈압이 있고 경구당뇨병약과 항고혈압제 복용으로 질병이 잘 조절되고 있는 상태이다. 현재 그는 자신의 체중을 줄이기 위해 체중관리 다이어트를 하고 있다.

- 어떻게 매트가 두 딸의 아버지인 확장된 역할에 적응할 것인가?
- 취업에 대한 매트의 계획은 무엇인가? 만약 그가 직장을 그만 둔다면 가족을 위한 재정적인 지원은 어떻게 할 것인가? 가족을 위한 건강보험은 어떤 영향을 미칠 것인가?

사브리나: 2세, 발달 상태가 양호한 건강한 소녀다. 심리학적으로, 사브리나의 발달단계는 자율성 대 수치심 및 의심단계에 있다. 그녀의 부모는 그녀 스스로가 새로운 것들을 시도하며 이렇게 독립적으로 혼자 하려고 시도하는 것을 보고 부모는 칭찬한다고 한다. 그녀는 아직 대소변가리기 훈련에는 관심이 없다. 예방접종은 진행 중이다. 그녀는 어머니가 일을 마칠 때까지 보육시설에서 생활한다.

- 어떻게 사브리나가 새롭게 생긴 아기의 존재에 적응할 것인가?
- 사브리나는 그녀의 기술과 능력에 어떤 퇴행을 보여주는가?
- 사브리나와 부모 각각은 얼마나 같이 시간을 보내는가?
- 부모는 사브리나가 큰 언니로서의 그녀의 역할에 대해 어떻게 말을 했는가?

한나: 7일 전, 42주의 제대기를 거쳐 출생하였다. 신장 53.75cm 및 체중 3.966g, APGAR 점수는 1분에 8점, 5분에 9점을 보였다.

- 한나 출생 시 그녀의 나이와 제대나이가 적합했는가?
- 한나는 얼마나 자주 먹고 체중은 얼마나 증가하고 있는가?
- 가족은 어떻게 한나를 간호하는가?

보노 가족은 둘째 자녀가 추가된 핵가족이다.

- 현재 가족의 주요 관심사는 무엇인가?
- 새로운 가족구성원의 추가로 인한 가족구성원 중 가장 적응하는 데 어려움이 있는 사람은 누구인가?
- 가족은 이러한 변화에 어떻게 적응하는가?
- 새로운 가족을 위한 지지 체계는 누구이며 혹은 무엇인가?

① 가족 이야기

진료약속 동안, 비키는 보노 가족의 가정생활이 변화됨을 확인하였다. 한나는 발달단계상 건강하였다. 리비는 제왕절개 후 잘 회복되었지만 너무 무리할 때는 가끔씩 불편함을 호소했다. 비키는 모유수유 기법을 배움으로써 모유수유에 대한 걱정은 경감되었고 산후우울증 검사 결과 우울증의 흔적은 없었다. 진료 동안, 비키는 사브리나가 장난감을 던지는 것과 리비가 한나를 간호하는 동안 어머니의 무릎에서 기는 것을 보았다. 사브리나는 화가 날 때 "아기를 돌려줘(baby back)"라고 큰 소리로 외쳤다. 사브리나는 극단적으로 아버지에게 화를 내기도 했다.

부부는 사브리나를 무시하지도 않았고 집중하지도 않았다. 부모의 비언어적인 행동은 사브리나의 행동에 좌절감을 나타냈다. 부부는 사브리나가 보육시설에서 매우 신경질적이며 슬퍼한다고 말했다. 그들은 그녀가 한나가 태어나기 전에 대소변 훈련이 진행되었으나 지금은 그녀가 흥미를 잃었다고 말했다.

② 가족 이야기 분석

비키는 가족의 합리적인 그물망([그림 3-8] 참조)을 제시했다. 그물망을 사용하여 가족에 관한 정보를 다음과 같이 분석하였다.

• 가족 일상생활: 매트와 리비는 한나에게 3시간마다 모유수유를 제공하느라 지쳤다. 그들은 한나를 편안하게 하고 그녀의 요구를 충족하기 위한 책임을 공유한다. 매트는 리비의 제왕절개가 완전하게 회복되지 않았기 때문에 본인이 식사해결을 담당하고 있다. 이들은 확대가족의 지원이 없는 상태이다. 사브리나는 보육시설에 다니고 있으며 특별한 어려움은 발견되지 않고 있다.

• 가족 의사소통: 의사소통은 부부의 강점으로 확인되었다. 그들은 공동으로 의사결정을 한다. 사브리나는 감정의 격차가 커서 아버지에게 매달리고 엄마가 한나에게 모유수유를 할 때를 제외하고는 엄마를 무시한다. 사브리나가 당황하거나 좌절했을 때는 장난감을 던지고 한나를 지적하면서 "돌아가"라고 지속적으로 말한다.

• 가족의 지원과 자원: 가족은 매트의 건강보험에 적용받고 있다. 그들은 도움을 요청할 수 있는 가족이 있다. 에바는 리비의 여동생으로, 방문해 2주 동안 자원봉사를 했다. 매트의 남동생과 그의 아내 그리고 그들의 3살짜리 아이가 같은 지역에 살고 있다. 그들은 아이를 양육하는 것에 대한 비공식적인 정보를 공유한다. 그녀는 무보수로 출산휴가를 받는다. 부부는 그녀의 3개월간의 무급휴가 시에 재정적인 상황에 대한 논의와 일상생활에서의 가족지지가 요구되는 상황이다.

• 가족 역할: 가족구성원 모두는 그들의 새로운 역할과 역할 모호성을 겪고 있다. 매트와 리비는 이제 두 딸의 부모다. 사브리나는 큰 언니이며, 한나는 새로운 가족구성원이다. 매트는 사브리나를 위해 요리, 세탁, 음식 쇼핑의 전형적인 일상 가사를 위한 역할에 대해 과부하 상태라고 말한다.

• 가족 신념: 그들은 강하게 "가족이 먼저다"라는 생각을 하고 있으며 계획된 임신을 하였다. 그들은 부모의 역할에 충실하려고 한다. 그들은 사브리나의 최근 행동에 혼란스러워 한다.

• 가족의 발달단계: 유아가 있는 핵가족이다. 그들은 또한 새로운 아이가 있으므로 동시에 두 개의 발달단계에 놓여 있다고 할 수 있다.

• 가족 건강 지식: 가족들은 어떻게 사브리나를 도와야 할지에 대해 알고 싶어 했다. 그들은 어떻게 그녀가 언니로서의 역할에 적응하도록 도움을 주어야 하는지를 모르겠다고 하

며 사브리나의 공격성, 매달림, 아기를 겨누고 "돌아가"라고 말하는 등 행동 변화에 혼돈스러워하며 그녀가 능력의 일부를 잃었다고 느끼고 있다.

• 가족환경: 그들은 4인 가족을 위한 물리적 공간이 충분하다. 그들은 안전한 동네에 살고 있지만 이웃들과의 왕래는 없다.

• 가족 스트레스 관리: 그들은 사브리나의 행동이 스트레스를 표현하는 방법이라는 것을 알지만 매우 피곤해 한다. 그들은 자신의 현재 상황을 잘 처리해 나가고 있으며 언제라도 일상생활과 즉각적인 지원을 위해 다른 가족에게 도움을 요청할 수 있다. 그들은 어떻게 사브리나를 도울 것인지에 대해서 알기를 원하고 언제든 배울 준비가 되어 있다.

• 가족 문화: 그들은 이탈리안 가톨릭 배경을 지녔다. 사회 경제적 상태는 낮은 중산층이라고 할 수 있다.

• 가족 영적 생활: 천주교 신자지만 종교생활은 하지 않고 있다. 그들이 속한 교회는 없다. 그들은 가족의 확장과 가족 역할의 변화에 적응하는 것이 중요하다고 생각한다.

간호진단은 두 아이의 부모로서의 새로운 역할과 관련된 확장된 부모 역할 준비로 내렸다. 이러한 진단의 근거자료는 부부의 주관적인 진술과 아기에 대한 사브리나의 반응과 부부의 형제라이벌에 대한 정보와 도움을 요청하는 것에서 확인할 수 있다.

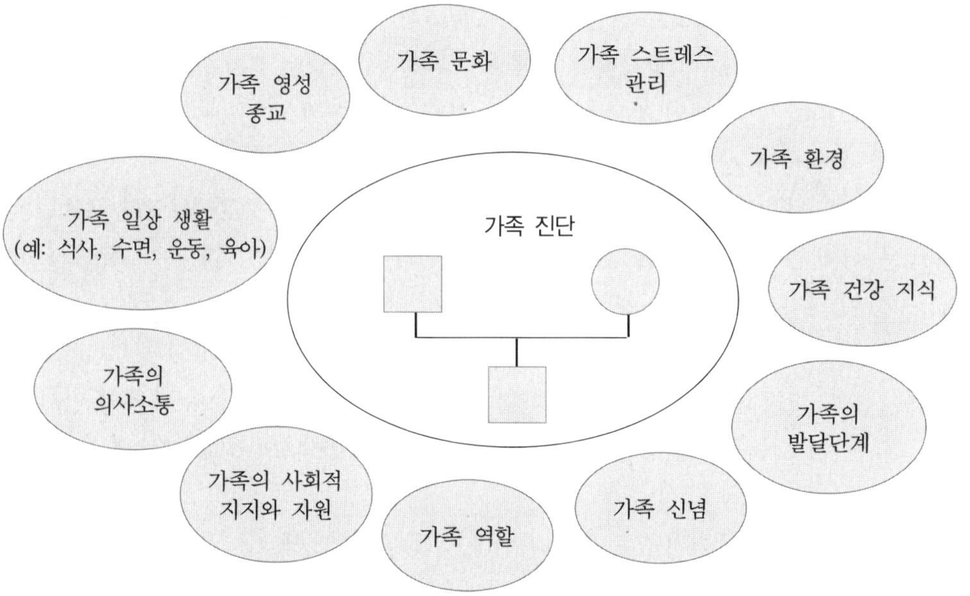

[그림 3-8] 가족의 합리적인 그물망

③ 보노 가족에 대한 활동계획

부부와 함께 가족의 가계도를 그렸다. 현재 에바는 부부를 도와줄 수 있는 가장 좋은 인적 자원이라고 결정했다. 또한 매트의 남동생과 가족도 보육을 공유하는 데 도움이 될 것이다. 그들은 무엇이 스트레스를 만드는지와 가족의 스트레스를 경감시키는 데 도움이 되는 것이 무엇인가를 한눈에 볼 수 있도록 생태도([그림 3-9])를 그렸다.

비키는 부부에게 유아와 새로운 유아 교육에 관한 몇 가지 패킷을 제공하였다. 그녀는 그들의 컴퓨터 기술이 있는지 확인 후 도움이 되는 몇몇 웹 사이트를 알려주었다. 그들은 부모가 각각 딸과 함께 보내고 개인적인 시간을 만들 수 있는 방법에 대한 아이디어를 논의하였다. 그들은 사브리나가 한나를 새로운 형제자매로 인지하고, 공격적인 유아의 행동으로부터 한나를 안전하게 유지하면서 상호작용할 수 있는 방법에 대해 브레인스토밍하고 사브리나를 효과적으로 도울 수 있도록 보육 제공자와 토론하도록 계획을 세웠다. 또한 부부는 에바에게 도움을 요청할 것이다. 비키는 다음 약속을 아기가 추후관리를 위해 방문하는 날에 맞추어 보노 가족을 만나기로 약속하였고 방문 시 두 아이의 상태를 확인하기로 하였다.

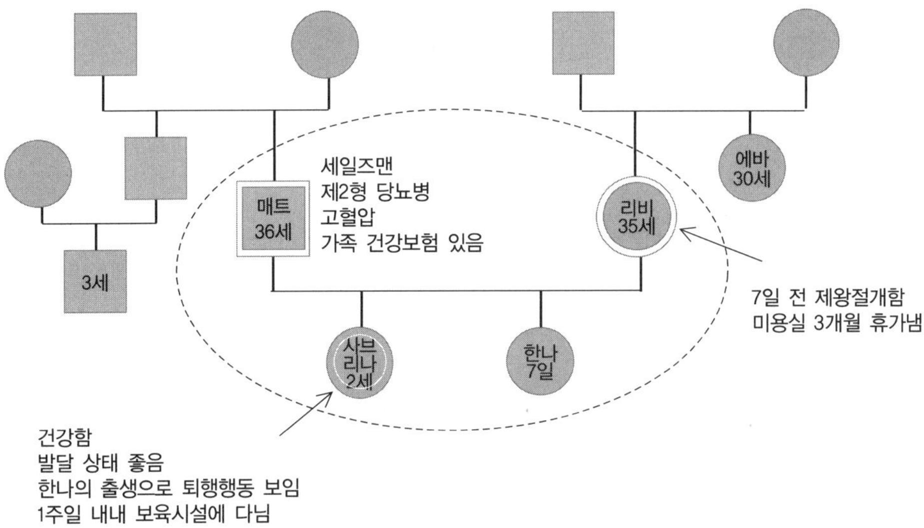

[그림 3-9] 보노 가족 가계도

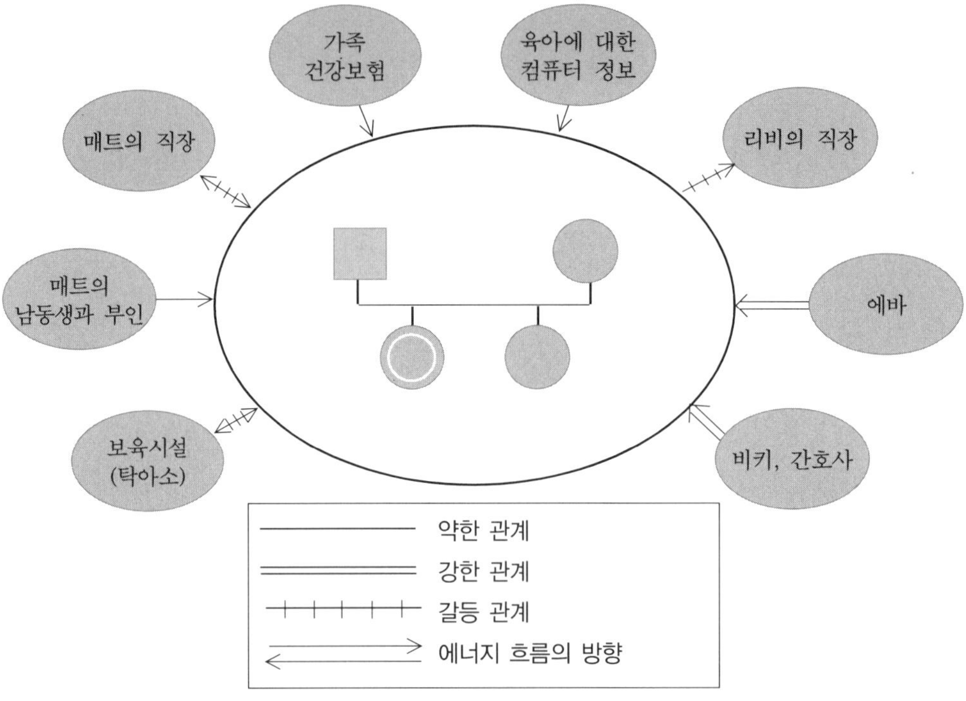

[그림 3-10] Bono 가족 생태도

④ 평가

비키는 리비와 매트를 확인하기 위해 추후 전화방문을 할 계획이다. 다음 방문 시, 비키는 가족문제의 우선순위를 재확인할 것이다. 즉 문제가 동일한지 아니면 증가, 감소, 혹은 사라졌는지를 확인하고 리비와 매트와 함께 가족행동계획을 다시 세울 것이다. 비키는 사브리나가 긍정적인 방법으로 대처하고 있는지 여부를 파악하기 위해 사브리나의 동작을 관찰할 계획을 세웠다. 또한 그녀는 그들의 불안 수준을 사정하고, 부모와 아이들과의 상호작용을 관찰할 계획이다.

⑤ 숙고(반성)

비키는 보노의 가족과 함께 논의한 것을 숙고했다. 그녀는 치료적 의사소통 능력이 우수한 것으로 판단했다. 그녀는 가족에게 공감을 보여주고 아기의 탄생이 가족을 형성하는 데 있어서 스트레스로 추가된 것에 대해서 잘 지적하였다. 7일된 아기를 방문해서 관찰하고 부모에게 육아 양육 기술을 알려주어 부모의 걱정을 완화시켰다. 신생아의 의학적인 측면과 가족의 역동적인 면까지 관리한 것은 우수했다고 본다. 가족의 대처 능력과 기능을 전반적으로 향상시키도록 하는 중재는 적절한 것으로 판단된다.

2) Family Case Study 2

① 등록배경

한 가정에서 두 명의 아들이 베트남 새댁과 결혼하여 부모와 한 집에서 살고 있는데, 큰 며느리가 임신을 하였으나 의사소통이 잘 안 되고 문화적 차이로 식사도 잘 못하고 있으나 도망갈 우려가 있다며 한글교실 수업 연계도 안하고 일체 바깥출입을 금지시키고 있어 마을 이장 댁에서 전화로 가정 방문 신청함(젊은 이장 부인이 개인적으로 한글 교재와 문구를 구입하여 큰 며느리의 한글 지도를 하고 있음).

② 가족가계도

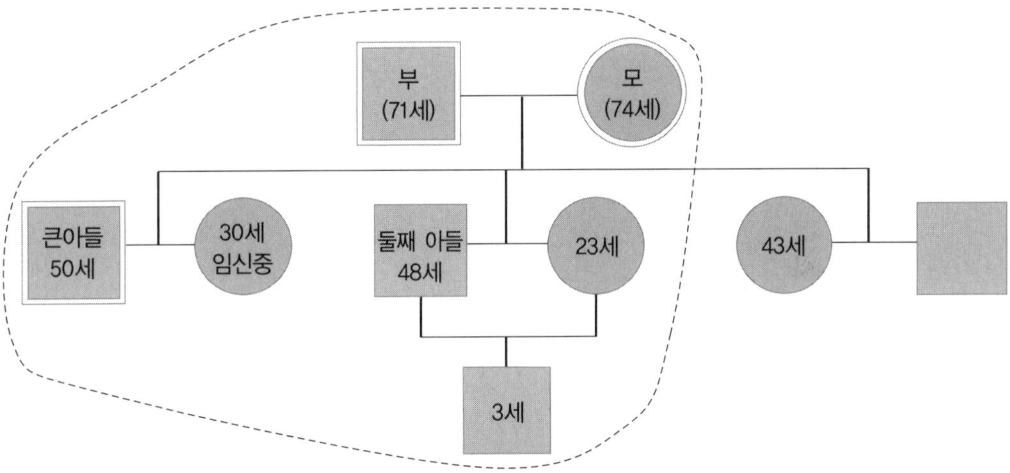

[그림 3-11] 베트남 새댁 가계도

③ 가족관계

- 시아버지(71세)
  - 고혈압/뇌졸중(우측마비), 투약거부, 잦은 음주
  - 귀가 잘 안 들리고 목소리가 크다.
- 시어머니(74세)
  - 신체건강, 관절염(약 복용)
  - 가사노동과 농사일 등 과한 노동으로 피로 누적(며느리들이 일을 할 줄 모른다고 여겨 혼자 하신다)
- 시누이(43세/기혼/마산 거주)
  - 결혼 주선 권유함, 올케들에게 관심이 많음

- 한글 교육책자 및 출산준비용품 수시로 보내옴

• 첫째며느리

누엔 * * (31세)

- 베트남/중학교 중퇴
- 친정가족: 엄마와 오빠, 동생 2명(농업으로 생계)
- 베트남에서 결혼 후 바로 임신이 되어 한국 관련 교육 제대로 배우지 못하고 3개월 만에 입국

• 큰아들: 50세(농업/막노동/일당제 근로자)

- 신체허약, 말더듬, 오른쪽 눈 사시, 내성적, 알코올중독
- 부인선택 사유: '튼튼해 보여서'
- 결혼 후 심정: 결혼 후회, 아기 양육 걱정

• 작은 며느리

누엔 * * * (23세)

- 베트남/고등학교 졸업
- 친정가족: 부모(농업), 여동생(직장생활)
- 베트남에서 결혼 후 한국 관련 교육 6개월 이수 후 입국

• 둘째 아들: 48세(막노동/주기적 월급제 근로자)

- 신체허약, 건강양호, 내성적, 성실함
- 부인선택 사유: '한국 사람과 똑같이 생겨서'
- 결혼 후 심정: 부인이 잘 웃고, 깔끔하게 정리정돈 잘해서 좋음

④ 문제점과 원인

• 임산부 건강관리 소홀 및 주거환경 불량
  - 산전 검진 및 건강검진 미실시
  - 주거환경 관리 인식 부족

• 가족간 갈등 및 이해 부족
  - 외국인 며느리에 대한 도피 불안
  - 두 동서의 말다툼으로 대화하지 않음
  - 한국과 다른 문화적 차이 이해 부족

• 언어소통 장애 및 사회 문화적 고립
  - 한글 교육 불참
  - 다문화가족 모임 및 연락 체계 두절

⑤ 기초조사

- 첫째 며느리
  - 건강 상태: 양호, 입덧(체중: 57kg, 신장: 163cm)
  - 산전 진찰: 미실시
  - 건강행태: 흡연 · 음주(-), 건강검진(-)
  - 신체 활동 및 운동 거의 하지 않음(정리정돈 잘 못함)
  - 가족폭력경험: 없음
  - 정서적 상태: 불안, 시아버지 눈치를 살핀다
  - 신랑('여보야') 곁에만 따라 다닌다
- 작은 며느리
  - 건강 상태: 양호(체중: 58kg, 신장 162cm)
  - 임신 상태: 모름
  - 건강 행태: 흡연 · 음주(-), 건강검진(-)
  - 국민건강보험 미등록: 출입국관리사무소 연계
  - 식사: 무엇이든 잘 먹는다(시어머님 칭찬)
  - 가정폭력경험: 없음
  - 정서적 상태: 집안일을 잘 하나 사람들을 피함

⑥ 가정환경 조사

- 결혼계기: 농촌 총각 장가보내기 사업 연계
- 주거형태: 한옥 농가/방 4개
- 직업: 농업(쌀, 고추, 콩, 도라지), 축산업(소 5마리 사육)
- 교통: ㅇㅇ읍 인근 농촌 마을
  시내버스 30분+도보 10분 거리(1일 4회 운행)

⑦ 사례 관리 추진 목표

- 출산 전후 건강관리로 모성건강 유지 및 안정적 출산 지원
- 건강검진으로 심리적 안정 및 출산 전후 우울증 예방
- 주거환경 청결로 일상생활 불편 해소 및 질병 예방
- 가족 간 문화적 차이 이해 및 배려로 정서적 안정
- 결혼 동기에 대한 인식 전환 필요
- 지속적인 언어 교육으로 원활한 의사소통

- 다문화 교육 및 모임 참석으로 사회적 지지 체계 연계
- 가족 건강관리 상담 및 교육으로 행복한 가정 꾸리기

〈표 3-9〉 취약가족을 위한 간호중재계획

문제 목록	원인	수행 활동

〈표 3-10〉 간호중재

문제 목록	수행 활동
산전 건강관리	- 산부인과 진료 연계 - 무료 건강검진 실시 - 출산교실 교육 참가 및 태교를 위한 교육 - 모유수유 지도 및 출산 준비물 지원 - 산후 도우미 지원 안내 - 신체 청결 교육 * 외국어 교재 지원
주거생활 개선 연계	- 거실과 침실, 식사 장소 분리 사용 - 축사 방역 지원 및 방충망 설치 유도 - 욕실 및 방문 장치 설치 유도 - 산후 거주 공간 수리: 아궁이 수리, 도배, 장판, 전기 시설, TV 유선 설치 등
가족 간 갈등 및 의사소통	- 결혼 동기에 대한 인식 전환 변화 - 한국과의 풍습, 문화적 차이 등 이해 - 대화할 때 상대편 말 들어주기 - 출산준비물 준비: 함께 장보러 가기 - 부부 나들이 함께하기: 선물 사주기 - 친정 음식 만들어 먹기 - 남편 일자리 창출사업 연계
사회적 지지 체계 연계	- 한글 교사 방문 연계 - 다문화지원센터 모임 참석 권유 - 고향친구 만남 연계 - 가족사진 촬영 - 합동결혼식 연계 - 다문화가족 상담 교육 참석 연계

가족 건강 관리	- 식습관 개선 및 영양 교육 - 집안 청소 및 청결 상태 관리 - 시아버지 고혈압 치료 연계 - 이동목욕 서비스 연계 - 남편 적정 음주 조절 상담 및 교육

⑧ 생활환경 변화

- 큰며느리
  - 다문화지원센터 교육 적극적 참여
  - 용돈관리 및 정기예금: 친정 용돈 보내기
    친정 다녀오기 약속 불이행으로 2회 가출
    (○○○○년 ○○월 친정 다녀옴: 가족 왕복 비행기표 무료지원사업 연계)
  - 작은집 아기 돌보기: 이유식 먹이기 등(매월 수고료 받음)
- 큰아들: 휴대폰 구입, 주기적 수입, 음주조절 노력
- 작은 며느리
  - 한글 교육 적극적 참여
  - 휴대폰 구입, 정기적금(읍내 아파트로 이사계획)
  - 가출: ○○○○년 ○○월 베트남 방문 경비마련 위해
    친정어머니 뇌수술 후 입원 중, 여동생 결혼식 때 친정에 가고 싶어 함
- 둘째 아들: 부인 가출 후 적극적 자녀 양육(농한기 3개월간)
  부인 애기보고 싶다고 전화 왔으나 귀가 사절
- 손자: 건강, 엄마 없이도 잘 지냄(그러나 매우 산만함)

⑨ 향후 가족 간 요구도

- 부모
  - 며느리들이 남편과 시부모에 대한 존경심 갖기
  - 잦은 가출로 인해 불안 경감
  - 많은 손자, 손녀 원함
- 남편
  - 밥상 준비, 청소 잘하기
  - 애기 잘 돌보기
- 며느리
  - 주기적 용돈 지원

- 남편과 시아버지 술 안 먹기
- 부모님이 살림 내어 주기(큰아들은 안 나가려 함)

참고문헌

김정남 · 신유선 외(2008). 지역사회 간호학. 수문사.

우선혜 외(2008). 지역사회 간호학. 현문사.

American Nurses' Association, Council of Community Health Nurses(1986). *Standards of community health nursing practice*. Kansas City: ANA.

American Nurses' Association, Division on Psychiatric-Mental Health Nursing Practice(1982). *Standards of psychiatric and mental health nursing practice*. Kansas City: ANA.

Banks, L. J.(1985). Counseling. In G. M. Bulechek & J. C. McCloskey(Eds.), *Nursing intervention: Treatments for nursing diagnoses*. Philadelphia: U. B. Saunders Co. pp.99 -112.

Bozett, F. W., & Gibbons, R.(1983). The nursing management of families in the critical care setting. *Critical care update*, 10, 22-27.

Doherty, W. J., & Campbell, T. L.(1988). *Families and health*. Newbury Park, CA: Sage.

Drotar, D., Crawfor, P., & Bush, M.(1984). The family context of childhood chronic illness: Implications for psychosocial intervention. In M. C. Eisenberg, L. C. Sutkin & M. A. Jansen(Eds.), *Chronic illness and disability through the life span: Effects on self and family*. New York: Springer. pp.103-132.

Glenn, M. L.(1987). *Collaborative health care: A family-oriented model*. New York: Praeger.

Hartman, A., & Laird, J.(1983). *Family-centered social work practice*. New York: The Free Press.

Jensen, D. P.(1985). Patient contracting. In G. M. Bulech & J. C. McCloskey(Eds.), *Nursing interventions: Treatment for nursing diagnoses*. Philadelphia: W. B. Saunders. pp.92-98.

Lewis, A., & Levy, J. S.(1982). *Psychiatric liaison nursing: The theory and clinical practice*. Resten, VA: Reston Publishing Co.

Malinski, V. M.(1987). Nursing science within the science of unitary human beings. In V. M. Malinski(Ed.), *Explorations on Martha Rogers' science of unitary human beings*. Norwalk, CT: Appleton-Lange. pp.25-32.

Minuchin, S., & Fishman, H. G.(1981). *Family therapy techniques*. Cambridge, MA: Harvard University Press.

Patterson, J. M., & Zderad, L.(1976). *Humanistic nursing*. New York: John Wiley and Sons.

Peplau, H.(1952). *Interpersonal relations in nursing*. New York: G. P. Putnams' Sons.

Power, P. W., & Dell Orto, A. E.(1988). Approaches to family intervention. In P. W. Power, A. E. Dell Orto & M. Gibbons(Eds.), *Role of the family in the rehabilitation of the physically disabled*. Baltimore: University Park Press. pp.321-330.

Rogers, C.(1951). *Client-centered therapy: Implications and theory*. Boston: Houghtom Mifflin Co.

Sloan, M., & Schommer, B.(1975). The process of contracting in community nursing. In B. Spradley(Ed.), *Contemporary community nursing*. Boston: Little, Brown. pp.221-229.

Steiger, N. J., & Lipson, J. G.(1985). *Self-care nursing: Theory and practice*. Bowie, MD: Brady Communications Co.

Truax, C., & Carkhuff, R.(1967). *Toward effective counseling and psychotherapy*. Chicago: Aldine.

Watson, J.(1985). *Nursing: The philosophy and science of caring*. Denver, CO: Colorado Associated University Press.

제4장 고위험 가족 간호

학습 목표

1. 가족의 건강위기 주기를 기술한다.
2. 고위험 가족에 대한 특성을 나열할 수 있다.
3. 고위험 가족의 간호과정을 적용할 수 있다.
4. 고위험 가족의 간호중재이론을 설명할 수 있다.
5. 가족 건강증진을 위한 과정을 설명할 수 있다.

1. 가족의 건강-위기주기

가족의 건강-위기주기는 평소에 위험요소를 감소시키고 문제 발생 시 초기에 관리하며 질병에 적응하기 위한 가족의 노력에 대한 일련의 시간적 과정의 단계이다.

가족의 건강위기가 짧고 일시적이라면 가족은 건강 상태에서 문제의 경험과 대상자의 역할 및 필요한 서비스에 접촉하고 적응하여 건강한 단계를 회복한다. 일시적 위기과정은 짧게 10일 정도 걸린다. 반대로 지속적 위기는 보다 많은 시간과 가족의 계속적인 조절과 적응이 필요하다. 각 단계마다 가족과 구성원들은 가족 건강증진 및 적정기능

수준 성취를 위한 활동에 참여케 된다. Danielson 등(1993)에 의하면 가족의 가족 건강 문제 적응단계는 8단계이다. 각 단계의 특성에 따라 단계별 간호사의 역할이 필요하다.

■ 1단계

1단계는 가족 건강증진단계로 가족이 평소에 건강증진을 위해 노력하고 위험요인을 낮추는 단계이다. 신체적, 정서적, 사회적, 영적으로 건강한 생활양식을 증진시키는 신념과 가치 양상을 노력하며 질병 및 기능 장애의 위험요인을 조절하고 가족의 불건강행위, 즉 부적절한 식사와 운동 부족 및 흡연, 부적절한 스트레스 등을 교정한다. 이 단계에서 간호사는 가족의 기능을 확인하고 역동을 강화하도록 지지한다. 가족이 개인의 건강을 증진시키고 유지하며 가족의 기능을 촉진시켜 다양한 활동에 참여하도록 한다.

■ 2단계

가족이 위기에 노출되어 취약해지고 문제가 발생하는 초기 단계이다. 가족의 기능이 저하되고 스트레스가 커지며 위기 또는 건강문제에 취약하거나 이를 인식하는 단계이다. 2단계는 가족의 취약성과 증상 경험의 단계로 가족이 그들 구성원의 취약성을 인지하고 가족 건강위기와 가족의 기능 장애를 줄이기 위해 행동을 취한다. 위험요소를 줄이는 행동은 정기적인 유방검진과 예방접종, 가족의 위험요소 해결을 위해 정기적인 가족회의를 할 수 있다. 가족은 질병을 치료하기 위해 친척과 가족을 이용할 것이며, 상담가를 찾을 것이다. 증상이 계속되거나 적절한 자원이 없다면 가족은 건강 전문가와의 접촉을 결정할 것이다. 이때 간호사는 만성 질환(예: 당뇨, 다발성 경화증, 정신분열증 등)의 악화를 막고 재발과 연관된 스트레스를 완화시켜 주며 지지그룹(부인 암, 유방암 지지 그룹 등)을 소개하고 참여를 권하는 등 위해 가족과 노력한다. 이 결정은 가족 질병의 사전평가 3단계의 환자 역할 가정으로 이끈다.

■ 3단계

가족의 건강문제가 나타나는 단계이고 간호사가 가족 건강문제와 건강문제 대상자의 역할을 사전평가하는 단계이다. 가족이 건강위기에 노출되어 가족구성원에게 건강문제가 나타나며 문제의 증후와 이에 대한 초기 역할 변화와 가족 중재의 가능성을 결정하는 단계이다. 청소년자녀가 컴퓨터게임 중독이 된다거나 빈둥지 증후군을 겪는 중년주부가 있다거나 결혼이민가족의 자녀가 학교에서 따돌림을 받는 것을 확인하는 단계이다. 간호사는 가족 건강이 심각해지기 전 단계의 어려움에 처한 가족을 돕게 된다. 예를 들어 결혼이민가족에서 폭력이 발생하면 간호사는 문제를 확인하고 여성단체에 도움을 청하고 가족이 가족상담을 받도록 권장하는 단계이다.

■ 4단계

가족의 건강위기로 가족이 보건복지 의료 체계와 접촉을 하여 가족 건강위기의 진단을 내리고 주 대상자의 역할을 확인하고 진단과 관리에 대해 가족이 수용하는 단계이다. 건강과 위기 주기에서 이 단계는 가족은 구성원의 환자 역할을 수용하고 잠재적 위협과 자원의 손실을 따져보며 가족의 활동과 질병을 조절하기 위해 생활양식을 조정해 나간다. 간호사는 위기를 진단내리고 가족은 질병과 기능 장애 상태에 대하여 간호사에게 자문을 구한다. 이 단계에서 가족의 의사소통 수준은 가족의 역동 차원에서 중요하다.

■ 5단계

위기진단이 내려지면 가족은 급성반응기라고 부르는 5단계에 들어간다. 가족위기에 대한 진단과 관리에 대한 가족이 급성반응을 보이는 단계이다. 가족 혹은 가족구성원의 건강위기 진단 후 즉시 이어지는 기간으로 가족이 대상자를 돌보기 위해 가족의 재배치와 일시적인 역할변화 및 재정관리의 조정을 포함한다. 가족 간호사의 중재가 필수적인 단계이다. 심장발작이나 암과 같은 가족구성원의 신체적 건강문제이거나 어린 자녀의 성폭행 같은 사건 후 가족이 혼란에 빠질 때 가족이 대처하도록 가족 간호사의 도움이 필수적이다. 질병은 급성, 혹은 만성으로 진행되거나 죽음으로 끝나기도 한다. 위기가 치유되면 가족은 다시 1단계로 돌아가게 된다. 만약 위기가 계속된다면 만성 위기가 있는 가족으로 6단계에 진입한다.

■ 6단계

6단계는 가족 건강문제에 대해 가족이 적응하는 단계이다. 가족 역할과 구조 및 기능, 상호작용에 있어서 항상성으로 유지하기 위하여 가족 건강위기와 위기의 결과가 가족의 생활양식으로 통합되는 과정이다. 특히 이 시기는 가족이 주 건강문제 대상자인 가족구성원이 건강문제에서 회복하고 적응을 돕는 역할의 중심이 된다. 가족은 구성원의 만성 이행단계에서 요구에 적응해야 하고 관리방법을 따르고 가족 대응에 대해 많은 정보를 얻어야 한다. 가족 간호사는 건강문제의 주 가족구성원의 회복이 촉진되도록 도우면서 한편으로 가족의 기능이 유지되도록 가족구성원을 돌본다. 예를 들어 노인을 간호하는 1차적 간호 제공자가 소진되지 않도록 휴식을 취할 수 있도록 하고, 장애아 어머니가 지속적인 장애아 돌봄에서 벗어나 자아실현을 위한 시간을 갖도록 요일별 계약 업무 등 취업을 권하는 것이다. 6단계는 회복과 재활의 시기로서 가족의 주요 과업은 환자 역할을 새로운 가족 생활양식에 받아들여 항상성을 유지하여 1단계로 돌아가는 것이다.

■ 7단계

이 단계는 가족 건강문제에 대해 만성적 조정과 적응이 필요한 단계이다. 주 건강문제 구성원의 건강문제 악화와 완화 관리법을 조정하고 가족 역할을 재구성하며 생활양식과 구조 및 가족기능, 상호작용에 적응하는 단계이다. 간호사는 가족 역동을 강화하여 가족 스스로 적응하도록 돕는 단계이다. 장기간의 만성 질환이나 심한 불구는 7단계의 만성 적응 단계이다. 위기에 대처하는 가족의 능력은 자원과 위기조정 능력에 달려 있다(McCubbin & McCubbin, 1993).

■ 8단계

가족이 가족구성원의 건강관리 체계를 정립하고 가족구성원의 회복과 죽음에 적응하는 단계이다. 건강위기의 관리와 회복을 돕기 위해 외부의 자원을 찾고 가족 내 관리를 위해 가족이 의사결정하는 단계이다. 가족이 도움을 구하는 행위는 4단계의 과정과 동일하며 자원을 찾는 일은 건강관리를 위한 전통의학에서부터 민간요법에 이르기까지 모든 것을 포함한다. 주 건강문제 가족원의 죽음에 대한 가족의 조절과 적응이 필요하고 다른 구성원의 회복기를 포함한 가족의 슬픔과 역할 적응이 이루어지는 단계이다. 가족구성원이 사망하면 가족은 죽음과 가족 재구성의 단계인 8단계에 들어서며, 가족의 애도과정과 가족 재구성, 가족의 외부 역할과 기능을 포함한다. 8단계 후 가족은 다시 주기 1단계로 돌아간다.

〈표 4-1〉 가족의 가족 건강문제 적응과정

단계	가족 건강문제에 대한 가족의 활동	간호사의 역할
1	가족 건강을 위한 건강증진	1차 예방/정보제공
2	문제의 초기 인식	2차 예방/정보제공/지지
3	문제의 발현	2차 예방/정보제공/지지/직접간호
4	문제의 가족 수용	2차 예방/정보제공/지지/직접간호
5	문제에 대한 가족의 급성반응	2차 예방/정보제공/지지/직접간호
6	문제에 대해 가족의 적응	3차 예방/정보제공/지지
7	가족의 만성적 조정과 적응	3차 예방/정보제공/지지
8	가족의 회복	3차 예방/정보제공/지지

2. 고위험 가족의 이해

1) 정의

사회의 체계는 체계 내외적으로 위기가 발생하면 적응기전을 사용하여 평형 상태를 유지하며 이를 성공적으로 하는 체계는 개방 체계이고 건강한 체계이다. 사회구성의 기본 단위로서 가족 체계도 가족 내적으로 외적으로 대처하면서 균형을 유지한다. 고위험 가족은 가족 스스로 해결하기 어려운 상황에 처함으로써 가족 내에 평형 상태의 불균형과 파괴현상이 오게 되어 가족구성원이 새로운 심리조직과 행동을 해야 하는 상황에 처한 가족을 말한다.

고위험 가족에 대한 특별한 접근방식이 필요한 이유는 제한된 보건의료자원을 가지고 지역사회의 가족을 효율적으로 간호하기 위하여 위기가정을 선별하여 관리하는 방법이 필요하며 고위험 가족 개념을 사용함으로써 집중적이고 지속적인 건강관리를 제공할 수 있다.

2) 고위험 가족의 특성

지역사회 안에서 생활하는 고위험 가족은 다음과 같은 가족기능을 충족시키지 못하는 특성을 갖고 있다.

(1) 가족기능 측면의 특성

가족은 구성원의 건강을 위하여 물리적이고 정서적이며 영적 요구를 충족시킬 수 있어야 하고 가족의 역동성, 즉 가족구성원 사이에 권한과 역할 및 의사소통이 있어야 한다. 가족의 기능 측면에서 고위험 가족은 가족구성원의 건강을 유지하는 데 요구되는 환경을 제공하지 못하고 가족의 역동이 효율적으로 이루어지지 않는 가족이다. 가족의 기능 측면에서 고위험 가족의 특성을 〈표 4-2〉에 제시하였다.

〈표 4-2〉 가족기능 측면에서 본 고위험 가족의 특성

영역	가족기능	내용
건강	물리적	가족구성원의 물리적 요구를 충족시키지 못한다.
	정서적	가족구성원의 정서적 요구를 충족시키지 못한다.
	영적	가족구성원의 영적 요구를 충족시키지 못한다.
	사회적	가족구성원의 사회적 요구를 충족시키지 못한다.
역동	권한	너무 엄격하거나 권위적이거나 또는 자유방임적, 무관심하여서 다른 가족이 겪고 있는 감정을 표현하거나 받아들일 아량이 없다.
	역할	가족구성원에게 위기가 닥쳐도 건설적으로 대처할 수 없다.
	의사소통	가족구성원끼리 서로 자유롭게 대화하는 일이 없다.

① 가족의 물리적 요구 미충족

가족이 기능을 하려면 구성원을 위한 물리적 요구, 즉 적절한 공간과 물 및 빛, 공기 등 환경을 확보하여야 한다. 먼저 공간의 확보란 인간의 기본 욕구에 해당하는 주거환경을 의미한다. 부모와 자녀로 이루어진 핵가족인 경우 부모를 위한 공간과 자녀를 위한 공간이 필요하다. 부부로 출발할 때에는 침실이 하나이어도 되지만 자녀가 태어나게 되면 자녀를 위한 침실이 추가되어야 하고 남녀 자녀가 성장하면 별도의 공간을 제공하여야 한다. 공간의 미확보는 빈곤 때문에 발생하지만 우리나라의 경우는 가족의 기능이 자녀 중심이어서 아버지만 별도의 공간에서 지내는 가족이 있는데 이는 가족의 공간 확보가 잘못된 사례이다. 그 외에 인간의 생활에 적절한 물과 빛 및 공기 등 물리적 환경이 제공되지 않는 가족은 기능 상 고위험 가족이다. 반 지하에서 거주하는 가족이나 차량에서 거주하는 가족이 이에 해당한다.

② 가족의 정서적 요구 미충족

가족의 정서적 요구를 충족시키지 못하는 고위험 가족은 가족구성원 내에서 정서적 안정감과 사랑 및 배우지 못하는 가족이다. 또한 사회의 구성원으로 건강한 시민의식을 배우는 기회를 가족에게 제공하지 못한다. 우리나라도 가족의 정서적 요구 충족이 안 되어 청소년의 문제가 증가하고 가족의 파괴가 나타나는 추세이다.

③ 가족의 영적 요구 미충족

가족구성원의 영적 요구를 가족이 충족시키지 못하는 경우이다. 부모의 종교관에 의하

여 자녀의 교육 기회가 박탈되거나 이슬람교나 힌두교 가족에서 발생하는 명예살인이 대표적 예이다.

④ 가족의 부적절한 권한 수행

부모가 너무 엄격하고 권위적인 경우 자녀의 권한을 인정하지 않아서 문제가 된다. 반대로 부모가 권한을 행사하지 않아 자녀를 자유방임적이거나 무관심으로 대하여 자녀가 혼란을 겪는 가족이다. 이러한 가족은 다른 가족이 겪고 있는 감정을 표현하거나 받아들일 여유가 없다.

⑤ 가족의 역할 수행 부진

가족에게 위기가 왔을 때 가족의 역할 적응력이 떨어져 건설적으로 대처할 수 없다. 예를 들어 가장이 실직하여 집단자살을 택한다거나 주부의 사망으로 가족이 주부의 역할을 대신하지 못하여 가족구성원 모두가 신체적으로 정서적으로 건강하지 않은 상태가 되는 가족이다.

⑥ 가족의 비효율적 의사소통

가족구성원끼리 서로 자유롭게 대화하는 일이 없거나 공격적 대화가 이루어지거나 가족구성원 내에서만 대화가 이루어지고 사회와 교류가 없는 가족이다.

3. 고위험 가족의 종류

1) 잠재적 위기 가족

잠재적 위기 가족은 가족구성원의 발달단계와 가족 역동 및 가족의 기능에서 내재된 위기가 있는 가족이면 다음과 같은 범주의 가족들에게서 찾아볼 수 있다(Smith & Fontana, 1981).

· 미혼모가족, 미성년가족, 비합법적 동거 가족

· 긴장, 갈등이 습관화되고 활기가 없는 가족으로서 가족구성원 간에 정서적으로 유리된 알맹이 없는 빈껍데기와 같은 가족

· 자녀의 가치와 삶의 목표 형성에 대한 교육 능력이 부족하여 자녀의 사회화를 제대로

못하는 가족

· 배우자, 자녀에게 정신적, 신체적 학대를 가하는 가족

· 실직, 저임금, 과다소비 등으로 인한 재정상의 위기 상황에서 심리적, 정신적으로 긴장 상태에 있는 가족

· 부부갈등의 문제해결방안으로 이혼을 생각하는 이혼위기의 가족

〈표 4-3〉 잠재적 위기 가족의 종류와 가족 건강 특성

잠재적 위기 가족	가족 건강 특성
미혼모가족, 미성년가족, 비합법적 동거 가족	기능 부족
긴장, 갈등이 습관화되고 활기가 없는 가족으로서 가족구성원 간에 정서적으로 유리된 알맹이 없는 빈껍데기와 같은 가족	기능과 역동 부족
자녀의 가치와 삶의 목표 형성에 대한 교육 능력이 부족하여 자녀의 사회화를 제대로 못하는 가족	기능 부족
배우자, 자녀에게 정신적, 신체적 학대를 가하는 가족	역동 부족
실직, 저임금, 과다소비 등으로 인한 재정상의 위기 상황에서 심리적, 정신적으로 긴장 상태에 있는 가족	기능 부족
이혼을 부부갈등, 문제해결방안 등으로 생각하는 이혼위기의 가족	기능과 역동 부족

2) 고위험 가족 사례

고위험 가족의 특성을 지니고 고위험 가족 간호의 범주에 드는 가족에는 복합 문제 가족과 극빈 가족 및 소외 가족, 부정적 선택을 하는 가족이 있다.

(1) 복합 문제를 가진 가족

복합 문제를 가진 가족이란 발달과업을 학습하지 못하거나, 가족구성원 간에 필요로 하는 지지요구를 제때 충족시키지 못하거나 또는 질환이나 기타 스트레스와 내적 기능면, 환경면의 여러 가지 측면에서 동시다발적인 요구를 갖고 있는 가족을 말한다.

최근의 가족형태를 보면 이혼의 증가, 여성 인구, 독신 인구, 독거노인의 증가로 인하여 과거의 전통적인 가족형태가 점차로 감소한다. 편모와 편부 및 이혼가족, 독거노인, 양부모-자녀 관계, 의붓부모-자녀 관계는 위기에 노출될 가능성이 크다. 미국의 경우 편부모가족

의 86%가 여성 가장이고, 그중 미취학 자녀를 가진 모성 가운데 75%가 직업을 갖고 있다. 우리나라는 편부모가족의 82%가 모자세대이고 그 가운데 10% 이상이 요보호 대상이다(한국여성개발원, 1988). 또한 독거노인 인구도 점차로 증가하여 1988년에 전체 노인의 23%를 점하였으며 2000년에 35%로 증가하였다.

편부모가족의 위기는 자원의 부족과 역할 갈등, 역할 변화, 사회적 낙인이다. 미혼모, 이혼, 사별, 별거, 미혼부모의 경우 다른 한편의 부모 역할인 도구적, 표현적 역할까지 해야 하므로 가정 내의 질서문제와 훈육문제 및 경제문제, 생리적 문제, 정서적 지지, 사랑의 욕구 등 자아존중 욕구와 안전 욕구 측면에서 문제가 발생하기 쉽고 스트레스가 증가한다. 이런 가족의 어린이는 부부생활의 상호작용을 볼 수 있는 기회가 없기 때문에 역할모델을 관찰할 기회가 없어 부재하는 부모 쪽이 갖게 되는 역할의 중요한 기술을 경험하지 못한다.

의붓가족 또는 양부모가족(Step-family, Adaptive home)의 경우, 가족구성원의 특성을 잘 아는 가족이 다른 구성원에게 가족구성원의 행동을 설명할 수 있다. 그러나 이런 정보교환 유형이 오래 지속되면 가족의 통합은 어려워진다. 의붓부모가 어린이의 권위자나 경쟁자가 아닌 친구로서 행동할 때 생물학적 가족의 민주적 양상과 유사한 통합 유형이 될 수 있다.

문제의 발생은 어린이가 생물학적 부모에서 친숙하지 않은 엄격한 의붓부모에게 인계해 버릴 때 아이는 버려진 느낌을 갖게 된다. 어린이의 성격과 습관을 모르는 의붓부모의 훈육방법은 어린이에게 의붓부모는 나쁜 사람이라는 인상을 주게 된다. 의붓부모와 양부모 및 입양자녀, 이복형제 등으로 이루어진 가족은 학대의 위험이 높고 알맹이 없는 빈껍데기 가족이 될 가능성이 높다.

부모의 재혼을 학령기 아동이 학령 전기, 청년기 자녀보다 의붓부모를 보다 잘 받아들인다고 한다. 그 이유는 학령기 아동의 경우 양심의 발달과 더불어 사회적 도덕심이 형성되는 시기로서 사회질서를 존중할 줄 알며 의붓부모를 한 인간으로 좋아할 수 있을 만큼 성숙하고 학동기 아동의 특징으로서 또래집단을 더 좋아하여 집밖의 일에 보다 관심이 많기 때문이다. 그러나 사춘기 자녀가 있는 경우 위기의 위험이 더욱 높은데 그 이유는 중년기에 있는 부모의 위기와 입양자녀와 의붓자녀의 정서적 위기가 겹치기에 더욱 어렵고 중요한 시기가 된다.

복합적 문제를 가진 가족은 안정감을 확보하거나 신체적 건강과 정서적-사회적 기능면, 성적 분화면, 아동의 훈육문제, 각 가족구성원의 성장증진에 도움을 줄 수 없는 경우가 많다(Tapia, 1972). 이런 가족은 부족한 내적 지지 활동과 반복되는 내적 정서적 갈등과 가족구성원의 반복되는 분노의 발작 및 사회적 기대를 충족시키는 능력 부족 등의 특성을 갖고 있다. 이런 일이 반복되는 것은 가족구성원들이 다른 대처방법을 알고 있지 못한 상황에서 무엇인가를 행동으로 옮겨야만 할 때 익숙하지도 않고 알지도 못하는 행위의 변화를 택하기보다는 불행과 실패를 가져온다 할지라도 이미 알고 있는 행동이 편안하게 느껴지기 때문에 부정적인 선택을 하게 된다.

(2) 극빈 가족

극빈 가족은 부족한 자원과 밀집된 주거환경, 세대를 이어오는 낮은 교육수준으로 특징지어지는 가족이다. 문제해결 능력이 부족하고 건강하지 못한 생활양식을 복합적으로 갖고 있으며 무기력과 낮은 자존감으로 인하여 자녀와 배우자를 학대하는 경우가 많다. 또한 약물중독과 범죄행위 등의 복합적 문제가 얽히어 있으며 높은 상해율, 사상률과 더불어 열악한 영양 상태에 있고 열악한 환경위생으로 인한 높은 질병 이환율 등으로 해서 의료요구도 역시 높다. 이러한 극빈 가정의 특징은 여러 세대를 통하여 고질적으로 가난하고 교육수준이 낮아서 문제가 발생할 경우 문제를 해결할 방법을 아는 친지나 정보가 없음으로 해서 문제해결이 어려우며 복합적 문제를 일으킬 가능성이 높다. 〈표 4-4〉에 빈곤층 문화의 특성을 제시하였다.

〈표 4-4〉 빈곤층 문화의 특성

① 빈곤층은 물질적 소유물이 적기 때문에 환경관리 능력이 부족하고 생활에 대하여 예측을 할 수 없다. 이 예측 불가능성은 공익을 위하여 계획된 여러 가지 프로그램에 대한 신뢰를 갖지 못하게 하는 원인이 된다. 불신을 극복하기 위해서는 단순한 말이나 약속보다는 지속적이고 일관된 행동을 취해야 한다.
② 빈곤층은 상실감과 무력감을 갖고 있다. 상실감과 무력감을 없애 주기 위해서는 1 대 1의 상호관계를 장기간 갖고 신뢰할 수 있도록 행동을 통해 보여주어야 한다.
③ 빈곤층과의 상호작용은 비공식적인 대화, 즉 직접 만나 대화를 함으로써 형성되는 경향이 있다.
④ 빈곤층은 과거와 미래보다는 현재에 집착하는 특징이 있다. 사업내용이 현재에 조금이라도 이익이 없으면 관심이 없다.
⑤ 빈곤층은 교육이나 지식을 높이 사지 않기 때문에 구체적인 것과 물질적인 것에 주목하는 경향이 있다.
⑥ 빈곤층은 자기비하와 자기 부정적 태도를 보이는 경우가 많다.
⑦ 빈곤층은 인간 상호작용의 근저에 권위주의와 남성 우월의식이 깔려 있다. 즉 빈곤층은 남성의 권력이 크다. 여기 비해 중산층 이상의 교육받은 계층은 권력이 보다 융통성 있고 균형이 잡혀 있다. 중산층은 부모-자녀 간이나 자녀의 사회화 과정에 부부가 함께 참여하는 데 비해 빈곤층은 실제 문제가 생겼을 때 의사결정은 아내가 하게 되고 남편 쪽의 역할은 미미하며 자녀 양육 역시 완전히 아내의 의무이다.
⑧ 의사소통은 비공식적 경로나 이웃, 친척을 통해 주로 이루어지며 대중홍보, 공식 문서 등은 무시한다.

(3) 사회로부터 소외 가능성이 높은 가족

만성 질환과 다운증후군 및 알코올 중독증, 자녀 상실, 10대 임신, 성폭력, 성폭행의 희생자를 가진 가족이나, 지능지수 49 이하, 구개파열, 전신마비, 뇌성마비 등을 이유로 한 자가간호 불가능자나 혈우병환자 등의 자가간호를 할 수 없는 가족구성원이 있으므로 해서 생의 위기를 겪고 있는 가족을 말한다. 이런 경우 가족들은 신체적, 정서적, 사회적, 영적 위기가 강력한 스트레스원으로 서로 복합적으로 얽힌 가운데 자원이 부족한 경우 가족이 대처 능력을 발휘하지 못한다.

(4) 부정적 선택을 하는 가족

지역사회 간호사는 위기에 직면하는 가족을 돕기 위하여 가족들로 하여금 과거의 대처 유형과 자원을 찾고, 또한 대안 활동을 찾을 수 있도록 가족을 도와야 한다. 어떤 가족들은 간호중재 후에도 스트레스 대처방법 때문에 문제가 발생하게 되는데 그 이유는 선택한 활동이 모두 부정적이었기 때문이다(Wilson, 1989). 어떤 경우에는 어떠한 방법도 이 문제를 해결하기 어려운 경우가 있다. 어떤 경우에는 중재 활동의 결과 더 많은 문제가 생기기도 한다. 알츠하이머 질환을 가진 남편이 있는 가족을 돕는 경우, 간병인 역할을 담당해야 하는 아내는 지쳐서 얼마 동안 집밖에서 시간을 보낼 필요가 있는데 남편은 그 때문에 불안이 높아지고 다른 사람이 자신을 돌보는 동안 혼동이 가중될 수 있다. 이런 가족의 문제를 해결하거나 완화시켜 줄 방법을 모르므로 부정적 의미가 담긴 해결책을 선택한다. 부정적 선택을 하는 가족은 선택으로 위기가 더욱 커진다.

4. 고위험 가족의 간호

고위험 가족은 간호사에게 극도의 도전을 요구하며 간호중재를 위해 많은 시간소모를 하면서도 보상은 적은 가족이다(Fox, 1981). 이런 가족과 함께 일하게 되면 좌절하기 쉽기 때문에 지지가 필요하다. 경험 있고 교육받은 보건의료 전문가로서 간호사는 자신의 지식이 가족에게 받아들여지고 행동을 개시해 줄 것으로 기대한다. 그러나 간호사는 대상 가족이 간호사를 신뢰하지 않고 조언이 대상 가족의 삶의 질에 별 영향을 주지 못한다는 것을 알고 갈등을 겪게 된다. 간호사는 먼저 자신의 업무에 관하여 가치관을 검토하고 나서 갈등을 해소하고 난 후에야 복합 문제를 가진 가족과 효과적으로 일할 수 있게 된다.

1) 사전평가

대개의 경우 고위험 가족은 기능부전 가족이다(Tapia, 1972). 혼돈된 가족의 특징 가운데 하나는 생의 모든 영역에서 비조직적이라는 점이다. 모든 면에서 극도로 미숙한 이런 가족은 어른이 자신의 역할과 책임을 이행할 줄 모르며 아동이나 다른 사람들이 어른의 역할을 대신하게 한다. 이것은 아동의 정상 성장을 방해하며 양육받아야 하는 욕구를 충족시키지 못하도록 하는 장애요인이 된다. 그 밖에 고위험 가족은 물리적, 정서적 자원도 부족하다. 가족구성원은 대개 우울한 상태이며 무력감과 절망감에 휩싸여 있다. 가족이 자아 존중감이 낮으며 실패감이 높고 다른 보건의료팀도 신뢰하지 않고 약속도 지키지 못한다.

이보다 약간 위 단계의 가족은 기본적인 생존의 욕구는 충족시킬 능력이 있지만 가족구성원의 많은 요구를 충족시킬 능력이 없고 미숙하다. 보통 방어적이고 신뢰하는 능력이 없으며 지역사회로부터 유리되어 있다. 그러나 이 가족은 어느 정도의 희망을 갖고 있으며 변화의 능력도 어느 정도 갖고 있어서 가족기능을 개선할 능력이 조금 있다.

복합 문제 가족에 대한 사전평가를 할 때 상호작용을 통하여 가족의 많은 요구와 기능수준, 대처 양상, 자원, 지지, 강점, 과거경험에 대하여 관심을 기울여야 한다. 특별히 관심을 두어야 하는 영역은 과거에 이 가족이 경험했던 스트레스원의 종류와 기간 및 위기에 대한 가족의 인지 정도, 가족이 경험했던 우울증과 음주 및 신체적 학대 등을 증상의 강도까지 포함하여 사전평가를 한다. 홍강의(1982)의 한국인 사회 재적응 척도나 Lowe 등(1981)의 가족대처척도(Family Coping Index), 외부 체계도(Hartman, 1978)와 같은 도구를 이용한다.

2) 간호계획

사전평가 후에 간호사는 가족과 더불어 간호계획을 세운다. 여기서 결코 완벽을 추구해서는 안 된다. 목표는 구체적이고 현실적이어야 하며 가족과 간호사가 함께 앉아 정의해야 한다. 때때로 힘든 문제 앞에서 간호사는 가족의 강점을 파악하기 어려운 경우도 있다. 기대란 우리의 가치관이 만들어 내는 것이며 기대감이 없는 것은 가족의 강점을 찾아내는 것을 방해하는 경우도 있다. 가족 간호사가 가족의 강점을 알아내기 위하여 가족의 말을 경청하고 또 질문을 한다면 가족의 강점이 보이기 시작할 것이다. Otto(1973)가 주장한 가족의 강점을 참고한다.

Karpel(1986)은 자아 존중감과 보호 및 보살핌, 희망, 인내심, 애정, 유머, 활발함과 같은 개인적 강점은 보통 가려져 있다고 지적하였다. 상호 의존과 확실성 및 복구 능력, 융통성,

가족의 자긍심 등도 중요한 가족 강점이다. 가족 상호작용의 피드백은 자원활용을 확대시켜 주고 증상을 살펴보면 상황을 긍정적으로 다시 볼 수 있도록 재구조화해 준다. 가장이 실직한 경우에 형제-자매가 가장이 직업을 찾는 동안 돌봐 주기로 했다면 이는 중요한 가족 강점이다. 이 가족은 자원을 최대한으로 활용한 것이다.

(1) 간호사-가족 관계의 변화

보건의료팀이 가족의 요구 일부가 충족된 후에 해결되지 않은 문제와 함께 가족들을 방치해 버리는 경우 과거의 이러한 경험이 고위험 가족들로 하여금 보건의료팀과의 만남을 불신하게 만들 수도 있다. 가족은 이제 다른 보건의료팀조차 만나기를 꺼려하게 되며 가치관이 다를 때 더욱 그러하다. 가족은 간호사에게 관계를 거부하고 형식적 정보만을 줄 수 있다. 간호사와 약속만 하고 실행하지는 않는다. 가족은 실망이 두려워 먼저 계약을 파기함으로써 간호사의 책임감과 성실성을 시험하는 것이다. 이런 일은 가족이 어떤 통제를 유지하기 위하여 과거에 유익했다고 판단된 하나의 유형이다. Zerwekh(1992)은 이런 경우 간호사에게 세 가지 책임이 있다고 하였다. 첫째, 지속적으로 가족을 만나야 하고 둘째, 신뢰감을 쌓으며 셋째, 가족의 강점 찾아내어야 한다. 문제를 발견했을 때 간호사는 종종 가족이 문제를 발견하는 데 동의하지 않는다는 것을 알게 된다. 간호사는 가족이 많은 문제 가운데 우선순위를 결정하는 가족의 능력과 문제를 파악하고 대상 가족이 불안감과 부끄러움 때문에 계획을 실천하지 못할 수 있다는 점을 고려해야 한다.

또한 자원을 갖고 있지 않은 가족은 다른 가족이 거저 얻는 것을 얻기 위해 많은 장애를 극복하고 노력해야 한다는 점을 이해하고 자원을 활용하거나 다른 간호수단을 연구해 봐야 한다.

(2) 함께 목표 설정하기

함께 목표 설정하기란 가족과 간호사가 공동으로 목표를 설정한다는 의미이다. 가족과 간호사가 목표도달의 필요성에 동의하고 목표도달을 위하여 함께 작업을 하기로 동의하는 것이다. Carey(1989)는 고위험 가족에게 가장 중요한 단 하나의 기술로서 상호 목표설정의 과정을 규정하였다. 가족구성원은 자신에 대한 지식과 자신의 생명과 건강에 영향을 주게 될 의사결정을 하는 데 참여할 권리를 갖고 있으며 간호사는 가족에게 자신에 대한 간호에 관한 정보와 정보에 근거한 의사결정을 할 수 있도록 도움을 주는 정보를 함께 나눌 책임을 갖는다. 때때로 간호사의 교육과 지식이 가족 상호작용에 방해가 되기도 한다. 가족은 지시받는 것에 대해 거부반응을 보이며 선택하고 지지하는 목표를 위해 일하고 싶어 한다. 간호사는 결과보다는 대상자를 존중하고 지지하는 것을 우선적으로 고려하여야 한다.

(3) 목표달성 가능한 중재 수준 결정하기

목표달성 가능한 중재 수준은 개인과 대인간 및 가족단위, 환경 안에서 가능한 가족의 위기 중재 수준이다. 간호사가 고위험 가족을 위하여 어떤 적절한 중재 수준을 결정하여야 한다. 일부 가족은 접근성과 시간제한 및 관계수립의 불가능 때문에 중재가 어려운 경우가 있다. 고위험 가족을 대상으로 활동을 하는 간호사는 더 좋은 조건이 없다는 점을 인식하고 가족의 어느 부분에나 접근하면서 모든 가능한 기회를 다 활용해야 한다.

개인단위로 간호할 때는 개인의 기능 수준을 강화시키는 가운데 개인의 건강문제 중재를 포함하여야 한다. 대인간 수준에서의 중재는 가족 간호사가 흔히 선택하는 방법이다. 고위험 가족은 자주 대인간의 문제가 있다. 예컨대 산전관리 부족, 불안한 부모-자녀 간의 의사소통, 부부간의 갈등, 노인학대 등이다. 이런 경우 가족 내의 하위 체계로 하여금 상호작용의 새로운 방법을 학습하게 하고 궁극적으로 전체 가족의 대처방법을 배우게 하는 순서로 중재하도록 한다. 거시적 또는 환경적 수준에서 가족 간호사의 적절한 역할에 대해서는 논란이 있다. 고위험 가족의 위기는 가족의 내적 통제를 넘어선 차원의 요소이다. 간호사는 지역사회 안에서 가족에게 직접 영향력을 발휘하기보다는 가족 편에 서서 활동하는 옹호자 역할을 담당해야 한다.

3) 간호 수행

지역사회 안에서 가족에게 중재를 위한 접근방식으로는 두 개의 기본 접근방식이 있다. 우선, 간호사는 계획과 수행과정에 가족이 간호사와 또는 보건의료팀과 대등한 차원에서 참여케 하는 것이다. 가족에게 참여하기를 원하는지 물어보고 대상자로 하여금 자신의 문제를 확인해 내고 스스로 자신의 문제해결 진행 상황을 추적하도록 한다. 간호사는 가족이 문제를 관리할 수 있을 만큼 작은 목표를 정한다. 다음으로 우선순위를 결정하고 피드백을 주고 긍정적 지지를 보내면서 지지해 주고 목표가 달성된 후 가족은 다시 새 목적을 세우고 새로운 문제해결을 시도할 수 있다.

그러나 이런 접근방식은 기능이 약한 가족에게는 효과를 낼 수 없으며 다른 접근방식을 사용해야 한다. 기능이 약한 가족은 지속적인 관계를 유지하는 데 어려움이 있을 수 있으며 가족의 충동성과 경쟁적 요구가 일관성 있는 간호계획 수행을 방해할 수 있다. 이런 가족인 경우 간호사는 지속적인 접촉을 유지하도록 함으로써 대상 가족에게 신뢰감을 심어 주어야 한다. 가족이 자신의 목표를 세우지 못하면 간호사는 사전평가와 진단내용을 알려 주면서 정보 제공자로서 행동할 수 있다. 파이그림이나 건강점수표, 사진과 같은 구체적인 사전평가자료를 제시하면 가족은 흥미를 보이게 된다. 간호사는 가족이 간호사의 이런 제안에 어느 정도의 관심을 보이는지 간호사가 제시한 목표를 달성하기 위해 같이 중재에 함께 참여하기를 원하는지를 조심스럽게 관찰하면서 가능한 목표를 제시할 수 있다. 만약 가족이 관심을 보이지 않으면 간호사는 상황에 대한 대상자의 인지도를 확인하여 피드백을 얻기 위해 사전평가자료를 보여줘도 된다. 이 피드백과정은 가족에 의해 목표와 관심이 확인될 때까지 계속한다.

간호수행에서 간호사는 교육자와 가족 의사결정 촉진자 및 지역사회자원과 교량 역할, 정서적 지지 제공자, 직접 간호 제공자의 역할을 하며 필요한 경우 지역사회 체계 안에서 대상자의 옹호자 역할을 하기도 한다.

간호사의 중재 목표는 가족의 문제를 모두 치료하는 것은 아니다. 건강치 못한 가족구성원의 행동 유형은 기록이나 가족을 관찰해 보면 알아낼 수 있다. 간호사는 가족구성원으로 하여금 감정과 행동의 구분에 대해 깨닫게 하여 충동성을 줄여 주며 가족구성원으로 하여금 행동하기 전에 생각해 보도록 격려함으로써 상황을 다시 재구성하게 하고 보다 기능적인 가족으로 변화시킬 수 있다. 또한 가족이 무력감을 깨뜨리고 능력을 느낄 수 있도록 작은 성취감을 위한 도움을 주어서 유사한 상황에서 가족이 성공할 수 있다는 자신감을 갖게 한다(Dunst et al, 1988). 가족의 시도와 스스로의 강점에 대한 인식과 지속적인 지지가 반드시 필요하다. 가족은 스스로의 능력을 개발하는 방법을 학습하는 것과 간호사에게 의존하고자 하는 경향 간에 균형을 이루어야 한다.

모든 가족에게 있어서 실제로 삼각관계가 존재하며 특히 불안한 가족에게 더욱 빈번하다. 간호사는 중재 활동을 하면서 삼각관계를 피할 수는 없지만 관리할 수 있어야 한다. 간호사는 감정적 개입을 자제하고 상황을 뛰어넘어야 하며 상황에 대해 사려 깊은 관찰자가 되어야 한다. 질문을 하고 중립성을 지키고 사려 깊은 태도를 보이는 것이 도움이 된다. 이런 중재 활동을 통하여 간호사가 가족에게 투자한 시간과 노력이 별 소득이 없고 가족의 문제가 계속될 때 회피하고 싶은 경우도 있다. 간호사가 과중한 업무부담을 느끼는 가운데 자신을 관리하는 계획까지도 중재 활동에 넣는다면 자신의 감정을 관리하는 데 도움이 될 것이다.

여기서 유념해야 할 것은 능력 있는 가족 간호사라 할지라도 한 가족이 몇 세대를 통하여 만들어진 문제가 제한된 간호시간 안에 다 해결될 수 있다고 믿지 말아야 한다는 점이다.

(1) 스트레스원의 노출을 예방하거나 감소시킨다.

여러 가지 건강문제나 사회문제를 가진 대가족이 있다면 이 문제 모두를 교정할 수는 없다. 그러나 몇 개의 구체적 요구에 목표를 맞추어 확실한 활동을 전개한다면 가족생활의 질은 향상될 수 있을 것이다.

(2) 지지 체계를 강화시킨다.

어떤 가족은 활용할 수 있는 자원을 알고 있지 못하거나 사용할 수 있는 기술이 부족한 경우가 있다. 간호사는 정보를 주거나 가족이 이러한 자원에 접근할 수 있도록 가족을 지도해 주는 데 도움이 될 수 있는 어떤 지지자원을 모르고 소개하지 못하는 경우도 있다. 부적응으로 보이는 가족구성원들은 기대했던 것보다 더 잘해 내는 것을 볼 수 있다. 일단 지지 활동이 시작되면 피드백을 하면서 지지 활동을 지속한다.

(3) 가족 조직 개선

혼돈 가족은 보다 질서 잡힌 세계를 접한 경험이 거의 없기 때문에 간단한 구조와 규칙이 가져다주는 이득에 대하여 무지하다. 또한 경직된 가족은 상황을 다르게 처리하는 방법을 시도해 볼 생각조차 하지 못한다. 조직에 약간의 변화를 시도해 보도록 가족을 돕는 일은 가족이 필요한 방향으로 나아가는 데 도움이 된다.

5. 고위험 가족의 간호중재이론

1) 가족갈등이론(Family Conflict Theory)

가족 체계는 사회와 국가와 마찬가지로 결속된 인간관계로 구성되어 있는 까닭에 모든 집단 내에서 일어나는 상호작용의 한 형태로서 갈등을 피할 수 없으며 항상적인 수준의 갈등을 경험하게 된다. 가족이 성장하면서 계속 변화하는 가운데 상호작용하기 때문이며 변화란 그 이유가 무엇이든 간에 항상 긴장과 갈등을 초래하기 때문이다.

갈등이 억제되면 변화하는 상황에 적응하기 어렵고 적대감이 누적되면 집단결속이 침식된다. 기능적인 가족은 갈등을 긍정적으로 처리할 줄 알기 때문에 심각한 갈등이 일어날 가능성이 적다. 반면에 기능부전 가족은 가족단위에서 문제를 해결하지 못하고 갈등 당사자간에 문제를 조정하도록 방치하든가 갈등의 초점에 대한 근본적 해결없이 가족의 안녕 또는 애정을 위해 견해 차이를 좁히지 못하고 문제를 덮어버리거나 서로 동의하지 않는 점에 동의하고 방치해 버린다.

(1) 정의

가족갈등이란 두 명 이상으로 구성된 상호 의존적인 가족관계에서 표출된 투쟁을 말하는데, 이때 갈등 당사자는 상대방과 목표가 상충한다든가 자신의 몫이 줄어든다든가 상대방이 자신의 목표를 방해한다고 지각되는 상황에서 표출되는 투쟁을 말한다(Wilmot 등, 1978).

(2) 갈등의 본질

가족은 갈등이 갖고 있는 본질을 이해함으로써 갈등의 긍정적 의미를 이해하고 갈등을 통하여 보다 큰 통합을 이룩할 수 있음을 알게 된다. 갈등의 특성을 〈표 4-5〉에 정리하였다. 갈등이 존재하지 않는다는 것이 가족결속의 강도나 안정도를 측정하는 기준이 아니다(Simmel, 1995). 갈등 해결은 가족 상호작용의 주요 과제이다. 가족, 특히 부부는 건설적 갈등 처리방법을 학습할 필요가 있다. 갈등 해결방법에는 다양한 방법이 있지만 갈등을 공개적으로 논의하고 갈등 해결방법에 대하여 터놓고 이야기할 수 있다면 건설적인 갈등처리가 가능하게 된다. 부모는 자녀 앞에서 갈등표현 및 갈등의 차이와 해결방법에 대하여 솔직하게 표현함으로써 자녀에게 갈등처리의 역할모델을 제시할 수 있다.

〈표 4-5〉 갈등의 특성

① 갈등은 분열을 해결하고 일치에 도달하기 위한 하나의 방법이다.
② 친밀한 가족관계는 '애정과 증오'라는 양면성이 존재하고 가족관계를 깨뜨리는 것을 두려워하기 때문에 증오감을 억누르게 된다.
③ 갈등은 지속적인 관계를 유지시키는 데 때로는 필수적이다. 즉 가족구성원은 서로간의 원한, 적대감정의 표출 없이는 무력감 내지 위축감을 느끼게 된다. 그러나 적대감을 상대방에게 노출시켜 그 정도를 감소시킴으로써 관계를 유지시킬 수 있으며 적대감을 숨기는 것은 오히려 관계지속에 있어서 해로울 뿐이다.
④ 친밀한 관계일수록 갈등으로 인해 심한 위협을 받기 때문에 갈등의 강도는 높아지고 폭발하게 된다.
⑤ 작은 규모의 친밀한 집단 내의 갈등과 적대감은 결속을 위해 종종 억압된다.

(3) 갈등의 양상

자신에 대한 관심도가 낮고 협동성이 낮을 때 갈등을 회피한다. 자신에 대한 관심도는 높고 타인에 대한 협동면은 낮을 때 높은 주장성과 공격성을 지니며, 경쟁적이고 이기적으로 보인다. 반대로 자신에 대한 관심은 낮고 타인에 대한 관심만 높을 때 상황에 적응하게 되며, 자신과 타인의 욕구를 모두 만족시키는 선이 될 때를 제휴라고 한다. 양자가 조금씩 손해를 보는 선에서 자신들의 욕구를 부분적으로 충족시키는 해결책을 취하는 것을 타협이라고 한다(Kilmann & Thomas, 1975).

(4) 갈등과정

갈등은 하나의 과정으로 진행하고 각 단계는 원인과 발단 및 진행, 종결, 여파의 단계를 거친다(Filly, 1975).

① 선행조건단계

가족구성원의 책임과 역할 기대에 대한 한계의 모호성과 희소한 자원에 대한 경쟁, 한 가족구성원에 대한 건강치 못한 의존, 과거의 부정적 의사결정 경험, 이전에 해결되지 못한 가족갈등의 기억 등이 이에 해당한다.

② 좌절인식단계

가족구성원들은 가족 중 누군가가 자신의 욕구 충족을 방해하고 있다는 사실을 인식하고 좌절을 하게 된다. 이때 갈등이 계속되면 자신이 보다 불리하다고 느끼게 될 경우에는 갈등을 철회하고(후회, 사과) 갈등은 끝난다.

③ 갈등심화단계

이 단계에 와서 갈등은 언어적, 비언어적 메시지에 의해 상대방에게 명백히 전달된다. 갈등이 오래 지속될수록 좌절은 심화되고 갈등 당사자들은 서로를 더욱 싫어하게 된다.

④ 해결/미해결단계

갈등심화단계에서 갈등 당사자들은 건설적이고 만족스러운 방법으로 해결될 수도 있고, 파괴적이고 비생산적인 방법으로 진전될 수도 있다.

⑤ 여파단계

이 단계는 갈등에 따라오는 반응과 미래의 상호작용에 영향을 준다. 갈등의 해결 양상 또는 미해결 양상은 가족의 기억 속에 저장되었다가 미래의 갈등 유형에 영향을 주게 된다.

⑥ 해소단계

갈등이 가족 체계의 균형 유지에 영향을 주지 않는 식으로 제거되는 단계를 말한다.

(5) 가족갈등요인

① 반응의 상호성

가족구성원은 감정적 호소와 공정한 싸움 및 약속, 의뢰, 상부상조를 통해서 의사소통과 정을 유지하게 된다. 그러나 서로가 서로를 거부하면 의사소통이 불가능해지며 이러한 갈등현상은 상대방에게 비슷한 반응을 불러일으키게 된다. 즉 강압적 전략이나 인신공격 같은 부정적 행동은 상대방에게서도 유사한 반응을 불러일으킨다.

② 비용과 보상의 불균형

한 가족구성원이 가족의 규칙과 가족에 대한 의무를 다하고 압력에 견디는 등 가정생활을 유지하는 데 드는 희생과 노력 및 비용이 거기서 얻게 되는 정서적, 경제적 보상보다 더 크다고 여기게 될 때 갈등이 일어난다. 즉 가족구성원은 그 체계에 남아 있음으로써 얻는 보상이 그곳을 떠남으로써 얻는 보상보다 더 크다고 생각할 때 그 체계를 유지하며 그 반대가 될 때에는 그곳을 떠나고 싶어 한다. 그러므로 갈등을 피하기 위해서는 가족 체계 안에 남아 있는 것을 정당화시킬 만한 충분한 보상이 있어야 한다.

③ 가족갈등 시의 역할과 규칙

가족 안에서 갈등이 처리되는 방식은 가족 내의 역할과 규칙 수행방식과 상관관계가 있다. 가족은 역할과 가족 내 규칙에 대하여 나름대로 기대를 가지고 있는데 가족구성원이 역할이나 규칙을 수행할 준비가 되어 있지 않을 때 갈등이 야기된다. 성 역할에 대한 고정관념 역시 효과적인 의사결정을 방해하며 부부갈등을 심화시키게 된다. 우리 사회에서는 남성은 감정표현을 억제하고 신체적 폭력을 허용하는 식으로 훈련되고 여성은 감정의 과잉노출을 허용 받으며 양육된다.

④ 가족 유형과 부부 유형

가족의 유형과 구조가 갈등형태에 영향을 준다. 부부 상호작용 유형에 따라 갈등에 대한 반응 양상에 차이가 있다. 〈표 4-6〉에 가족 유형을 제시하였다.

〈표 4-6〉 가족 유형과 갈등

유형	특성
전통형	전통형은 전통적인 성 역할에 대한 신념 체계를 지지하면서 신체적, 심리적 공유를 요구하기 때문에 상호 의존성이 매우 높으며 물리적, 정서면에 있어서 부부간에 경계가 분명치 않고 유형화된 성 역할을 수행하며 갈등을 회피한다.
분리형	분리형 부부는 사람과 문제로부터 거리를 둠으로써 갈등을 회피하는 동시에 서로의 자율성을 추구하며 공유하는 부분이 적기 때문에 갈등이 적다.
독립형	독립형 부부는 불확실성과 변화를 수용하며 성 역할 수행에 있어서 융통성이 있으며 갈등을 회피하지 않고 직접적인 의사소통을 하는 특성을 보인다.
가족발달 단계형	부부 갈등 양상은 결혼 후 첫 2년 동안에 독특한 갈등 양상을 형성하게 되며 그 양상은 그 이후 평생 유지된다고 한다(Raush 외, 1974). 2년 후부터는 가족의 발달단계에 따라 가족원이 담당해야 할 역할의 재조정의 필요에 따라 갈등이 초래되기도 하고 사라지기도 한다.

(6) 부정적 갈등 표현 유형

갈등 표현에서 부정적 유형, 즉 파괴적 유형에는 암묵적 갈등 표현과 갈등 노출 유형이 있다. 부정적 갈등 표현 유형을 〈표 4-7〉에 정리하였다.

〈표 4-7〉 갈등 표현의 부정적 유형

유형	종류	내용
암묵적 유형	부인	갈등이 있음에도 불구하고 언어적 표현으로는 갈등을 부인한다.
	취소	분노했음에도 불구하고 갈등을 드러내기보다 숨기는 편이 유익하다고 생각했을 때 갈등을 취소한다.
	대처	자신의 분노를 직접적으로 표출할 수 없을 때 분노를 표출할 다른 분출구를 찾게 된다. 자녀 가운데 한 사람 또는 배우자, 며느리 등이 표적이 된다.
	소원	적대감을 가진 가족구성원들이 서로 못 본 척함으로써 갈등을 안으로 숨기면서 누적시킨다. 이런 상황은 이 기간이 길어질수록 폭발할 경우 상황이 심각해진다.
	가상호형	자부심이 강한 가족에게서 볼 수 있는데 갈등이 있음에도 이를 숨기고 완벽하게 행복한 가족으로 보이기 때문에 가족이 해결할 수 없으리만큼 심각한 문제가 발생하지 않는 한 갈등이 외부로 나타나지 않는다.

공공 노출형	언어적 공격	갈등 시 가족구성원이 상대방에 대한 분노를 표출시키는데 일부러 상대방의 감정을 상하도록 하는 언어들, 예컨대 저주, 욕설, 참을 수 없는 모욕적 언어 등을 사용하여 언어적 학대를 하는 것으로서, 이때 사용한 언어는 항상 그 갈등의 결과에 영향을 미치며 갈등을 급속히 악화시키는 결과를 낳는다.
	신체적 공격	가족 내의 갈등을 해결하기 위하여 부모-자녀 간의 70%, 부부간의 30~45%에서 신체적 수단을 사용한다고 보고되고 있다. 그런데 신체적 공격은 갈등을 해결하는 대신 더욱 많은 신체적 폭력을 야기시키며 폭력의 악순환을 초래한다. 이는 아내나 자녀에게 폭력을 사용하는 사람들이 아동기에 부모가 서로 때리는 것을 보면서 자랐거나 그 자신이 부모에게 맞으면서 자란 학대받은 아동이었던 경우가 많은 것을 보아도 알 수 있다. 부모가 서로 때리는 것을 보면서 자라난 아동들은 후에 결혼해서 자신의 배우자를 때리는 경향이 있으며 이러한 신체적 공격은 습관화될 만큼 자주 일어나게 된다. 이렇게 부모의 폭력을 자녀에게 노출시키는 것은 그런 폭력적 행동이 부부의 역할이나 부모의 역할로서 적절한 행동임을 자녀에게 은연중에 가르치게 되기 때문이다.

(7) 건설적 갈등해결

① 건설적 갈등해결 요소

갈등은 가족생활을 하는 데 항상 존재하는데 건설적으로 갈등을 해결하는 사람의 특성은 매사에 공정하고 지속적인 의사소통을 하며 성숙, 발달, 창의성을 보여줌으로써 갈등이 더 이상 심화되는 것을 예방한다.

② 건설적 해결의 특징

첫째, 모든 가족구성원이 지속적인 의사소통의 기회를 가진다. 둘째, 감정을 억압하지 않고 표출시킨다. 셋째, 서로의 이야기를 경청한다. 넷째, 갈등을 야기시킨 문제 자체에만 초점을 두며 결코 과거의 갈등으로 소급시키지 않는다. 다섯째, 서로의 가치, 소망, 의견이 다를 수 있음을 인정한다. 여섯째, 갈등이 해결될 수 있으며 갈등을 통해 성숙하게 되리라 기대한다. 일곱째, 갈등을 통해 규칙이 정해진다. 여덟째, 문제해결이 곧 차이점에 대한 해결과정임을 이해한다. 아홉째, 타인의 행동에 대해 가족 누구도 권력이나 통제를 행사하지 않는다.

갈등을 건설적으로 처리할 줄 아는 가족은 사고와 감정을 구분할 줄 알며, 가족 개인의 욕구를 충족시키는 동시에 가족 체계도 풍부해져야 함을 알기 때문에 융통성 있게 서로를 수용할 줄 안다. 그러나 미분화된 가족은 사고와 감정을 구분할 줄 모르고 가족의 새로운 변화를 안정을 깨뜨리는 위협요소로 간주하여 받아들이지 못한다.

(8) 건설적 갈등 해결전략

① 경청(listening)

경청은 상대방을 판단함이 없이 상대방의 입장에 서서 상대방의 언어적, 비언어적 의미까지 듣기 때문에 논란이 되는 문제의 핵심을 이해할 수 있고 상대방을 이해하고자 하는 태도를 갖게 해 주기 때문에 긴장을 감소시키고 갈등을 진정시켜 준다.

② 공정한 싸움

공정한 싸움이란 가족구성원이 갈등 시 부정적 의사소통을 하게 될 때 상대방을 야비하게 다루지 않고 자신의 감정을 분출시키는 것이다. 서로의 의견이 일치하지 않더라도 상대방을 비방하거나 억압하지 않고 진실한 태도로서 현재의 갈등문제에만 초점을 두며 결과가 긴장완화에 도움이 되도록 하는 의사소통 태도를 말한다. 가족의 갈등은 긍정적 의사소통을 통하여 누적되지 않도록 해야 한다. 사소한 갈등이라도 누적되는 경우 큰 갈등으로 진전하게 되어 확산하게 된다.

(9) 해결되지 않는 갈등

갈등이 해결되지 않으면 가족구성원들 간에 심리적, 신체적 거리감이 생기고 분리가 촉진되어서 가족구성원 모두에게 영향을 미친다. 결혼 초기의 해결되지 않은 갈등은 이혼, 별거를 초래하게 된다.

2) 가족위기이론(Family Crisis Theory)

가족은 가족의 탄생부터 가족의 해체에 이르기까지 생의 순환주기를 거치면서 발달하는 과정을 거치게 된다. 생의 발달단계의 한 단계에서 다음 단계로 들어가면서 새로운 역할이 출현하며 이 역할에 적응을 요구하는 동적인 과정인데 이 변화과정을 거치면서 필연적으로 성숙위기와 상황위기를 맞게 된다. 왜냐하면 가족도 개인과 마찬가지로 발달단계를 거치면서 성숙하게 되며 새로운 적응전략을 요구하는 상황을 맞게 되기 때문이다.

(1) 위기의 본질

인간은 문제발생 시 평소에 알고 있는 적응기전을 사용하여 평형 상태를 유지한다. 그런

데 위기가 발생할 때에는 이것이 소용없게 된다. 다시 말해 개인이 지금까지 사용하던 문제해결전략으로는 해결하기 어려운 상황이 초래됨으로써 평형 상태의 불균형과 파괴현상이 온다. 따라서 지금까지와는 전혀 다른 새로운 반응, 즉 새로운 심리조직과 행동을 요구하는 도전을 말하는데 이 상황을 잘 해결하면 정서적 성장의 기회가 되거나 그것을 촉진시켜주는 기회가 될 수 있는 개체의 성장을 촉진시키는 잠재력을 지니고 있는 인생의 전환적 계기가 되는 상황이나 사건을 말한다.

(2) 위기의 종류

위기의 종류에는 일반적으로 생의 발달과정상 겪게 되는 발달위기 또는 성숙위기와 상황의 변동으로 생기는 상황위기가 있다.

① 성숙위기, 발달위기(maturational crisis, developmental crisis)

인간은 출생에서부터 사망하기까지 단계별로 이룩해야 할 과제가 있는데 이 과제란 외부로부터 역할의 변화가 요구되는 때를 말하는 것으로서 개인은 이 새로운 역할을 수행할 수 있어야 하는데 이를 수행할 능력 또는 의사가 없을 때 발생하는 위기를 말한다. Erikson은 발달단계에 따른 역할을 성공적으로 수행하기 위해 필요한 과제를 다음 발달단계 돌입 이전에 학습해야 하며, 이 과제를 학습하지 못할 때 실패의 결과가 남게 된다고 하였으며, 인간이 새로운 발달과제를 학습해야 하는 시기를 단계별로 나누었다.

성숙위기가 발생할 수 있는 구체적인 생의 사건의 예는 첫 학교 입학, 초경, 첫 출근일, 결혼, 임신, 첫 아이의 학교 입학, 자녀 출가, 폐경, 정년퇴직, 임종 등이다.

② 상황위기(situational crisis, accidental crisis)

상황위기는 예기치 못한 불행이나 상실로 말미암아 갑자기 발생하며 따라서 평상시의 해결기전을 사용할 수 없게 되고 예견지도가 불가능할 때 일어난다. 이러한 예는 가족의 갑작스런 죽음, 질병, 재해, 실직, 사고, 입원, 강간, 이혼, 전쟁, 파산, 미숙아 또는 불구·장애아 출생 등이다. Holmes & Rahe(1967)는 개인 생의 위기의 종류와 강도를 점수화하였다. 홍강의 등(1982)이 다음 〈표 4-8〉과 같이 사회 재적응 척도를 발표하였다. 척도의 계산방법은 2년 이내에 일어나는 사건의 점수를 합하여 다음과 같은 점수 이상일 때 문제가 발생한다고 본다.

〈표 4-8〉 사회 적응 척도와 건강 수준

사회 재적응 척도	건강 수준
0-150	심각한 문제없음
150-199	가벼운 생의 위기 및 질병 가능성 33%
200-299	중간 정도의 생의 위기 및 질병 가능성 50%
300 이상	심각한 생의 위기 및 질병 가능성 80%

(3) 위기의 특징

Lindemann은 1942년 11월에 코코넛그로브 나이트클럽의 대형 화재사건의 사상자와 그 가족에게 정신과적 도움을 주도록 요청을 받아 그 생존자들에 대한 연구 결과 위기 시에 신체적 반응으로서 한숨, 피곤, 기운 없음, 소화기 장애, 초조, 활동하고 싶은 욕구, 심리적 반응으로서 죄의식, 적대감, 죽은 사람에 대한 강박관념, 환시, 인지적 불확실성, 상황이 가져올 결과를 예측하지 못함, 불안, 긴장감 고조, 무력감을 느꼈고, 생리적 반응으로는 수면 장애, 소화 장애, 근육긴장, 숨 가쁨, 화를 냄 등 기능의 저하가 오며 때로는 일상생활이 전혀 수행되지 않을 수도 있음을 보고하였다.

위기의 특징 가운데 하나는 위기 지속기간이 4~6주간의 자기 제한적이라는 것이며, 이 기간 안에 중재가 주어져야 한다는 점이다. 그래서 가족 간호사는 이 기간 안에 신속히 필요로 하는 중재를 하여야 한다.

(4) 위기의 단계

Fink(1967)는 위기의 단계를 다음과 같이 정리하였다.

① 충격단계(shock phase)

최고의 스트레스, 불안, 무력감, 혼돈, 공황이 따르고 이인화 감정(depersonalization)이 생긴다. 이 기간은 개인에 따라 다르나 비교적 짧으며 대략 1~2시간, 경우에 따라서는 2일간 계속된다.

② 현실화 단계(realization phase)

불안이 상승하고 공황 상태가 되어 상황의 현실이 무가치하게 느껴진다. 이때 판단력 기능이 손상되어 논리적인 대화나 사고가 어렵게 되며 평상시의 사회적 통제력이 파괴된다.

개인은 외부의 도움을 필요로 하게 되며 보통 보건의료팀과 접촉하게 된다.

③ 방어단계(defensive retreat phase)

충격으로부터 다시 현실로 들어오는 상태. 상황이 현실임을 느끼게 된다. 이 단계에서 현실에서 후퇴하여 공상 속으로 빠져들거나 언어적, 비언어적 언어로서 절망적인 분노를 나타내는 경우, 또는 파괴적 행동을 하게 되는데 보건의료팀은 이 단계의 대상자에게 위기중재방법에 의해 도움을 준다.

④ 승인단계(recoil or acknowledgement phase)

이 단계는 다시금 상황을 인식하는 때로서 현실이 가혹하게 느껴져 긴장과 불안이 상승하여 비탄에 젖게 된다. 이때 문제해결을 위한 재인식과 재구조화를 거친다. 문제의 재인식, 재구조화가 오기 이전에 자아개념이 파괴되고 자아 조절 능력이 붕괴되면 영구히 현실로 나오지 못하거나 또는 자살할 수 있다.

⑤ 적응변화단계(resolution or adaptation and change phase)

상황에 대하여 새로운 통찰력과 새로운 적응방법을 알게 된다. 위기 상황을 긍정적인 방법으로 인식하고 고통스런 사실에 접해서도 자신을 새롭게 통합시킬 수 있다. 사실에 대한 감정표현을 할 수 있고 새로운 자아개념과 새로운 삶의 스타일을 개발하게 되며 과거보다 더욱 성숙한 인격을 갖게 된다.

(5) 위기중재방법

Caplan(1965)은 위기 상황에 처해 있는 대상자로 하여금 발전적인 방향으로 위기 상황을 처리하기 위해서는 다음과 같은 접근방식을 취해야 한다고 제시하였다.

〈표 4-9〉 위기간호 원칙

① 대상자 스스로 관리할 수 있을 만큼, 즉 한꺼번에 너무 많은 양의 위기에 폭로시키지 않는다. 사실을 덮어두지 말고 상황에 대한 진실을 찾아낼 수 있도록 한다. 상황의 진실을 알도록 하는 것이 건강한 위기 대처방법이다.
② "모든 것이 잘 될 것이다"라고 잘못된 확신을 주면 안 된다. 이것은 대상자의 의존심을 고무시키고 약점을 강화시켜 주며 자존심과 자아 강화감각을 훼손시킴으로써 유아기적 역할로 퇴행시켜 품위를 잃게 하는 결과를 초래한다.
③ 다른 사람을 비난함으로써 진실을 회피하게 하면 안 된다. 다른 사람을 비난하는 것은 가까운 장래에 곧 직면해야만 하는 진실을 회피하게 하는 것이기 때문이다.

④ 위기 상황은 개인을 비조직화하고 개념 파악을 어렵게 만듦으로써 일상생활이 어렵게 되고 부적응 행위-병리적 변화가 나타날 수 있다. 따라서 위기기간 내에 잘 처리함으로써 새로운 문제 해결방법을 배우게 하여 앞으로의 위기 상황에 스스로 대처할 수 있게 하는 것이 목적이다.

6. 가족 건강증진

전통적으로 보건의료 체계에서 개인의 질병 치료와 가족의 비기능적 측면에 주력해 왔다. 그러나 핵가족화와 개인주의 확대로 가족이 위기를 맞으면서 가족의 건강증진에 대한 관심이 커졌다. 1980년에 들어서 가족을 주제로 열린 미국 백악관 집담회에서 개인의 질병과 사망 및 건강을 위하여 가족의 기능을 향상시키고 건강한 가족생활 양식의 권장을 목표로 하여 국가적으로는 가족 삶의 질 향상을 위한 가족 건강문제의 예방과 가족 건강증진을 통한 사회적 건강을 추구하게 되었다.

국가 건강증진사업의 예방적 목표는 예기치 않은 상해를 감소시키고 직업적 안전과 건강증진 및 환경보건, 식품과 의약품 안전, 구강보건의 향상이다. 구체적인 예방 목표는 분야별 건강증진의 향상과 만성 퇴행성 질환의 조기발견과 치료 및 HIV 감염과 성병 예방, 예방접종 인구의 증대, 감염성 질환의 감소 등이다(남정자, 2000). 이러한 국가사업 또한 가족을 단위로 사업을 추진하면 보다 효율적으로 목표를 달성될 것이다.

가정폭력과 학대적 행동의 감소는 가족과 개인의 건강에 관련되며 가족 의사소통 양상과 권한문제, 의사결정 등은 폭력적 행동에 영향을 준다. 개인의 분노가 부정적 표현과 부적절한 갈등의 표현방법으로 폭력이나 학대적인 행동으로 나타날 것이다. 학대와 폭력을 예방하기 위한 개인과 가족을 대상으로 한 간호전략은 가족 건강을 개선할 것이다.

1990년대 들어 미국에서 건강증진과 가족 건강의 중요성에 대한 국가적 차원의 강조와 가족의 가치로 돌아가자는 사회적 분위기로 인해 보건의료인과 가족 연구가 및 사회학자, 심리학자, 사회사업가들이 가족의 질적 수준을 향상시키기 위한 노력을 하였다. 1984년에 건강 전문인으로 구성된 가족관계국가협의회(National Council of Family Relations)가 생애주기에 따라 가족의 건강과 질병에 관심을 갖고 가족 건강을 국가사업으로 확립하였다. 가족 건강에 대한 국제적 관심이 점점 높아짐에 따라서 UN은 1994년을 "가족의 해"로 지정하였다.

체계의 한 단위로서 가족의 건강을 발전시키고 가족으로 하여금 건강증진의 가치를 알도록 북돋우면서, 가족의 생활양식으로 스며들게 하는 것이야말로 오늘날 가족 간호 실무가 지향해야 할 중요한 요소들이다. 건강증진은 행동으로 실천되기 위한 개인의 신념, 가치, 패턴이 가족 안에서 형성되고 미래 세대로까지 전수되도록 학습된다. 가족은 건강과 질병관리, 역할 모델, 자가간호 교육, 건강증진 행동 등 돌봄을 제공하는 일차적 책임이 있으며, 전 생애 동안 그리고 다양한 가족의 변천 과정에서 가족구성원을 돌보며, 급·만성 질병기간을 지내고 건강증진에서 상호 지지한다. 생애에 걸쳐 가족의 주요 임무는 사회의 기본 체계로서 가족의 건강을 유지하고 증진시키는 것이다.

1) 가족 건강증진의 정의

'가족 건강'과 '가족 건강증진'이라는 두 용어는 서로 혼동하여 사용해서는 안 된다. '가족 건강'의 개념은 생리적, 심리적, 사회적, 영적 측면에서 가족의 기능적과 비기능적인 측면을 언급하고 있는 반면, '가족 건강증진'은 좋은 가족 건강을 이루기 위해 행해지는 것이다.

가족의 건강과 위기 주기의 1단계에서 가족 건강증진이나 가족 건강을 논할 때 가족 건강증진에 대한 일치된 정의가 필수적이다. Bomar는 가족 건강증진을 가족의 안녕과 삶의 질을 향상시키기 위해 행해지는 행동들로 정의하였고(Bell J. M., 2007), Pender(1987)는 가족 건강증진은 가족의 안녕 수준을 높이고 잠재력을 실현하기 위한 직접적인 활동으로 정의하면서 가족구성원을 양육하고 가족 결속력을 유지하며 가장 높은 수준의 건강 잠재력에 도달하기 위해 일생 동안 이루어지는 가족의 노력을 포함한다고 하였다.

과거 보건의료인은 개인과 가족의 하부 체계인 부부와 부모-자녀 체계 및 지역사회 건강문제에 관심을 두었다. 그러나 건강행위와 가치 및 건강행위 패턴이 가족 안에서 교육된다는 점에서 전체 가족단위의 건강증진을 조성하고자 하는 필요성이 높아졌다. 가족의 건강증진행위는 가족의 안녕 시기 및 위기 기간 동안 모두 중요하다. 가족은 환자의 신체적 요구를 들어주기 위해 노력하며 간호 제공자에게 휴식하도록 해주고 가족구성원이 건강증진과 건강 보호 활동을 하게 한다. 가족 건강증진의 예는 가족이 함께 휴식하는 시간 갖기와 위기 기간 동안 가족원의 요구에 관심 갖기 등을 포함한다.

가족 건강증진은 단위로서 가족을 강하게 하는 가족 활동이며 목표는 모든 가족원이 정신적, 신체적, 영적, 사회적 건강에 도달하는 것이다.

2) 가족 건강증진모형

Paul Pearsal은 "가족의 힘: 강점, 안위와 치유"(Power of the Family, 1991)에서 가족 건강증진을 위한 lay model을 제안하였다. 즉 가족을 격려하여 가족원이 가족관계를 강화하고 안위와 치유를 위해 가족의 내부 자원을 사용을 강조하였다. 중요한 점은 가족의 전체 일생이며 간호사는 가족이 함께 기능하도록 격려하며 가족의 건강을 증진시키기 위한 전략을 사용할 것을 제언하였다.

간호 현장과 학계는 지난 10년 간 가족 건강증진을 중요한 사항으로 받아들여졌으나 가족 중심의 건강증진 중재의 효과에 대한 보고는 적다. Bomar(1991)는 가족 간호사와 접촉한 지 6개월 후 부모의 건강증진 생활양식에 유의한 변화가 있었다고 하였다. 가족 건강을 증진시키기 위한 효과적인 중재법에 대해 더 많은 연구가 이루어져야 하겠다.

대부분의 건강증진모형은 개인이나 집단을 대상으로 하나, 근래에 Loveland-Cherry(Wright, 2009)는 Pender(1987)의 건강증진모형을 적용하여 가족의 건강증진모형을 제안하였다. 건강증진행위에 관여하는 가족의 가능성은 가족 전체의 건강 및 특정 행위와 관련되어 요인에 의해 영향 받는다고 하였다. 가족 건강증진 요인의 종류와 내용을 〈표 4-10〉에 제시하였다.

〈표 4-10〉 가족 건강증진의 관련 요인

요인	종류	내용
내적 요인	일반적 요인	가족 체계 유형
		인구학적 특성
		생물학적 특성
	건강 관련 요인	가족 건강사회화 패턴
		가족 건강의 정의
		지각된 가족 건강 상태
	특정 행동요인	지각된 건강증진행위의 장애성
		지각된 건강증진행위의 유익성
		이전의 관련 행위
		가족규범
		행위를 위한 체계간 지지
		상황적 영향
외적 요인	일반적 요인	가족 체계 유형
		인구학적 특성
		생물학적 특성
	건강 관련 요인	가족 건강사회화 패턴
		가족 건강의 정의
		지각된 가족 건강 상태
	특정 행동요인	지각된 건강증진행위의 장애성
		지각된 건강증진행위의 유익성
		이전의 관련 행위
		가족규범
		행위를 위한 체계간 지지
		상황적 영향

(1) 가족 내적 요인

가족 건강행위에 영향을 미치는 내적 요인에는 내부적 요인은 가족의 형태와 가족의 생활양식 패턴 및 가족과정, 가족구성원의 성격, 권력구조, 가족역할 모델, 대처전략 그리고 과정, 가족의 회복력과 문화를 포함한다. 먼저 가족발달에 따른 가족 건강 목표의 변화이다. 특히 분만기와 학령기 및 은퇴기는 가족 건강에 영향을 준다. 다음은 가족형태이다. 가족의 형태에 따라 취약성과 안전성 및 지속성, 재생성이 가능하다. 다음은 가족 유형에 따라 특히 독신자와 핵가족 및 다세대 가족, 맞벌이 가족 등은 유형에 적합한 가족 건강행위를 개발하여야 한다. 가족역동에 해당하는 의사소통 기술 및 유형과 사회적 지지 연결망, 가족 역할과 역할모델, 수직적 분화, 문화적 건강실무, 가치, 신념이 가족 건강행위에 영향을 준다. 마지막으로 가족 생활양식인 여가와 레크레이션 및 운동, 음식 형태, 수면 패턴, 성욕의 표현, 스트레스 관리, 대처전략, 위생, 질병행동, 가족의식, 종교적 신념이 가족 건강증진에 영향을 준다.

① 가족 유형과 가족 발달

융통성 있고 변화에 잘 적응하는 가족은 건강증진행위에 보다 더 관여한다. 취약 가족은 스트레스에 대처하느라 건강증진 활동들에 집중하지 못한다. 가족이 질병을 경험하면서 그들의 건강증진 생활양식에 변화가 오는데, 가족구성원이 질병에 걸렸을 때 돌보는 이의 건강증진 활동은 줄어든다. 가족의 발달단계와 발달과업의 성취는 건강해지고자 하는 가족의 능력에 영향을 미친다. 예를 들어 건강증진에 관한 주부의 능력은 아이들이 학령기이고 자신과 남편이 맞벌이 부부일 경우 영향을 받는다.

② 가족구조

현대는 가족구조가 보다 다양해져서 부부가 모두 직업을 가진 경우, 혼합 가족, 편부모 가족 그리고 취약 가족으로서 편부모가족, 집 없는 가족, 저소득 가족, 저소득 10대의 반쪽 배우자 가족, 이민가족, 저소득 노인가족이 증가하고 있다. 이와 같이 다양한 형태의 가족의 건강증진은 여러 가지 도전을 받는다. 예를 들어, 편모가족은 어머니와 자녀가 함께 할 시간이 없고, 역할 스트레스를 경험하며 빈약한 생활양식 패턴을 갖게 된다. 저소득 가족은 건강증진에는 거의 관심을 두지 못할 것이며 주거, 적당한 음식, 건강관리 같은 기본적 욕구에 급급할 것이다.

③ 가족과정

가족과정은 가족 경험에서 일어나는 계속적인 행동이나 연속적인 변화를 말한다. 건강한 가족의 가족과정의 본질은 기능적 의사소통과 가족 상호작용이며, 이것은 애정을 키워나가고 나누는 데 필수적이다. 언어적, 비언어적 의사소통을 통해 부모들은 행동을 가르치고 느낌과 가치를 나누며 가족 건강증진에 대한 의사결정을 한다. 의사소통에 의하여 가족이 적응하고 결속력을 발전시켜 나갈 수 있다.

④ 문화

가족의 신념, 태도, 생활양식 패턴에 대한 문화적 영향과 건강행위는 밀접하다. 종종 다른 문화에서는 건강 가치, 건강증진, 질병 예방에 대해 다른 정의를 내린다. 어떤 문화에서는 가족 레크리에이션이 시간낭비로 보일 수도 있으며, 스트레스 관리를 위한 이완이 게으름으로 여겨질 수 있다. 대상자는 자신의 건강신념과 가치에 갈등을 느껴 가족 간호사의 제안에 응하지 않을 수도 있다. 가족 간호사는 건강행위 변화를 제안하기에 앞서 그 가족의 문화와 건강신념을 사전평가하는 것이 중요하다.

⑤ 가족 생활양식 유형

생활양식 유형이 가족 건강에 영향을 미친다. 가족구성원 전체가 여가와 레크리에이션, 운동에 참여할 때 가족위기에 잘 대처할 수 있다(Curran, 1983). 함께 보내는 시간이 증가하면 가족의 친밀감이 증가하며 자녀가 있는 가족에서 부모는 건강행위의 실천과 신념을 자녀에게 가르친다. 좋은 식습관과 수면, 개인위생, 스트레스 관리, 금연, 절주에 대한 긍정적 행동은 부모에서 자녀 세대로 이어진다. 이는 '수직적 확산'이다. 또한 가족 중 한 명이 건강행위의 변화를 바꾸면 다른 가족원들에게 변화를 가져온다. 이는 '수평적 확산'이라고 한다.

⑥ 역할모델

가족은 구성원에게 부정적 혹은 긍정적 역할모델을 제시한다. 흡연, 마약과 알코올 사용, 영양불량, 무기력 등은 세대간 전수되는 부정적 역할모델의 결과이다(Loveland-Cherry, 1986). 스트레스 관리, 운동, 의사소통 기술 등은 부모와 형제, 조부모 같은 확대가족 구성원으로부터 배운다. 가족 간호사는 지역사회와 교회, 직장에서 건강 교육을 통해 긍정적인 가족역할의 모델을 강화시킨다.

⑦ 종교

가족 건강증진에 영향을 미치는 또 다른 요인으로는 종교가 있다. 종교와 가족 건강에 대한 연구에서 종교와 부부안녕 및 부부 만족도 사이에는 중요한 긍정적 관계가 있음을 나타냈다. Hanson(1983)은 42명의 편부모가족의 건강 연구에서 신앙과 아동의 정신적, 신체적 건강 간에 통계적으로 유의한 긍정적 관계가 있음을 보고하였다. Curran(1983) 또한 종교가 가족 건강에 있어 중요한 요소임을 주장하였다. 종교는 가족의 삶에 긍정적인 힘이 된다. 종교는 사회적 지지와 소속감의 원천이고 가족행위와 레크리에이션을 통해 가족의 연대감을 격려하며 가족의 삶에 의미를 부여하고 사랑, 용서, 인내, 희망, 믿음, 친절, 자아통제, 도덕, 정의, 평화를 촉진하며, 가족에게 위기가 나타나면 신의 도움을 이용하도록 격려하고 가족생활을 존중한다(Curran, 1983). 기독교문화에서 종교는 결혼과 세례성사 및 견진성사, 사망, 이혼 등과 같은 삶의 중요한 사건에 중요하다. 종교단체는 편부모가족, 혼합가족, 독신가족, 사별가족, 실직가족, 어린 자녀가족을 위한 지지그룹을 운영한다. 가족 간호사는 가족의 영적 건강을 사전평가하고 영적 신념을 지지하며 가족의 영적 욕구를 충족하도록 도와주고 가족의 발달위기와 생활위기에 영적 자원을 제공하며 가족의 삶에서 의미를 발견하도록 지지하여야 한다. 가족연대감, 가족 명예, 존경, 가족구성원 인권의 보호, 봉사, 기도, 헌금, 반성과 각오, 정직, 성실 등과 같은 요소에 의해 가족이 영적으로 강해진다(Fridedmann, 1989).

(2) 가족 외적 요인

가족 건강증진에 영향을 주는 가족 외적 요인은 물리적 환경과 사회적 환경이 있다. 사회적 환경요인은 국가의 경제와 가족과 건강정책 및 사회문화적 표준, 대중매체이고 물리적 환경요인은 환경적 위험요소인 소음과 공기 및 쓰레기, 혼잡, 화학제 등이 있다.

① 국가경제

국가경제는 가족의 경제적 건강에 직접적으로 영향을 미친다. 즉, 가족의 경제력은 가족의 기본적인 건강증진 요구를 충족시키기 위하여 중요하고 가족 생활양식의 질에 직접적인 영향을 미친다. 또한 의식주와 건강에 필요한 재화와 서비스는 가족의 삶에 기본이다. 가족 건강증진을 위하여 국가의 경제력은 필수적이고 국가의 경제력에 따라 가족 건강증진 사업의 성패가 결정된다.

② 가족의 경제적 자원

가족이 경제적으로 여유가 생기면 가족 건강증진을 위해 필요한 자원을 갖게 된다. 적절한 수입은 정서적 안녕에 기여하고 여가 활동을 제공한다. 사회 경제적 측면은 가족 건강증진에 있어 중요한 요소이다. 중산계층의 가족들은 건강증진과 예방적 행위를 하는 데에 빈민층보다 많이 참여한다. 운동기구와 의복, 활동을 위한 비용은 종종 저소득 가정이 부담할 수 없다. 또한 저소득 가족은 건강증진이나 예방보다 당장의 의식주 기본욕구 충족과 급성 질병의 치료가 더 관심을 갖는다. 취약 가족이 환경을 이기고 보다 나은 건강을 획득하도록 하는 것이 가족 간호사의 목표이다.

③ 가족정책

우리나라는 국가적 가족정책이 이제 막 시작되는 시기이다. 역사적으로 국가정책은 가족보다는 개인에 초점을 두어왔으며, 가족정책에 대한 논쟁은 고도로 정치화되고 건강관리의 총체적 접근이며 특히 세대간 지지와 가족의 다양성을 고려한 주택공급의 요구에 대해 치중한다.

④ 보건정책

국가와 시도 수준의 건강정책은 가족 건강의 질에 영향을 미친다. 지역사회는 식수를 제공하고 식수의 질을 감시하며 공중위생을 유지하고, 여가선용을 위한 공원을 유지하며, 저소득층과 노인가족에게 건강관리를 제공한다. 그러한 지역사회 서비스는 개인과 가족 건강을 강화한다. 국가 수준의 서비스는 의료보호를 통한 의료 지원과 국립공원의 유지, 건강증진 및 예방 프로그램, 저소득 가족을 위한 경제적 보조들을 포함한다. 국가 차원에서 가족 건강의 질을 향상시키기 위해 정책적, 경제적 지원이 필요하다. 특별히, 일생을 통한 개인의 일차건강관리, 아동 건강정책, 보다 많은 국립공원과 오락시설, 법률을 감시하고 발달시키며 건강정책을 실현하는 기관들, 취약 가족을 위한 경제적 지원 그리고 가족과 가족건강에 대한 연구가 필요하다. 가족 건강증진 생활양식의 변화에 의해서만 목표를 성취할 수 있다. 많은 정부기관들이 보건의료와 가족문제에 관여되어 있기 때문에 다양한 개인과 가족으로 이루어진 국가의 정책 결정 단체들 간의 협동이 필요하다.

⑤ 환경

가족 간호사는 건강에 영향을 미치는 환경적 문제들을 알아야 한다. 가족의 가시적·비가시적 생활환경은 결정적이다. 가족과 구성원들은 직업적 또는 비직업적으로 위험에 노출되어 있다. 모든 환경적 위험요소들이 감시되지는 않았지만 가족으로 하여금 환경적 위험

요소를 예방하고 제거하도록 교육하는 것이 매우 중요하다.

⑥ 매체

가족 건강에 대한 다른 영향은 시각적 인쇄매체들이다. 많은 광고들이 설탕, 소금, 지방이 많이 들어있는 식품과 알코올이 함유된 음료의 소비 그리고 담배 사용을 옹호한다. 건강증진 광고들은 일반적으로 중산층을 목표로 종종 알코올과 담배 광고 캠페인의 표적이 된다.

⑦ 과학과 기술

과학과 기술의 진보는 인간의 수명을 연장시켜 왔고, 입원기간을 단축시켰으며, 질병을 예방하고 치료하는 데 기여했다. 가족과 가족구성원의 건강증진에 관한 가치 있는 자원들, 효과적인 약물치료와 의료기구의 발달은 만성 질병을 앓고 있는 가족들에게 가정간호의 가능성을 보다 증가시켰다. 가족은 아픈 구성원에 대한 간호 제공자이며, 대부분 노인 간호를 제공한다. 때때로 가족의 안녕 상태는 가족 건강-위기 주기의 3단계에서 시작해서 8단계까지 진행된다.

3) 가족 건강증진을 위한 간호과정

가족 간호사는 가족의 건강증진을 촉진하는 데 결정적 역할을 한다. 가족의 안녕을 강화시키는 것은 질병기, 회복기, 스트레스 시기뿐만 아니라 안락한 시기에도 중요하다. 가족 간호의 일차 목표는 가족이 서로 활동하고 건강을 성취하고 유지하도록 힘을 북돋우어 주는데 있다. 가족 간호과정은 가족 사전평가, 목표설정, 중재, 건강 교육, 평가 그리고 추후관리를 포함한다.

Pender(1987)에 의하면 간호사-대상자 관계에는 4단계가 있다. 즉, 초기단계, 변화이행단계, 실천단계, 안정 및 추후관리단계이다. 초기 단계에서 간호사는 건강관리 요구를 확인한다. 그 다음 변화단계는 대상자가 간호사와의 관계를 유지할 것인지 아닌지를 결정하는 시기이다. 계속 여부에 대한 약속은 계약서에 서약을 함으로써 이루어진다. 실천단계에서는 간호사와 대상자 사이의 에너지가 진술된 목표를 달성하기 위해 소비된다. 즉 양자가 목표를 이루기 위해 서로 협동하며 계획을 고안해 내고, 주기적으로 만나 과정을 검토하며, 간호사가 결과를 평가해 주고, 강화를 제공하는 과정이 필요하다. 이와 같은 과정을 정기적으로 하는 것은 간호사와 가족 모두에게 신념이 필요하다. 과정의 최종평가와 추후관리 준비는 간호사-대상자 관계에서 종료단계에 해당된다. 가족 건강증진에서 가족의 건강을 위해 간호사의 철학적 입장을 〈표 4-11〉에 정리하였다. 가족 건강증진 요구와 중재는 각 가족마다 다르지만 간호사의 철학적 입장에 의해 영향을 받을 것이다.

〈표 4-11〉 가족 건강증진에서 간호사의 철학

① 가족은 궁극적으로 가족 건강에 책임이 있다.
② 가족은 부정적 방향뿐만 아니라 긍정적인 방향으로도 변화할 수 있는 힘을 지니고 있다.
③ 가족은 행동과 생활양식의 선택을 결정하기 위해 건강정보에 대해 알 권리가 있다.
④ 건강추구과정은 대인관계와 사회적 관계의 맥락에서 일어난다.
⑤ 가족은 자신의 가족 생활양식과 가족구조에 적당하고 모순되지 않는 건강행위만을 채택할 것이다.
⑥ 가족은 건강을 개선할 만한 잠재력을 가지고 있고 가족 간호사에 의해 강화될 수 있다.

(1) 가족 건강증진 사전평가

사전평가의 목적은 가족의 상호작용, 발달, 대처, 건강과정, 통합성 등의 조사를 통해 가족의 건강 상태를 결정짓기 위한 것이다. 간호사가 가족 건강을 사전평가하기 위한 모형은 다양하며, 가족 건강증진을 위한 간호모형은 구조적, 기능적 건강증진과 가족 체계의 건강 및 예방 요소들을 포함한다. 사전평가는 간호사로 하여금 건강을 증진시키는 가족의 힘과 방해하는 스트레스를 확인하도록 도와준다. 가족 간호중재는 가족의 통합과 가족기능과 역동의 유지, 환경관리, 상호작용증진, 부모 교육 등을 포함한다. 사전평가는 간호중재를 중심으로 접근할 수 있다.

(2) 가족계약

가족과 간호사는 건강증진을 위한 계약을 체결하여야 가족 건강을 강화시키고 개인 및 가족의 행동을 변화시키는 목표에 도달 가능성을 높다. 계약은 간호사와 개인 또는 가족이 상호 동의한 목표설정에 기초한다. 계약의 종류는 3가지가 있다. 첫째는 간호사/대상자 간의 계약인데, 이것은 대상자에 의해 결정된 목표 달성을 위해 할 일을 상호 약속하는 간호사와 대상자 사이의 동의이다. 두 번째 형태는 가상계약이다. 이 형태는 건강 전문가나 다른 지원자와 함께 목표설정과정과 비용 확인, 목표달성 시 보상 등을 확인한다. 가상계약의 목적은 목표에 도달하기 위해 필요한 행동을 재강화하기 위한 것이다. 계약의 세 번째 형태는 자가조절 계약이다. 대상자는 독립적으로 이 계약을 발전시키며, 건강행위증진을 목적으로 양자간에 계약이 형성된다.

계약은 생활양식의 변화를 주고 태도를 재형성하며 건강하지 못한 상호관계를 수정하는 데 유용하다. 구체적 요소가 체결되고 모든 가족구성원들이 서명할 때 가장 효과적이다. 계약의 단점은 시간을 소모하고, 건강 전문가와의 약속을 필요로 하며, 모든 가족원들이 참여해야 하고 주기적 재평가와 재협상이 필요하다.

(3) 가족 건강증진과 간호중재

작업단계에서 가족과 간호사는 가족의 생활양식을 변화시키기 위해 협력하며, 이것은 가족의 건강을 강화시킨다. 간호사는 가족과 협력하고 정보를 제공하며 용기를 북돋아 주고 가족의 생활양식을 변화시키기 위해 전략을 세운다. 이 과정은 힘북돋우기(empowerment)로 정의되며, 힘 북돋우기는 가족에게 목표를 달성하기 위해 도움이 되는 자원과 정보를 제공해 주는 과정이다. 가족의 목표는 스트레스나 위기에 대처하기 위해 행위를 강화시키거나, 가족의 행위 안에서 건강증진 활동을 포함하는 경우에 재구성될 수 있다. 위중한 질병으로 죽어가는 가족구성원은 가족과 지역사회에서 고독에 대처하는 방법, 자원과 사회적 지지를 얻는 방법들을 간호사에게 배움으로써 힘을 얻을 수 있다. 가족 힘북돋우기에서 중요한 것은 목표설정과 계획을 세우는 데 있어 간호사 주도적이 아닌 가족 전체가 참여해야 하며, 가족의 자기효능감 증진과 지식의 축적을 위한 교육 및 격려가 중요하다.

현대가족은 가족구성원 개인에만 중점을 둘 뿐 가족단위에 대해서는 잊고 있어 가족들이 함께 보내는 시간이 거의 없다. 부모가 음식과 안식처, 안전과 건강 그리고 교육을 제공할 뿐 가족과의 결합이나 친밀함을 위한 시간이 거의 없다. 건강문제가 있는 가족 구성원이라도 가족의 피로를 줄이기 위해서는 가족 전체가 가사에 함께 참여하는 것이다. 구체적 가족 간호중재 내용으로 가족과 개인의 일정 평가하기/남편과 아내에게 휴식과 개인 시간을 마련해 주기 위한 방법 토의/가족 연대감의 중요성에 대한 토의/자녀들과 함께 하는 부모로서의 시간과 부부 시간의 계획에 대한 격려하기를 가족과 함께 논의하여야 한다.

가족의 건강증진에서 간호사의 핵심적 역할은 가족의 일체감에 대한 가치를 높이고, 가족의 연대감을 인정하며, 하나의 단위를 형성하기 위한 행동을 계획하도록 격려하는 것이다. 또한 가족의 한 주일 일정을 가족계약을 통해 협상할 수 있다. 이것은 가족원들이 가족 시간을 우선시 하고 어느 누구도 이것을 방해할 수 없게 하는 것이다. 간호사는 가족을 위해 활동하는 지역사회 기관과 상담할 수 있도록 정보를 활용하여 도와줄 수 있다. 가족은 그들의 삶의 과정 동안 위기와 스트레스를 경험하게 되며, 이때 가족의 회복과 응집력, 자원은 그들의 위기와 스트레스에 대처하는 방법에 영향을 미친다.

가족 간호사의 목표는 가족의 회복을 촉진시키고 과중한 스트레스를 완화시키며, 자원을 이용하고, 스트레스 사건이나 위기로부터 돌아 나오게 하는데 필요한 변화와 협상전략에 가족이 적응하게 하는 것이다. 간호사는 가족이 생활 변화에 참여하고, 가족의 일상사에 필요한 조정을 하며, 역할과 관계를 평가하고, 사건을 인지적으로 재구성할 수 있도록 가르친다. 또한 가족은 전체로서의 가족 요구와 개인의 요구 모두를 충족시킬 수 있어야 한다. 이를 위해서 가족구성원은 혼자만의 시간을 가짐으로써 자아감의 개발과 영적 성장을 기할 수 있는데, 이를 '개별화' 라고 한다. 가족은 또한 가족 시간의 계획을 필요로 하는데, 이때 가족은 '소속감'과 '일치감' 또는 '연대감'을 경험한다. 건강한 가족은 이러한 종류의 시간을 갖는다(Friedmann, 1989).

가족 연대감의 중요성은 강조될 필요가 있으며, 가족이 생활 스트레스와 위기에 보다 효과적으로 대처할 수 있도록 돕는다. 가족단위는 또한 가족의 축하행사, 의식, 정기적 가족활동 등을 통하여 향상된다. 가족의 만족감 수준을 평가하는 데 APGAR는 사용될 수 있다.

(4) 협력

합일점 또는 연대감을 촉진시키기 위한 다양한 활동들은 가족의 일체감과 친밀감을 조성한다(Freidman, 1989). 가족에게 협동을 자극하는 것은 보다 많은 가족 상호작용 시간을 주게 되며, 부인의 가사부담을 줄여준다. 예를 들어 가족구성원이 각각 가사노동을 분담하고 자녀의 학업을 부모가 같이 참여하는 것이다. Pearsall(1990)은 전체 가족이 규칙적으로 함께 식사하고 정기적으로 짜여진 가족 시간을 가지며, 같은 시간에 잠자리에 들고 일어나도록 계획하는 것으로 가족연대감이 조성될 수 있다고 제안하였다.

(5) 가족 건강증진 중재전략

간호사와 가족이 가족의 강점과 성장, 변화의 영역을 확인하게 되면, 가족은 그들의 목표에 순위를 매겨야 한다. 목표를 성취하기 위한 가족구성원의 약속은 가족 성공에 있어 결정적이다. 목표의 성취는 가족 상호작용 유형과 생활양식 패턴을 변화시키기 위해 동의를 하고 협상을 통해 계약함으로써 격려된다. 간호사는 계약을 협상하고 실행하도록 도울 수 있으며, 건강 교육자, 자원 발견자, 가족 건강증진 평가자로서 일할 수 있다.

간호사의 일차적 역할은 지역사회 자원에 대한 정보를 제공해 주고, 목표와 목표 달성을 위한 전략을 교육하는 것이다. 가족의 행동은 먼저 가족 체계의 변화에 동의하고 그들의 과정을 평가하는 것인데, 행동의 효과를 평가하기 위해서는 주기적 토의가 필요하다. 간호사가 가족지지, 예견된 지도, 가족 교육 그리고 가족의 성장을 돕기 위해 제공할 수 있는 영역은 다음과 같은 것을 들 수 있다. 구체적 간호중재의 종류를 〈표 4-12〉에 제시하였다.

〈표 4-12〉 가족 건강증진을 위한 간호중재

① 가족사건에 대처(출산, 급·만성 질환, 이별, 자녀의 죽음, 이혼, 사망, 은퇴 등)
② 가족과 개인의 식이 양상
③ 가족과 개인의 여가선용과 운동
④ 가족의 성(sexuality)
⑤ 가족의 수면과 휴식 양상
⑥ 가족의 환경 관리
⑦ 보건의료 이용에서 위험요소 줄이기
⑧ 통합과 개별화 사이의 균형 유지
⑨ 가족 체계와 가족 유지
⑩ 가족의 영성을 격려하기

경험이 적은 가족 간호사는 이러한 모든 분야에서 잘 할 수는 없지만, 가족을 위한 가족 여가시설, 놀이방, 의사소통 또는 가족역동의 이해 등 사회적 자원을 찾아 낼 수 있다. 가족요구와 가족 간호중재는 가족 발달주기에 따라서 차이가 있을 수 있다.

특히 신혼가족의 건강증진은 가족 건강에 아주 중요한 요인이고 건강한 결혼생활을 증진시키는 것이다. 가족 간호사는 신혼가족에게 다음과 같은 사항을 제안할 수 있다. 먼저 결혼생활을 우선시한다. 둘째, 규칙적으로 대화한다. 셋째, 평상시 하는 일에 용기를 북돋워 준다. 넷째, 가족 유지와 부부문제에 대해 대화를 계획한다. 다섯째, 협상과 갈등 해결을 위한 규칙을 세운다. 여섯째, 오락을 위한 활동을 정기적으로 계획하여야 한다는 것이다.

건강한 가족의 발달을 위해 주요한 힘은 가족 화합을 위한 헌신과 협상된 가족목표의 공유이다. 가족 간호 수행의 중요한 측면은 어른이 개인, 부부, 고부, 부모-자녀, 가족 발달, 가족의 변화를 이해하고 가족에 가치를 두는데 도움을 주는 예견 지도를 제공하는 것이다.

(6) 건강 교육과 예견된 지도

건강한 가족과 일하는 간호사는 가족의 인식을 깨우치고, 가족의 풍요로움을 북돋아 주며, 가족을 건강하고 풍부하게 하는 사회적 시설, 자원에 대한 정보를 제공한다. 사회적 자원의 좋은 예는, 지역사회 가족복지 프로그램이 있다. 이 프로그램에서는 '건강한 가족을 위한 생존기술'이라는 주제로 교회, 학교, 사회센터 그리고 병원에서 가족을 교육하며, 그 외에 약물, 알코올, 배우자와 아동학대예방 프로그램 등이 있다. 가족 간호사는 이용 가능한 사회적 자원에 관한 정보를 가족에게 제공할 수 있으며, 필요하면 적절성을 확인하기 위해 기관을 방문하여 관찰할 필요가 있다.

가족 간호사는 건강증진, 즉 기초 영양과 규칙적 운동, 예방적 건강 활동, 가족인식 등에 관해 교육하도록 준비한다. 지역사회단체 활동을 통해 가능한 가족 건강증진 프로그램에서는 다룰 수 있는 내용을 〈표 4-13〉에 정리하였다.

〈표 4-13〉 지역사회 활동에서 다루는 건강증진 내용

① 건강증진, 안녕, 질병 예방 그리고 생의 과정을 통해 발생하는 가족과 개인의 주요 문제에 관한 교육
② 생활양식과 건강문제를 가진 사람들에게 사회적 지지와 지지 체계를 제공하기 위한 자원봉사자들의 조정
③ 개인상담
④ 건강증진, 질병 예방, 만성 질병의 치료를 위한 감시와 부부 및 부모교실
⑤ 건강자원 기관으로서의 서비스 제공
⑥ 결손가족, 노인, 재혼가족을 위한 지지 그룹
⑦ 신념과 건강의 통합성 증진

많은 단체에서 부부대화 워크숍, 가족 요양지, 가족잡지, 사춘기 가족을 위한 부모교실, 혼합가족을 위한 지지, 동성애자들을 위한 지지그룹 등의 자원을 공급하고 있다.

(7) 종결단계

개인 또는 가족이 그들의 목표에 도달했을 때 간호사는 대상자를 만나는 회수를 줄여간다. 이 기간 동안 가족은 계획된 활동에 더욱 책임감을 갖게 되고, 문제를 해결하고 목표를 향한 그들의 진전을 평가하는 데 있어 스스로를 신뢰하게 된다.

(8) 평가 및 추후관리

추후관리는 간호중재의 마지막 단계이다. 이 기간 동안 건강증진을 위한 가족의 목표가 얼마나 성취되었는지 평가한다. 그리고 목표가 성취되지 않았다면 다른 선택이 논의되고 계획되어야 한다. 가족 생활양식에 바람직한 변화가 정착된 후 간호사는 가족과의 약속을 중단한다. 그러나 가족을 위해 약속, 전화, 주기적 방문을 통해 추후관리를 제공할 수 있

다. 가족은 어떻게 그들끼리 협상할 수 있는지 배우게 되고 가족 건강증진과 보호를 위해 다른 지역의 자원을 공급받을 수 있게 된다.

4) 건강증진과 가족 간호

건강증진을 위해 가족을 지지하는 것은 매우 중요하며, 가족 간호를 위한 주요 과업은 가족과 함께 동반자 관계에서 간호과정을 사용하는 것이다. 가족이 그들의 삶의 방식과 건강간호 목표를 성취하기 위한 길을 찾도록 돕고, 가족 건강증진문제를 위한 숙련가가 되게 하는 것이다. 이 목표는 가족 건강의 최고 수준으로 가족을 참여시키고, 유지하고 회복시키는 것이다.

가족의 건강과 질병 주기의 모든 단계에서 목적은 가족을 최고의 건강 수준으로 회복시키는 데 있다. 교회나 작업장 같은 지역사회에서 간호사는 가족 건강증진을 위한 프로그램을 제공할 수 있다. 은퇴, 아이의 출생, 사별 등과 같은 가족이나 개인의 이행기 동안의 역할변화, 영아기부터 노인에 이르기까지의 부모 역할, 개인이나 가족이 스트레스에 잘 적응하도록 하는 것이 프로그램의 주제가 될 수 있다. 편부모와 혼합가족에서 종종 예견적 지도, 가족의 건강증진 활동 그리고 부모와 계부모의 교육 등이 필요하다. 간호사는 모든 가족원이 그들 가족의 특성, 강점, 소속감 등을 주목해 보도록 격려할 수 있다. 간호사는 가족을 주제로 글을 쓰게 하고, 가족 간호를 격려하는 철학을 지지하며, 가족을 위한 지역사회 운동 및 가족 프로그램을 지지함으로써 가족을 옹호할 수 있다.

(1) 간호 교육

미국 간호대학에서 가족 간호의 표준화된 교육내용은 없다(Hanson, Heims & Julian, 1992; Hanson & Heims, 1992). 가족의 이론적 기틀에서 전통적인 내용뿐 아니라 학부와 대학원 과정에서 질병, 스트레스, 적응, 위기 등의 교육과정이 가족 건강증진의 내용에 포함되어야 한다. 그러나 현재 학생들은 가족 건강증진을 위해 거의 준비되지 않은 상태이다. 대부분의 교육과정은 급만성 신체적 질병, 정신사회적 문제, 지역사회 간호에 기반을 두고 있다. 우선적인 초점은 가족을 배경으로 한 개인에 두어야 한다. 지역사회에서 많은 가족과 건강한 가족에 관심을 두는 데에는 제한이 있다.

간호사가 국민의 건강이라는 목표에 이르기 위해 일정 역할을 수행할 수 있기 위해서는 간호 학부, 대학원 교육과정에 가족에 관한 내용을 포함시킬 필요가 있다. 학교에서는 학생들이 건강한 가족에게도 간호를 제공할 수 있는 혁신적인 임상 실무의 장을 찾아내고 알

아내어야 할 필요가 있다. 저소득 가정을 위한 클리닉, 노인센터, 가족운동센터, 교회, 산업장, 학교나 간호임상이 임상실무의 현장이 될 수 있다.

(2) 가족정책

모든 국민을 위한 국가 건강 목표에 도달하기 위해서는 가족이 그들의 건강증진과 질병예방에 훨씬 더 많은 책임이 있음을 강조해야 한다. 주된 가족의 문제는 결혼, 이혼, 가정내 폭력, 유산, 아이 양육, 아이의 건강관리이다. 가족 건강정책은 국가 가족정책의 협의사항, 건강관리에의 접근성, 저소득 가정을 위한 주거시설, 가족세대 간의 문제, 직업과 가족문제 등을 포함해야 하며 가족구조의 변형에도 영향을 주어야 한다. 가족 간호사는 가족의 생의 주기 동안 가족 건강을 향상시키는 정책에 대해 잘 인식할 필요가 있으며 그들을 지지해 주어야 한다. 간호사는 문제에 대한 정보를 주고, 정책결정자와 의사소통과 전문가 증언을 통해 건강 전문조직 및 간호조직의 정책적 활동을 옹호함으로써 가족정책의 법률제정을 지지할 수 있다.

개인과 가족이 그들의 건강관리에 더 많은 책임이 있다고 여겨짐에 따라 가족을 지지하는 일은 간호사의 중요한 업무가 될 것이다. 간호사의 주된 과업은 가족과 동반자 관계 안에서 간호과정을 이용하고, 가족이 그들의 삶의 단계를 성취하는 방법을 찾도록 도와주며, 가족 건강증진의 중요성을 강조함으로써 그들에게 옹호자, 전문가가 되어야 한다. 목표는 가족이 최고 건강수준을 유지하도록 필요한 지식과 기술을 가지고 그들을 돕는 데 있다.

참고문헌

남정자(2000), Healthy Korea 2010: Objectives and strategies. 2010년 국민건강증진 목표설정과 전략 개발 보고서. 한국보건사회연구원.

Lowe J. I., & Herranen M.(1981). Understanding teamwork: Another look at the concepts... implications for social work and nursing. *Social work in health care*. winter: 7, 1-11.

Tapia J. A.(1972). The nursing process in family health. *Nursing outlook*, Apr. 20, 267-70.

Wright, Lorraine M., & Leahey, Maureen(2009), *Nurses and families: A guide to family assessment and intervention*. 5th ed. Philadelphia F.A. Davis Company.

Zerwekh J. V.(1992). The practice of empowerment and coercion by expert public health nurses. *Image*, summer: 24, 101-5.

제5장 다문화가족건강

학습 목표

1. 다문화가족의 역사를 이해한다.
2. 우리나라 다문화가족의 특성을 기술한다.
3. 다문화가족 건강 특성을 나열할 수 있다.
4. 다문화가족의 고위험 특성을 제시할 수 있다.
5. 다문화가족의 가족 건강증진을 설명할 수 있다.

1. 다문화가족의 역사

우리나라는 하나의 민족이 5천년 역사 속에서 존재하였다고 알려져 있다. 다른 민족에 비해 지리적 위치 때문에 비교적 혈연적으로 교류할 기회가 많지 않았으나 사실 역사 속에서 다문화가족이 있었다. 대표적인 예가 삼국유사에 나오는 김수로왕의 이야기이다. 그러나 고려시대에 있었던 몽고의 침입으로 인한 공민왕의 결혼에서 보듯 다문화가족을 형성하는 계기가 경제적 외교적 교류보다는 전쟁의 패배로 인한 강압에 의해 이루어지는 경우가 많았다. 이러한 역사적 배경 때문에 다문화가족에 대해 부정적 시각을 갖는 경우가 많았다.

1) 1990년 이전

역사 기록 속에서 찾을 수 있는 최초의 다문화가족은 김수로왕의 가족이다. 가야국 최초의 왕인 김수로왕은 즉위 후 관직을 정비하고 도읍을 정하여 국가의 기틀을 확립한 후에 천신(天神)의 명으로 배를 타고 바다를 건너온 아유타국(阿踰陀國: 인도의 한 나라)의 공주 허황옥(許黃玉)을 왕비로 삼았다. 최초의 다문화가족은 하늘의 뜻으로 이루어졌고 바람직한 다문화가족을 이루었다.

그 후 대표적인 다문화가족은 다른 나라의 침입으로 형성된다. 대표적인 예가 공민왕과 원나라의 공주인 노국공주의 가족이다. 가족의 중요한 기능 중 하나인 자녀 출산에 실패하고 다문화가족에 폐쇄적인 주변 분위기로 어려움을 겪은 대표적인 위기의 다문화가족이다.

조선시대에 겪은 대표적인 두 전쟁으로 다문화가족이 형성되었으며 우리나라가 다문화가족에 대해 불편해 하는 사회적 분위기를 형성하는 계기가 되었다. 임진왜란과 병자호란으로 서민은 말할 것도 없고 양반의 여성도 침략군의 성폭력 대상이 되었다. 성폭력으로 자녀를 출산하게 된 여성가장가족을 위하여 왕의 명령으로 서울의 이태원이라는 거주지를 마련해 주고 다문화가족을 보호하였던 것은 최초의 다문화가족 지원정책으로 볼 수 있다.

조선이 멸망하고 일본강점기와 한국전쟁으로 이루어진 다문화가족 역시 우리 민족이 피해자 입장에서 경제적인 이유에서 이루어졌다. 이렇듯 역사 속의 다문화가족은 대부분 다른 민족의 침략으로 이루어졌기 때문에 다문화가족에 대한 우리의 정서는 부정적으로 되었다.

2) 1990년대 이후

1960년대 이후 산업화가 되면서 청년층의 도시로 이주가 급격히 이루어졌다. 특히 여성의 교육과 경제력이 향상되면서 농촌 등 시골지역의 결혼 연령의 여성이 절대적으로 부족하게 되었다 시골지역 남성이 결혼을 위한 배우자를 구하지 못해 결혼을 못하는 사태가 사회문제가 되었다.

1990년대에 국내 여성단체가 주축이 되어 "농촌 총각 결혼시키기" 운동을 전개하였다. 사업 초기의 결혼대상자로 중국 연변의 조선족 여성을 택하였는데 이유는 같은 민족이고 언어적 장애가 없기 때문이었다. 이렇게 이루어진 다문화가족은 농촌사회에 배우자를 못 찾은 많은 농촌 청년이 결혼으로 안정된 가족을 이루었으나 농촌 남성과 조선족 여성이 다문화가족을 이루기 위한 목적이 서로 달라서 갈등이 생기는 사례도 많았다. 농촌 남성은 대가족을 부양하고 자녀를 출산하여 주는 여성이 필요한 반면 조선족 여성은 한국의 경제력을 선망하여 결혼을 하였으나 정작 농촌의 생활에 실망을 하여 가출 혹은 한국에 입국하기 위한 수단으로 결혼을 이용하는 등 이 또한 사회적 문제로 대두하였다.

조선족 여성이 배우자로서 안정적이지 않다는 판단으로 다른 나라의 여성을 배우자로 찾는 기류가 급속히 형성되었고 경제적으로 열악한 동남아 국가의 여성이 대안으로 등장하였다. 언어적으로 문화적으로 공통점이 많지 않은 동남아 출신의 여성으로 이루어진 다문화가족은 또 다른 위기를 초래하였고 지방자치단체까지 나서고 농촌 총각 장가보내기사업이 결혼정보업체에 악용되어 국제결혼이 인신매매의 속성을 갖게 되는 등 국제결혼과 국제결혼으로 인한 다문화가족의 문제점이 사회적으로 논란이 되었으며 심지어 다른 나라와 외교적 문제까지 대두하게 되었다.

특히 한국인 정신질환자와 결혼한 캄보디아 출신의 결혼이주여성이 남편의 정신 발작으로 인한 폭력으로 사망한 사건은 캄보디아에서 중매업체를 통한 한국 남성과의 결혼을 금지하는 외교적 문제로 발전하였고 국제결혼으로 인한 다문화가족의 문제점을 당사자 가족의 문제로 치부할 수 없다는 사회적 여론이 형성되었다. 최근 농촌 총각뿐 아니라 이혼한 한국 남성과 외국인 여성의 결혼도 증가하고 있다. 자녀가 있는 외국 여성과의 국제결혼은 외국인 자녀의 국내 적응을 위한 프로그램을 필요로 한다. 이렇듯 현재 우리나라 다문화가족의 가족은 가족 발달단계 측면에서 또한 가족의 기능면에서 위기를 직면하고 있다.

2. 우리나라 다문화가족의 특성

우리나라 다문화가족의 특성을 인구학적 특성과 지역적 및 정치적, 경제적, 교육적 종교적으로 살펴보고자 한다.

1) 인구학적 특성

(1) 성

2009년 우리나라 혼인건수는 309,759건이었다. 그중 국제결혼은 10.7%이고 한국인 남편과 외국인 아내의 결혼은 8.1%이고 한국인 아내와 외국인 남편의 결혼은 2.6%로 한국인 남편과 외국인 아내의 결혼이 전체 국제결혼의 약 3분의 1을 차지한다. 국제결혼의 이혼율은 2005년에 9.8%이었는데 2009년에 35.1%로 증가하였다. 내국인 이혼율 44.6%에 비하면 낮은 수준이지만 국제결혼의 이혼율이 내국인 이혼율에 근접하고 있다.

(2) 연령

2008년 강원도 여성발전기금 사업보고서에 의하면 춘천시 다문화가족의 연령은 한국 남편이 44.6세이었고 결혼이민 아내는 32.6세로 평균 약 12년 연령 차이를 보였다. 즉 결혼 당시 외국 여성은 20세 초반이고 한국 남성은 30세 이상인 것을 알 수 있다.

2) 사회 경제적 특성

(1) 지역별 특성

2008년 통계에 의하면 전체 가구 중 다문화가구는 1.7%를 차지하고 읍면 지역이 2.1%를 차지하여 읍면 지역의 다문화가족이 차지하는 비율이 높다. 2009년 혼인건수를 기준으로 할 때 한국인 남편과 외국인 아내의 결혼이 면 지역이 15.8%이고 읍 지역이 9.9%이며 동 지역은 7.2%를 차지하여 면 지역의 국제결혼율은 동 지역의 2배이다. 반면 한국인 아내와 외국인 남편의 결혼은 동 지역이 2.4%이고 읍 지역이 1.5%, 면 지역이 1.3%이다. 한국인 남편과 외국인 아내의 결혼과 비교할 때 다른 양상을 보여 면 지역으로 갈수록 다문화가족 중 한국인 남편과 외국인 아내 결혼이 차지하는 비중이 크다.

(2) 정치적 특성

국제결혼의 결혼 대상 국가에 따라 성별과 지역별 및 연도별로 차이를 보인다. 결혼이민 여성의 국적은 2006년 29,665명 중 중국이 49.1%이고 베트남이 34.1%, 필리핀이 3.8%, 일본이 3.5%를 차지하였다. 2009년에 25,142건의 결혼이민이 있었는데 중국이 45.2%이고 베트남 28.8%, 필리핀 6.5%, 일본 4.5%, 캄보디아가 3.4%였다. 중국이 차지하는 비중이 약간씩 증가함을 알 수 있다.

남성결혼이민자의 국적은 여성과 큰 차이를 보인다. 2006년 자료를 보면 조선족을 포함한 중국이 60.3%를 차지하고 일본 국적이 7.2%이며 동남아 국적이 6.9%, 남부아시아가 6.4%를 차지하며 미국이 5.2%이다. 여성결혼이민자의 국가에 비해 남성결혼이민자의 국가가 경제적으로 우위를 차지하는 국가임을 알 수 있다.

(3) 경제적 특성

2005년 다문화가족 실태조사에 의하면 52.9%가 기초생활수급 대상 가족이며 80%가 차상위계층 가족이었다. 결혼 중에서 한국인 남편과 외국인 아내의 결혼의 비중이 면 지역으로 갈수록 많아지는 것 또한 다문화가족의 경제력을 보여주는 자료이다. 우리나라 다문화가족의 경제적 특성을 개발도상국의 여성이 경제적 이유로 국제결혼을 하고 우리나라 빈곤층 가정에 투입된다고 볼 수 있다.

(4) 교육 수준

2008년 강원도 여성발전기금 사업보고서에 의하면 춘천 지역의 다문화가족에서 외국인 아내의 학력이 고졸 이상이 61.1%이고 한국인 남편의 학력은 고졸 이상이 53.3%이었다. 2005년 우리나라 인구조사에서 고졸 이상의 인구가 전체 인구의 92%를 차지한 자료와 비교하면 다문화가족의 학력이 한국 평균보다 낮다. 다문화가족의 자녀가 가족 내에서 교육적 지원을 못 받을 가능성이 크므로 사회가 이를 필히 지원하여 주어야 할 부분이다.

(5) 종교

앞서 언급한 춘천시 자료에 의하면 종교를 갖지 않는 경우가 외국인 아내는 59.7%이고 한국인 남편은 67.5%로 남편이 아내보다 무종교의 비중이 크나 전체적으로 종교가 없는 경우가 다수였다. 2005년 우리나라 인구조사에 의하면 20세 이상에서 종교가 없는 경우는 여성은 38.3%이고 남성은 47.2%이었다. 영적으로 지원을 받지 못하는 인구 집단이 내국인 가족에 비해 다문화가족이 높은 측면도 관심을 가져야 할 영역이다.

(6) 기타

2008년 통계청 자료에 의하면 다문화가족이 원하는 지원분야가 지역별로 차이를 보인다. 읍면 지역은 사회 적응을 위한 한국 교육 등 문화 교육을 필요로 하는 가구가 39.1%이고 다음은 경제적 지원이 26.8%로 많았고 사회편견의 해소가 17.3%이고 직업알선은 13.0%이었다. 반면 동 지역은 문화 교육이 31.1%이고 사회편견의 해소가 29.0%를 차지하고 직업 알선이 18.1% 그 다음이 경제적 지원 15.0%이었다. 지역에 따라 다문화가족이 겪는 위기가 다름을 알 수 있고 지역별 다문화가족의 요구에 맞는 지원정책이 필요하겠다.

3. 다문화가족의 가족 건강 특성

가족 간호를 위하여 가족 건강 차원에서 다문화가족의 특성을 분석할 필요가 있다. 가족 건강은 가족의 발달단계별 과업 수행과 가족기능의 수행 및 가족 역동 차원에서 평가하여야 한다.

1) 가족 발달단계로 본 다문화가족

(1) 결혼

일부일처제의 결혼제도는 사회적 안정과 번영을 위하여 필수적 사회적 요건이다. 역사 속에서 본 다문화가족의 형성은 결혼보다는 정치적 이유에서 형성되었으며 특히 조선시대에 형성된 가족은 전쟁의 패배로 나타난 현상이었다.

이에 반하여 1990년 이후에 형성된 우리나라 “농촌 청년의 장가보내기” 기획에 의한 국제결혼이 이루어진 다문화가족의 배경은 우리나라는 남성이 결혼을 하여야 한다는 사회적 바람과 개발도상국 여성이 좀 더 나은 생활을 하고자 하는 바람의 결합이다. 따라서 우리나라 다문화가족을 이루는 결혼은 사랑을 기초로 한 결혼이기보다 결혼을 위한 결혼이었고 언어와 문화적 배경이 다른 사람의 만남이어서 갈등의 요소가 많다. 특히 결혼이민여성은 교육적 수준이 한국 배우자보다 높은 등 진취적 사고를 하는 여성이 결혼으로 우리나라에서 경제적으로 어렵고 보수적인 계층에 편입되게 된 것이다.

(2) 영유아 자녀가족

영유아기 자녀가 있는 가족의 발달과업은 자녀의 양육과 사회화이다. 자녀의 양육은 부모 모두가 참석하여야 하며 부모가 함께 참여한다는 의미는 부모의 문화적 배경이 공통으로 적용되어야 한다는 의미이다. 다문화가족은 부모가 양쪽의 문화를 조화롭게 받아들여 자녀 양육에 함께 참여하여야 한다. 먼저 자녀의 사회생활을 위한 언어 교육은 한국인 부모가 담당하고 대신 외국인 부모 언어는 부모의 문화를 받아들이고 나아가 국제화 시대에 하나의 능력으로 개발할 수 있다.

외국인 부모의 언어와 음식 및 풍습을 거부하고 자녀 양육에 한국의 문화만 강조한다면 자녀는 편부모의 문화를 경험하게 되므로 자아형성이 건강하게 이루어지지 않을 가능성이 있다. 우리나라에서 동남아시아 아내가 있는 다문화가족에서 나타났던 문제점 중 하나이다.

(3) 학령기 자녀

학령기 자녀를 둔 가족은 자녀가 사회구성원으로서 준비하는 과정을 잘 도와주는 과업을 성취하여야 한다. 중요한 부분은 언어적 문제이다. 외국인 어머니를 둔 자녀는 언어습득이 내국인 어머니를 둔 학생에 비해 떨어지게 되고 언어 능력은 바로 학습 능력과 연결된다. 학습의 부진은 미래에 건강한 사회구성원이 되는 데 큰 걸림돌이 된다. 따라서 외국인 부모를 가진 자녀의 학교생활에 지원정책이 필요하다.

최근에 재혼이 증가하면서 외국인 배우자의 학령기 자녀의 국내 정착이 증가한다. 2010년 여성부 등의 조사에 의하면 재혼가족의 이주청소년은 본국에서도 먼저 이주한 어머니와 떨어져 지내고 이민 후에도 바로 학교에 진학하지 못해 교육을 받을 기회를 놓치는 경우가 많으며 한국어를 몰라서 학업을 중도에 포기하는 경우가 다수이다. 언어적으로 문화적으로 갈등을 겪는 재혼가족의 외국인 자녀를 위한 예비학교 등 지원책이 필수적이다.

(4) 청년기 자녀가족

청년기 자녀가족의 과업은 자녀의 독립에 대한 준비이다. 다문화가족의 역사가 1990년 이후에 본격적으로 증가하였기 때문에 청년기 자녀를 둔 다문화가족은 많지 않지만 최근에 재혼의 증가로 학령기 및 청소년 자녀가족이 증가하는 추세이다. 한국에서 성장한 다문화가족의 자녀는 내국인으로 살 것인지 아니면 외국인 부모의 국가에서 살 것인지 선택할 수 있다. 선택의 기회가 많은 만큼 갈등도 많으며 청년기 자녀 가족은 자녀가 올바른 선택을 할 수 있도록 지원하여야 하고 자녀의 결정을 존중하여야 한다.

(5) 중년 가족

중년은 자녀의 결혼과 가족관계의 재정립이 필요한 시기이다. 우리나라 다문화가족의 역사가 짧아 아직 중년의 다문화가족은 많지 않다. 그러나 다문화가족의 배우자끼리 연령의 차이에서 볼 수 있듯 외국인 아내는 아직 30~40대인데 한국인 남편은 배우자는 40~50대에 진입한 가족이 많다. 한국인 남편은 중년 남성으로서 신체적, 사회적 역량이 저하되지만 외국인 아내는 아직 중년에 진입하지 않는 가족이 증가할 것이고 이는 또 다른 유형의 가족갈등이 될 것이다.

(6) 노년 가족

노년 가족의 과업은 사회적 역할에 대해 재정비하고 배우자의 죽음을 준비하는 시기이다. 평균적으로 여성의 수명이 남성보다 길다. 다문화가족은 남편과 아내의 연령 차이가 10년 이상이므로 남편을 사별한 외국인 아내가 독거노인으로 생활하여야 할 기간이 내국인 가족에 비해 평균 10년 이상 길어질 것이다. 즉 결혼이민여성이 독거노인으로 지내게 될 생활에 대한 대비를 할 수 있어야 한다.

2) 가족기능 차원에서 본 다문화가족

(1) 애정

애정을 기반으로 이루어진 사례도 많지만 우리나라에서 1990년도 이후에 급속히 증가한 다문화가족은 우리나라에서 외국인 아내를 만나는 방법이 국제결혼 중매업체를 통한 중매결혼이라는 제도를 통해 애정을 키우고 서로를 이해해 가는 형성과정을 거친다. 따라서 외국인 아내는 언어와 문화가 전혀 다른 한국인 남편과 사랑을 키워 가야 하고 한국 시댁에 적응하여야 한다. 2006년 9.8%이던 국제결혼 이혼율이 2009년에 국제결혼의 이혼율은 35.1%로 증가하였다. 한국인 가족의 44.6%보다 아직 낮지만 계속 증가하는 추세이다. 또한 최근에 외국인 아내가 이민을 위하여 위장결혼을 한 후 가출하는 등 한국인 남편의 피해가 증가하며 다문화가족의 이혼상담 중에서 남편의 상담이 36%로 증가하는 것을 보면 한국인 남편의 피해도 증가하고 있음을 알 수 있다.

(2) 성생활

우리나라의 "농촌 총각 장가보내기" 기획은 농촌의 미혼남성에게 성생활을 제공한다는 의미가 크다. 외국인 아내의 경우 남편보다 연령이 10세 이상 차이가 나고 결혼 연령이 20세 초반이므로 30세의 남편보다 성생활의 경험이 적고 부부간의 성생활에 거부감을 가질 수 있다. 따라서 결혼 전에 이러한 서로의 입장을 이해할 수 있는 시간과 교육이 있어야 하겠다. 심한 예이지만 결혼 전에 외국인 아내가 성경험이 있었다는 이유로 결혼정보업체에 손해에 대한 배상을 청구하고 결혼을 무효화하려는 경우도 있었다.

(3) 생식기능

1990년 이후에 급격히 증가한 다문화가족의 경우 결혼의 목표는 자녀를 생산하여 대를 잇는다는 의미가 크다. 특히 "농촌 총각 장가보내기"는 집안의 대를 이어야 한다는 의무에서 나온 기획이다. 몇몇 극한 사례는 건강문제로 결혼과 출산이 어려운 한국인 남편이 외국인 아내를 맞아 인공수정을 통한 출산을 하기도 한다.

(4) 경제적 기능

다문화가정의 경제적 특성에서 살펴본 바와 같이 다문화가족의 경제력은 취약하다. 빈곤 가족은 가부장적 특성을 갖고 자녀에게 긍정적인 사고와 미래지향적 사고를 하지 못하는 등 가족의 기능을 약하게 한다. 다문화가족의 외국인 배우자는 언어와 문화가 다른 우리나라에서 경제 현장에 적응하는 데 장애요인이 보다 많다.

(5) 자녀 양육

우리나라에서 자녀 양육은 아직까지 아내의 역할이 더 크다. 외국인 아내는 언어적 장애요인과 문화적 차이로 자녀를 양육하는 데 어려움을 겪는다. 한 예로 학령기 자녀를 둔 경우에 과제물을 챙겨 주는 것도 외국인 아내에게는 어려운 과제이다. 따라서 다문화가족의 부족한 자녀 양육의 기능을 사회가 지원하는 정책이 필수적이다.

(6) 가족구성원의 사회화

다문화가족의 가족구성원이 우리나라의 문화에 적응하고 건강한 사회구성원이 되는 것은 다문화가족을 위하여서도 우리나라를 위하여도 필수적 과제이다. 외국인 배우자의 경우 언어적 장벽으로 의료제도와 법률문제에 접근성이 제한된다. 2010년 여성부와 국가브랜드위원회 및 동아일보 조사에 의하면 다문화가족에 대한 국민의 의식은 80%가 긍정적이라고 응답하였다. 그러나 사회적 차별은 76%가 있다고 응답하여 국민 홍보를 통하여 인식은 변하고 있지만 제도가 이를 뒷받침하지 못함을 알 수 있다. 또한 외국인 배우자의 출신 국가에 따라 국민의 인식이 차이가 있는 측면 등 우리 사회가 넘어야 할 과제이다.

(7) 가족구성원의 휴식

가족은 가족구성원의 정신적, 신체적, 영적 휴식처가 되어야 한다. 외국인 배우자의 경우 언어와 문화적 차이로 가족 자체가 긴장의 대상이 될 수 있다. 특히 결혼중매업체를 통하여 결혼한 결혼이민자의 경우는 더욱 그러하다. 한국인 배우자와 배우자 친족이 이러한 결혼이민자의 입장을 이해하고 배려하여 결혼이민자의 언어와 음식 등 문화를 수용하는 것이다. 예를 들어 일주일에 하루는 배우자 출신국의 언어로 이야기하고 음식을 먹는 날을 정하는 것은 외국인 배우자에게 휴식을 줄 수 있을 것이다.

3) 가족 역동 차원에서 본 다문화가족

(1) 가족 역할

다문화가족에서 외국인 배우자는 언어적으로 문화적으로 역할 수행에서 갈등을 겪는다. 외국인 아내의 경우 문화적으로나 언어적 장애로 인해 자녀 양육에서 무력감을 경험할 수 있다.

(2) 가족 권한

다문화가족에서 외국인 아내에게 아내로서의 권한이 부여되지 않은 사례가 종종 있었다. 시부모와 생활하는 경우에 외국인 아내는 출산과 노동력만 제공할 뿐 가족의 아내로서 어머니로서 권한이 없는 것이다. 외국인 아내의 인권에 대한 문제점이 사회적 관심을 받고 정부와 사회 차원의 지원이 늘면서 외국인 아내의 가족 내에서 권한은 많이 개선되었다. 그러나 사회의 관심이 외국인 배우자의 권한 중심으로 쏠리다 보면 자칫 한국인 배우자의 권한이 소홀히 다루어질 수 있다. 가족 내에서 균형 잡힌 권한의 행사는 건강한 가족의 필수적 사항이다.

(3) 의사소통

의사소통은 언어적 의사소통과 비언어적 의사소통이 있다. 다문화가족은 언어적 의사소통에 제한을 받는데 외국인 배우자의 언어적 의사소통의 한계는 자녀의 의사소통 제한으로 연결되고 가족의 역동을 약화시킨다. 따라서 외국인 배우자의 한글 교육을 가족 내에서 사회에서 적극적으로 지원하여야 한다. 비언어적 의사소통은 문화에 따라 다르므로 배우자의 출신국 문화에 대한 이해 또한 필수적이다. 외국인 배우자의 한국 문화 교육 못지않게 한국인 배우자가 외국인 배우자 출신국의 문화를 이해할 수 있는 기회를 제공하여야 한다.

4. 다문화가족의 고위험 가족적 특성

고위험 가족은 평상시에 사용하던 문제해결전략으로서 해결하기 어려운 상황에 처함으로써 가족 내에 평형 상태의 불균형과 파괴현상이 오게 되어 가족구성원으로 하여금 지금까지와는 전혀 다른 새로운 심리조직과 행동을 요구하는 상황에 처한 가족을 말한다. 앞서 살펴본 가족의 기능 측면과 역동 측면에서 다문화가족은 여러 위기에 접해 있다.

복합 문제를 갖고 있는 다문화가족은 대개의 경우 극도의 도전을 요구하며 간호중재를 위해 많은 시간 소모를 하면서도 보상은 가장 적은 그런 가족이다(Fox, 1981). 이런 가족과 함께 일하게 되면 좌절하기 쉽기 때문에 지지가 필요하다. 경험 있고 교육받은 보건의료 전문가로서 간호사는 자신의 지식이 가족들에게 받아들여지고 행동을 개시해 줄 것으로 기대한다. 그러나 이러한 가정은 대상자들이 자신들을 신뢰하지 않고 자신들의 조언이 대상자 가족의 생활의 질에 별 영향을 주지 못한다는 것을 알고 갈등을 겪게 된다. 간호사는 먼저 자신의 업무에 관하여 가치관을 검토하고 나서 갈등을 해소하고 난 후에야 복합 문제를 가진 가족과 효과적으로 일할 수 있게 된다.

1) 가족기능 측면

가족은 구성원의 건강을 위하여 물리적이고 정서적이며 영적 요구를 충족시킬 수 있어야 하고 가족의 역동성, 즉 가족구성원 사이에 권한과 역할 및 의사소통이 있어야 한다. 가족의 기능 측면에서 고위험 가족은 가족구성원의 건강을 유지하는 데 요구되는 환경을 제공하지 못하고 가족의 역동이 효율적으로 이루어지지 않는 가족이다.

(1) 가족의 물리적 요구 미충족

다문화가족에서 공간의 미확보는 주로 빈곤 때문에 발생하기도 하지만 우리나라의 경우 가족의 기능이 자녀 중심이어서 아버지만 별도의 공간에서 지내는 가족이 있는데 이는 가족의 공간 확보가 잘못된 사례이다. 다음으로 인간의 생활에 적절한 물, 빛, 공기 등 물리적 환경이 제공되지 않는 가족은 기능상 고위험 가족이다. 반 지하에서 거주하는 가족이나 차량에서 거주하는 가족이 이에 해당한다.

(2) 가족구성원의 정서적 요구를 미충족

가족의 정서적 요구를 충족시키지 못하는 고위험 가족은 먼저 가족구성원 내에서 정서적 안정감과 사랑을 배우지 못하는 가족이다. 또한 사회의 구성원으로 건강한 시민의식을 배우는 기회를 가족에게 제공하지 못한다. 예를 들어 우리나라도 가족의 정서적 요구 충족이 안 되어 나타나는 청소년의 문제가 증가하는 추세이다. 다문화가족의 외국인 배우자와 자녀 및 재혼가족의 이주청소년의 정서적 요구의 충족은 가족 건강을 위하여 필수적이다.

(3) 가족구성원의 영적 요구의 미충족

인간의 영적 요구를 가족이 충족시키지 못하는 경우이다. 우리나라 다문화가족에서 외국인 아내의 영적 요구가 무시될 가능성이 크고 특히 최근에 무슬림에 대한 국내의 부정적 시각은 무슬림국가 출신의 결혼이민자의 영적 요구가 억압될 가능성이 있다.

(4) 가족의 적절하지 않은 권한 수행

부모가 너무 엄격하고 권위적인 경우 자녀의 권한을 인정하지 않아서 문제가 된다. 아니면 부모가 권한을 행사하지 않아 자녀를 자유방임적이거나 무관심으로 대하여 자녀가 혼란을 겪는 가족이다. 이러한 가족은 다른 가족이 겪고 있는 감정을 표현하거나 받아들일 아량이 없다. 다문화가족의 경우에 외국인 배우자의 권한이 무시되거나 사회적 관심이 증가하여 우리나라의 체면문화 때문에 역으로 내국인 배우자의 권한이 침해당할 가능성도 있다.

(5) 가족의 역할 수행 부진

다문화가족은 외국인 배우자가 우리나라의 언어와 문화 적응력이 떨어져서 가족의 역할 적응력이 약하고 위기에 건설적으로 대처할 수 없는 경우가 많다. 외국인 아내의 역할 수행 부진이 자녀의 사회 적응 부진으로 연결될 때 가족 건강이 약화되고 이는 바로 사회문제가 된다.

(6) 가족의 비효율적 의사소통

가족구성원끼리 서로 자유롭게 대화하는 일이 없거나 공격적 대화가 이루어지거나 가족구성원 내에서만 대화가 이루어지고 사회와 교류가 없는 가족이다. 다문화가족의 외국인 배우자가 겪는 문제이고 자녀가 겪는 문제이다.

2) 잠재위기 가족 측면

잠재위기 가족은 가족구성원의 발달단계와 가족 역동 및 가족의 기능에서 내재된 위기가 있는 가족이면 다음과 같은 범주의 가족들에게서 찾아볼 수 있다(Smith & Fontana, 1981).

(1) 미혼모가족, 미성년가족, 비합법적 동거 가족

다문화가족 중에 불법 외국인 체류자와 결혼한 경우 이에 해당한다. 자녀를 출산하여도 배우자가 불법체류자의 신분이어서 법적인 가족을 구성하지 못하는 경우도 있다. 이러한 가족은 가족의 여러 기능 중 많은 가능을 수행할 수 없고 한 배우자가 모두 담당하여야 한다.

(2) 긴장, 갈등이 습관화되고 활기가 없는 가족으로서 가족구성원 간에 정서적으로 유리된 알맹이 없는 빈껍데기와 같은 가족

다문화가족에서 외국인 배우자가 우리나라 언어와 문화에 적응하지 못하면 이러한 잠재위기 가족의 위험이 있다.

(3) 자녀의 가치와 삶의 목표 형성에 대한 교육 능력이 부족하여 자녀의 사회화를 제대로 못하는 가족

다문화가족의 자녀와 특히 최근에 증가하는 재혼다문화가족의 이민청소년의 문제가 이에 해당한다.

(4) 배우자와 자녀에게 정신적, 신체적 학대를 가하는 가족

최근 몇 년 동안 다문화가족의 가족 폭력이 사회문제가 되었고 베트남과 캄보디아 결혼이민여성의 죽음으로 우리나라 사회가 충격을 겪었다. 2007년 여성부의 조사에 의하면 다문화가족의 폭력은 47.7%로 내국인 가족의 40.3%보다 높았다. 폭력은 빈곤 가족의 특성이기도 하다.

(5) 실직, 저임금, 과다소비 등으로 인한 재정상의 위기 상황에서 심리적, 정신적으로 긴장 상태에 있는 가족

빈곤 가족이 이에 해당하며 다문화가족의 80%가 차상위계층이라는 조사 결과는 다문화가족의 경제적 정서적 지원이 건강한 사회를 위하여 필수적임을 알 수 있다.

(6) 이혼을 부부갈등, 문제해결방안 등으로 생각하는 이혼위기의 가족

다문화가족의 이혼율이 급격히 증가하고 있다. 2009년에서 35.1%에 이르러 거의 내국인 수준이다. 다문화가족의 외국인 배우자는 국적을 취득하지 않은 상태에서 이혼을 하면 바로 불법체류자가 된다. 가정폭력 등 이혼의 책임이 한국인 남편에게 있어도 국적이 없으면 한국인으로 귀화하는 것은 거의 불가능하므로 국적 취득 전에는 이혼을 쉽게 할 수 없다. 국적 없이 이혼을 하는 경우 자녀 양육권의 취득은 국제 분쟁을 거치기도 한다.

3) 고위험 가족 측면

(1) 복합 문제를 가진 다문화가족

복합 문제를 가진 가족이란 발달과업을 학습하지 못하거나, 가족구성원 간에 필요로 하는 지지요구를 제때 충족시키지 못하거나 또는 질환이나 기타 스트레스와 내적 기능면, 환경면의 여러 가지 측면에서 동시다발적인 요구를 갖고 있는 가족을 말한다. 최근 증가하는 다문화재혼가족은 다문화가족의 특성에 재혼가족의 특성을 갖는 복합 문제 가족이다.

복합적 문제를 가진 가족들은 보통 안정감을 확보하거나 신체적 측면과 정서적-사회적 기능면 및 성적 분화면, 아동의 훈육문제, 각 가족구성원의 성장증진에 도움을 줄 수 없는 경우가 많다(Tapia, 1972). 이런 가족은 부족한 내적 지지 활동과 반복되는 내적, 정서적 갈등, 가족구성원들의 반복되는 분노발작, 사회적 기대를 충족시키는 능력 부족 등의 특성을 갖고 있다. 이런 일이 반복되는 것은 가족구성원들이 다른 대처방법을 알고 있지 못한 상황에서도 무엇인가를 행동으로 옮겨야만 할 때 익숙하지도 않고 알지도 못하는 행위의 변화를 택하기보다는 그것이 불행과 실패를 가져온다 할지라도 이미 알고 있는 행동이 편안하게 느껴지기 때문에 사람들은 그 편을 택하게 되는 것이다.

(2) 극빈 다문화가족

극빈 가족은 부족한 자원과 밀집된 주거환경, 세대를 이어오는 낮은 교육 수준으로 특징지어지는 가족으로서 문제해결 능력이 부족하고, 건강하지 못한 생활양식을 복합적으로 갖고 있으며 무기력과 낮은 자존감으로 인하여 자녀와 배우자를 학대하는 경우가 많다. 또한 약물중독과 범죄행위 등의 복합적 문제가 얽히어 있으며 높은 사고율 및 사망률 더불어 열악한 영양 상태에 있고 열악한 환경위생으로 인한 높은 질병 이환율 등으로 해서 의료요구도 역시 높다. 이러한 극빈 가정의 특징은 수 세대를 통하여 고질적으로 가난하고 교육 수준이 낮아서 문제가 발생할 경우 문제를 해결할 방법을 아는 친지나 정보가 없음으로 해서 문제해결이 어려우며 복합적 문제를 일으킬 가능성이 높다. 우리나라 다문화가족의 80%가 기초생활 수급 대상이거나 차상위계층이다.

(3) 사회로부터 소외 가능성이 높은 다문화가족

최근에 다문화가족의 문제가 사회적 관심을 받기 전에 다문화가족은 사회적으로 소외된 가족이었고 가족 내에서도 소외되었다. 이런 경우 가족들은 신체적, 정서적, 사회적, 영적 문제들이 강력한 스트레스원이며 서로 복합적으로 얽힌 가운데 자원이 부족한 경우 가족은 대처 능력을 상실하게 된다. 최근 사회적 관심의 커지고 정부 차원의 적극적 대책이 만들어지는 것은 다행한 현상이다.

(4) 부정적 선택을 하는 다문화가족

지역사회 간호사는 위기에 직면하는 가족을 돕기 위하여 가족들로 하여금 과거의 대처 유형과 자원을 찾고, 또한 대안 활동을 찾을 수 있도록 가족을 도와야 한다. 어떤 가족들은 간호중재 후에도 스트레스 대처방법 때문에 문제가 발생하게 되는데, 그 이유는 선택한 활동이 모두 부정적이었기 때문이다(Wilson, 1989). 어떤 경우 어떤 방법도 이 문제를 해결하기 어려운 경우가 있다. 어떤 경우에는 중재 활동의 결과 더 많은 문제가 생기기도 한다.

5. 다문화가족의 가족 건강증진

미국에서는 건강증진과 가족 건강의 중요성에 대한 국가적 차원의 강조와 1990년대 "가족의 가치"로 돌아가자는 주장으로 인해 건강 전문가, 가족 연구가, 사회학자, 심리학자, 사회사업가들이 가족의 질적 수준을 향상시키기 위해 상당한 걸음을 내딛었다. 예를 들어 1984년 the National Council of Family Relations이 건강 전문인들로 구성되어 생애주기에 따라 가족의 건강과 질병에 관심을 갖고 가족 건강의 한 부분을 확립하였다. 가족 건강에 대한 국제적 관심이 점점 높아짐에 따라서 UN은 1994년을 "가족의 해"로 지정하였다.

전체로서 가족 단위의 건강을 발전시키고 가족으로 하여금 건강증진의 가치를 알도록 북돋우면서, 그들의 생활양식으로 스며들게 하는 것이야말로 오늘날 가족 간호 실무가 지향해야 할 중요한 요소들이다. 건강증진은 행동으로 실천되기 위한 개인의 신념, 가치, 패턴이 가족 안에서 형성되고 미래 세대로까지 전수되도록 학습된다. 가족은 건강과 질병관리, 역할모델, 자가 간호 교육, 건강증진 행동 등 돌봄을 제공하는 일차적 책임이 있으며, 전 생애 동안 그리고 다양한 가족의 변천과정에서 가족구성원을 돌보며, 급·만성 질병기간과 건강증진 활동들에 있어 서로를 지지한다. 생애에 걸쳐 가족의 주요 임무는 가족구성원과 하나의 단위로서 가족의 건강을 유지하고 증진시키는 것이다.

Loveland-Cherry는 Pender(1987)의 건강증진모형을 적용하여 가족 건강증진모형을 제안하였다. 모형에서 건강증진행위에 관여하는 가족의 가능성은 가족 전체의 건강 및 특정 행위와 관련되어 요인에 의해 영향 받는다. 다문화가족의 건강증진의 위하여 요인별 내용을 점검하여 보겠다.

1) 가족 내적 요인

가족 건강행위에 영향을 미치는 내적 요인에는 먼저 가족 발달에 따른 가족 건강 목표의 변화이다. 특히 분만기와 학령기 및 은퇴기는 가족 건강에 영향을 준다. 다음은 가족형태이다. 가족의 형태에 따라 취약성과 안전성 및 지속성, 재생성이 가능하다. 다음은 가족유형에 따라 특히 독신자와 핵가족 및 다세대가족, 맞벌이가족 등은 유형에 적합한 가족 건강행위를 개발하여야 한다. 가족 역동에 해당하는 의사소통 기술 및 유형과 사회적 지지 연결망 및 가족 역할과 역할모델, 수직적 분화, 문화적 건강실무, 가치, 신념이 가족 건강행위에 영향을 준다. 마지막으로 가족 생활양식인 여가와 레크리에이션 및 운동, 음식형태, 수면 패턴, 성욕의 표현, 스트레스 관리, 대처전략, 위생, 질병 행동, 가족의식, 종교적 신념이 가족 건강증진에 영향을 준다.

(1) 가족 유형과 가족 발달

다문화가족이 건강하려면 융통성 있고 변화에 잘 적응하여야 하고 건강증진행위에 보다 더 관여한다. 취약 가족은 스트레스에 대처하느라 건강증진 활동들에 집중하지 못한다. 가족이 질병을 경험하면서 그들의 건강증진 생활양식에 변화가 오는데 가족구성원이 질병에 걸렸을 때 돌보는 이의 건강증진 활동은 줄어든다. 가족의 발달단계와 발달과업의 성취는 건강해지고자 하는 가족의 능력에 영향을 미친다. 외국인 아내의 능력은 학령기 자녀가 있는 경우와 자신과 남편이 맞벌이부부일 경우 영향을 받는다.

(2) 가족구조

다문화가족은 가족의 구조 측면에서 도전을 받는 가족으로 가족의 건강증진은 여러 가지 도전을 받는다. 외국인 어머니는 자신과 자녀의 건강증진 수행, 예를 들어 예방접종을 하는 데 역할 스트레스를 경험하며 수행하지 못 할 수 있다. 빈곤한 다문화가족은 건강증진에는 거의 관심을 두지 못할 것이며 주거와 음식 및 질병 치료 같은 기본적 욕구에 급급할 것이다.

(3) 가족과정

가족과정은 가족경험에서 일어나는 계속적인 행동이나 연속적인 변화를 말한다. 건강한 가족의 가족과정의 본질은 기능적 의사소통과 가족 상호작용이며, 이것은 애정을 키워나가고 나누는 데 필수적이다. 언어적, 비언어적 의사소통을 통해 부모들은 행동을 가르치고 느낌과 가치를 나누며 가족 건강증진에 대한 의사결정을 한다. 가족이 적응하고 결속력을 발전시켜 나가는 것은 바로 의사소통에 의한 것이다(Olson et al., 1989). 다문화가족은 건강한 가족기능 수행의 부족으로 가족과정에 장애가 발생하고 건강증진을 원활하게 수행하지 못할 수 있다.

(4) 문화

가족의 신념, 태도, 생활양식 패턴에 대한 문화적 영향과 건강행위는 밀접하다. 다문화가족의 외국인 배우자는 건강 가치와 건강증진 및 질병 예방에 대해 다른 정의를 내릴 수 있어 자신의 건강신념과 가치에 갈등을 느껴 한국인 가족이나 간호사의 제안에 응하지 않을 수도 있다. 가족 간호사는 건강행위 변화를 제안하기에 앞서 외국인 가족의 문화와 건강신념을 사전평가하는 것이 매우 중요하다.

(5) 가족 생활양식 유형

생활양식 유형이 가족 건강에 영향을 미친다. 가족구성원 전체가 여가와 레크리에이션, 운동에 참여할 때 그들은 매일의 문제에 보다 잘 대처할 수 있다(Curran, 1983). 더욱이 함께 시간을 보내는 것은 가족의 친밀감을 촉진시키며 아이들이 있는 가족에서 부모는 건강행위의 실천과 신념을 아이들에게 가르친다. 좋은 식습관과 수면습관, 적당한 개인위생, 스트레스 관리에 대한 긍정적 접근은 한 세대에서 다음 세대로까지 이어진다. 또한 가족 중 한 명이 건강행위의 변화를 이끌 때 다른 가족원들에게도 변화를 가져온다. 다문화가족에서 외국인 가족과 일치된 생활양식을 개발하고 실행하는 것이 중요하다.

(6) 역할모델

가족구성원은 부정적 혹은 긍정적 역할모델을 제공한다. 흡연이나 마약과 알코올 사용 및 영양불량, 무기력 등은 세대간 전수되는 패턴들이다(Crooks, Iammarino, & Weinberg, 1987; Loveland-Cherry, 1986). 스트레스 관리와 운동 및 의사소통 기술 등은 부모와 형제, 조부모 같은 확대가족구성원으로부터 배운다. 건강전문인은 지역사회와 교회, 직장에서 건강교육을 통해 긍정적인 가족 역할의 모델을 증진시킨다.

(7) 종교

가족 건강증진에 영향을 미치는 또 다른 요인으로는 종교가 있다. 종교와 가족 건강에 대한 연구에서 종교와 부부안녕 및 부부 만족도 사이에는 중요한 긍정적 관계가 있음을 나타냈다. 다문화가족에서 가족의 공통된 종교생활을 하거나 개인의 종교를 존중하여 주어야 한다. 한국인 가족에 비해 다문화가족은 종교를 갖는 경우가 적었다. 영적 건강을 위하여 사회적으로 보건의료인이 관심을 가져야 할 영역이다.

2) 가족 외적 요인

가족 건강증진에 영향을 주는 가족 외적 요인은 물리적 환경과 사회적 환경이 있다. 사회적 환경요인은 국가의 경제와 가족과 건강정책 및 사회문화적 표준, 대중매체이고 물리적 환경요인은 환경적 위험요소인 소음과 공기 및 쓰레기, 혼잡, 화학제 등이 있다. 우리나라는 2000년대 후반에 들어와서 가족을 위한 가족 외적 요인을 적극적으로 개선하는 추세이다.

(1) 국가경제

국가경제는 가족의 경제적 건강에 직접적으로 영향을 미친다. 가족의 기본적인 건강증진 요구를 충족시키기 위한 직업의 제공과 적절한 음식과 의복 및 주거, 의학적 치료, 보험, 운송, 여가선용을 할 수 있는 것은 건강증진의 기본이다. 건강증진 프로그램의 일차적 목표가 직장과 학교 및 지역사회이며 특히 빈곤층은 별도 프로그램의 대상이다.

(2) 가족의 경제적 자원

가족이 경제적으로 여유가 생기면 가족 건강증진을 위해 필요한 자원을 갖게 된다. 빈곤 가족의 활동들은 건강증진이나 예방보다 의식주의 기본 욕구의 충족과 안전 및 급성 질병의 치료가 더 급하다. 취약한 저소득 가족이 그들의 환경을 이기고 보다 나은 건강을 획득하도록 하는 것이 건강전문인의 목표이다. 다문화가족은 빈곤층이 다수이므로 국가와 사회의 지원이 필수적이다.

(3) 가족정책

우리나라는 다문화가족정책이 이제 막 시작되는 시기이다. 정책의 내용은 입국 전 결혼 준비와 입국 초의 가족관계형성 및 자녀 양육 및 교육, 가족역량 강화 및 생애주기별 서비스 제공이다. 입국 전 결혼 준비는 결혼 중개과정에서 인권침해나 사전정보 부족을 막기 위해 국제결혼중개업 등록제와 인권 교육이 있다. 한국인 예정 배우자에게 국제결혼에 대한 이해를 증진하는 것도 결혼 전 준비에 포함한다. 외국인 예정 배우자에게 입국 전에 다문화가족 지원기관에 대한 안내를 한다.

입국 초 가족관계 형성기에는 한국어 교육과 다문화사회 이해를 위한 교육과 상담 등 사회 적응 교육을 제공한다. 한국인 배우자 교육과 가족상담 및 부부 교육, 시부모 교육을 포함한 가족 통합 교육도 있다. 의사소통을 위한 통역 및 번역자 모임과 멘토를 통한 지원도 포함한다.

자녀 양육과 역량 강화기에는 결혼이민자의 자녀 양육 능력의 향상과 보육시설의 이용

확대 지원 및 취업 교육으로 자립 지원을 확대하는 것이다. 그 외에 다문화정책을 추진하기 위한 기반을 마련하고 지역사회 협력망을 구성하고 국민의 다문화 인식을 개선하는 등 다문화 역량 강화사업을 하는 것이다.

(4) 보건정책

국가와 시도 수준의 건강정책은 가족 건강의 질에 영향을 미친다. 다문화가족의 외국인 배우자가 겪는 어려움 중에 언어적 제한으로 의료기관의 이용과 의료비이다. 특히 이혼이나 사별로 한국인 배우자가 없는 다문화가족이 보건의료 이용을 위하여 멘토나 통역자 제공 아니면 전자사전 제공 등의 서비스가 필요하다. 다문화가족을 위하여 많은 정부기관들이 보건의료와 가족문제에 관여되어 있기 때문에 다양한 개인과 가족으로 이루어진 국가의 정책 결정 단체들 간의 협동이 필요하다.

(5) 환경

가족 간호사는 건강에 영향을 미치는 환경적 문제들을 알아야 한다. 가족의 가시적 · 비가시적 생활환경은 결정적이다. 다문화가족과 구성원은 직업적 또는 비직업적으로 위험에 노출되어 있을 수 있다. 가족 스스로 환경적 위험요소를 예방하고 제거하도록 교육하는 것이 매우 중요하다.

(6) 매체

가족 건강에 대한 다른 영향은 시각적 광고이다. 많은 광고는 건강에 유해한 음식을 선전할 수 있다. 결혼이민자와 자녀에게 광고에 대한 설명이 필요하며 올바른 선택을 하노록 돕는다.

(7) 과학과 기술

과학과 기술의 진보는 인간의 수명을 연장시켜 왔고 입원기간을 단축시켰으며 건강문제를 예방하고 치료하는 데 기여했다. 가족과 가족구성원의 건강증진에 관한 가치 있는 자원과 효과적인 약물치료 및 의료기구(예를 들어 respirator, ventilator, electronic intravenous pump, smaller kidney dialysis machines)의 발달은 만성 질병을 앓고 있는 가족들에게 가정간호의 가능성을 보다 증가시켰다. 가족은 아픈 구성원에 대한 간호 제공자이며, 대부분 노인 간호를 제공한다. 다문화가족에서 외국인 아내가 가정 내 건강문제가 있는 대상자를 돌보아야 할 경우가 있다. 가족 간호사는 외국인 가족을 위한 관심을 갖고 적응할 수 있도록 돕는다.

3) 다문화가족 건강증진을 위한 간호과정

가족 간호사는 가족의 건강증진을 촉진하는 데 결정적 역할을 한다. 가족의 안녕을 강화시키는 것은 질병기, 회복기, 스트레스 시기뿐만 아니라 안락한 시기에도 중요하다. 가족 간호의 일차 목표는 가족이 서로 활동하고 건강을 성취하고 유지하도록 힘을 북돋우어 주는 데 있다. 가족 간호과정은 가족 사전평가와 목표설정 및 중재, 건강 교육, 평가 그리고 추후관리를 포함한다.

(1) 가족 건강증진 사전평가

사전평가의 목적은 가족의 상호작용과 발달 및 대처, 건강과정, 통합성 등의 조사를 통해 가족의 건강 상태를 결정짓기 위한 것이다. 사전평가에는 가족 건강증진에서 내적 요인과 외적 요인을 평가하여 가족과 사회의 가족 건강증진 역량을 평가한다.

(2) 가족계약

가족 건강을 강화시키기 위해 개인 및 가족의 행동을 변화시키거나 주도하기 위한 가족과의 계약체결은 바람직한 목표에 도달 가능성을 높인다(Hill & Smith, 1990; Gray, 1994; Pender, 1987). 계약은 건강관리 제공자와 개인, 또는 가족이 상호 동의한 목표설정에 기초한다. 다문화가족의 구성원과 간호사는 사전평가를 기준으로 하여 역량에 맞는 가능한 목표를 설정한다.

(3) 가족 건강증진과 간호중재

간호중재과정에서 가족과 간호사는 가족의 생활양식을 변화시키기 위해 협력하며, 이것은 가족의 건강을 강화시킨다. 구체적 다문화가족 간호중재 내용으로 가족과 개인의 일정 평가하기와 남편과 아내에게 휴식과 개인 시간을 마련해 주기 위한 방법을 토의하고 가족

연대감의 중요성에 대한 토의하며 자녀들과 함께하는 부모로서의 시간과 부부 시간의 계획에 대한 격려하기를 가족과 함께 논의하여야 한다. 가족 간호사의 목표는 다문화가족의 회복을 촉진시키고 긴장을 줄이고 자원을 이용할 수 있게 하고 스트레스 사건이나 위기에 대처하는 변화와 협상전략에 가족이 적응하게 하는 것이다.

(4) 협력

협력은 다문화가족의 내적 능력을 찾는 과정이다. 가족에게 협동을 자극하는 것은 보다 많은 가족 상호작용의 시간을 주게 되며 아내의 가사부담을 줄여준다. 예를 들어 남편과 아내가 토요일에 협력하여 집안 허드렛일을 할 수 있고 모든 가족들도 돌아가면서 주부를 도와 식사준비를 하고 청소를 할 수 있다. 다문화가족의 특성에 맞게 외국인 배우자의 날을 정하여 가족이 함께 음식을 준비하고 문화를 경험하는 것은 가족의 협력을 증진하는 좋은 접근이다.

(5) 가족 건강증진 중재전략

간호사와 가족이 가족의 강점과 성장, 변화의 영역을 확인하게 되면, 가족은 그들의 목표에 순위를 매겨야 한다. 목표의 성취는 가족 상호작용 유형과 생활양식 패턴을 변화시키기 위해 동의를 하고 협상을 통해 계약함으로써 격려된다. 간호사는 계약을 협상하고 실행하도록 도울 수 있으며, 건강 교육자, 자원 발견자, 가족 건강증진 평가자로서 일할 수 있다.

다문화가족의 건강증진은 가족 건강에 아주 중요한 요인이고 건강한 결혼생활을 증진시키는 것이다. 가족 간호사는 다문화가족에게 다음과 같은 사항을 제안할 수 있다. 먼저 두 문화를 기초로 한 결혼생활을 우선시한다. 둘째, 규칙적으로 대화하고 서로의 언어를 습득하는 노력을 한다. 셋째, 평상시 하는 일에 용기를 북돋워 준다. 넷째, 가족유지와 부부문제에 대해 대화를 계획한다. 다섯째, 협상과 갈등해결을 위한 규칙을 세운다. 여섯째, 여가선용을 위한 활동을 정기적으로 계획하여야 한다는 것이다.

(6) 건강 교육과 자원의 활용

다문화가족과 일하는 가족 간호사는 가족의 인식을 깨우치고 가족이 갖고 있는 역량을 일깨워주고 가족에게 가족 건강을 위한 풍부한 사회적 시설과 자원에 대한 정보를 제공한다. 사회적 자원에는 결혼 전 지원 체계와 결혼 직후 지원 체계 및 자녀 양육과 역량 강화

지원 체계 등이 있다. 그 외에 가족 간호사는 건강증진, 즉 기초 영양과 규칙적 운동과 예방적 건강 활동 및 가족 인식 등에 관해 교육하도록 준비한다.

(7) 종결단계

다문화가족이 목표에 도달했을 때 간호사는 대상자를 만나는 회수를 줄여간다. 이 기간 동안 가족은 계획된 활동에 더욱 책임감을 갖게 되고, 문제를 해결하고 목표를 향한 그들의 진전을 평가하는 데 있어 스스로를 신뢰하게 된다.

(8) 평가 및 추후관리

추후관리는 간호중재의 마지막 단계이다. 이 기간 동안 건강증진을 위한 가족의 목표가 얼마나 성취되었는지 평가한다. 목표가 성취되지 않았다면 다른 선택이 논의되고 계획되어야 한다. 다문화가족 생활양식에 바람직한 변화가 정착된 후 간호사는 가족과의 약속을 중단한다. 가족을 위해 약속과 전화 및 주기적 방문을 통해 추후관리를 제공할 수 있다. 가족은 어떻게 그들끼리 협상할 수 있는지 배우게 되고 가족 건강증진과 보호를 위해 다른 지역의 자원을 공급받을 수 있게 된다.

참고문헌

이성선(2008). 「폭력피해 이주여성 지원 대책: 결혼이민자 여성의 가정폭력 피해현황과 지원체계 개선방안」. 국정과제세미나.

한국여학사협회 강원지부(2008). 「다문화가족관계증진 사업보고서」. 『2008 강원도 여성발전기금 사업보고서』. 한국여학사협회 강원지부.

Clements, Imelda W., & Roberts, Florence B.(1983). *Family health: Theoretical approach to nursing care*. New York: John Wiley. pp.199-203.

국가통계포털(KOSiS)(2006, 2008, 2009), 다문화가구 통계 http://www.kosis.kr/abroad/adroad_01List.jsp?parentID=A.

제6장 국제가족 건강 간호

학습 목표

1. 국제가족 건강의 특성을 설명할 수 있다.
2. 동서양 가족의 역사를 기술할 수 있다.
3. 종교의 특성에 따라 의료기관에서 고려해야 할 점을 제시할 수 있다.
4. 다문화가족의 영향을 주는 국제가족문화를 설명할 수 있다.

1. 국제가족 건강의 이해

1) 세계가족의 개요

사람의 삶에서 가족은 중요한 요소이고 가족이 개인과 집단의 건강에 주는 영향이 크다. 가족의 형태와 기능은 지리적 위치와 문화와 종교 종류에 따라 또 경제적 상황에 따라 정치적 배경에 따라 다양하다. 여성이 어린 나이에 결혼하여 출산을 하는 어린 모성이 중심이 되는 가족이 있고 부모가 자녀를 돌보지 못 하게 될 때 비공식적 입양으로 가족이 되기도 한다. 생물학적 연관이 있는 확대가족으로 가족을 구성하기도 한다. 아프리카와 중동 및 아시아 일부에서 나타나는 일부다처제를 기반으로 하는 가족문화가 있는가 하면 도시와 농촌 혹은 국가 간 교류로 구성되는 가족이 있고 가족에 의해 도시와 농촌 및 국제 교류가 증진되기도 한다. 우리나라 다문화가족은 국가 간 교류에 의해 형성되는 가족이며 동시에 다문화가족에 의해 우리나라의 국제 교류의 폭이 넓어지는 것은 대표적인 예이다. 경제적 이유와 전쟁 등 사람에 의한 재난과 자연재해로 가족이 해체되는 위기를 맞는다. 직업 때문에 남편이 집을 떠나 다른 지역 혹은 국가로 장기간 체류하기도 하고 열악한 노동환경으로 건강문제가 발생하기도 한다. 반대로 아내가 경제적 이유로 자녀 양육을 포기하고 다른 가족의 가사노동을 담당하기도 하고 어린 자녀가 노동력으로 투입되기도 한다. 부모의 이혼과 자녀 양육이 불가능하여 조부모가족이 증가하고 아프리카처럼 부모가 후천성면역결핍증으로 사망하여 청소년 가장이 증가하기도 한다.

가족은 다양한 형태와 기능을 갖지만 사람의 역사 속에서 항상 존재하여 왔다는 것이 중요하다. 많은 문화에서 확대가족을 가족에 넣어 친족가족을 중요하게 취급하는 반면 미국 및 미국의 영향을 받는 경우에 핵가족을 가족으로 가족을 축소된 개념으로 간주한다. 친족가족의 개념이 강한 문화에서 개인의 의사결정보다 가족의 의사결정이 우선 한다.

역사 속에서 가족은 생존을 위해 의지하고 집단의 필요를 충족시키기 위해 협조하여 왔다. 친족사회의 특성이 강한 유목사회에서 가족은 가축을 돌보고 시장에서 물물교환을 하기 위하여 협동하고 농경사회는 가족은 충분한 식량을 생산하기 위하여 협조한다. 집단의 응집력이 사회의 안정과 유지에 도움이 되지만 종종 개인의 희생을 요구한다. 반면 산업사회에서 가족은 개인의 사회적 역할이 중요하므로 집단보다는 개인의 자유와 이익을 중요하게 생각한다. 개인의 자유와 이익을 강조하다 보니 취약한 개인이 보호받지 못하고 방치되므로 이를 위한 사회적 제도가 필요하다. 산업사회에서 핵가족이 이상적 가족 유형이라고 간주하지만 확대가족이 중요하게 인정되는 것을 부정할 수 없다.

2) 세계가족의 특성

세계화와 정보사회로 대별되는 21세기에 많은 민족과 국가의 가족은 핵가족을 중심으로 한 확대가족의 특성을 갖고 가족의 기능을 수행한다. 사회에서 소수인종과 소수민족은 여러 측면에서 가족의 위기를 맞이하지만 확대가족과 친족가족 등 집단의 힘을 통해 위기를 극복하려는 노력을 한다.

세계적으로 나타나는 가족의 특성은 첫째 가족의 구조와 기능이 다양해지고 변화한다. 둘째 여성이 가장인 가족이 증가하며, 셋째 동거와 합의결혼 등 전통적 결혼이 아닌 다양한 결혼으로 가족이 형성된다. 넷째 수명의 연장으로 고령가족이 증가하고 가족의 기능 중에 노인 돌봄이 중요한 기능이 된다. 다섯째 여성의 사회 참여가 증가하여 자녀 양육 및 가사노동의 분담 및 대치가 필수적이 되고 마지막으로 동성가족이 증가하는 추세이다.

(1) 가족 다양성

가족의 구조는 크게 결혼가족과 편부모가족 및 다수 성인가족으로 분류한다. 결혼가족은 전통적 핵가족을 포함하여 맞벌이부모가족 및 양부모가족, 주말가족, 후견가족, 무자녀가족 등으로 결혼에 의해 이루어지고 가족이 동거하는 유형이나 자녀가 있고 없음에 따라 다양한 유형으로 구별된다. 편부모가족은 미혼모가족과 미혼가족 및 이혼가족, 사별가족, 편부모가족의 협력가족 등이다. 이 가족은 결혼을 바탕으로 가족이 구성되지 않거나 사별이나 이혼은 부모 중 한 성인이 중심이 되는 가족이다. 부모의 역할을 부모 중 한 사람이 담당하여야 하므로 가족의 기능이 취약할 수 있는 가족이다. 성인이 다수인 가족은 가족의 기능을 수행하는 성인이 다수인 가족으로 혈연으로 이루어지는 전통적 확대가족을 포함하여 종교단체 중심으로 어린이 양육을 위하여 형성하는 공동체와 동성가족 및 거주공간을 나누어 사용하는 여러 성인가족을 의미한다. 가족은 가족구성원의 성장과정에 따라서 사회적 환경과 환경의 변화에 따라서 다양해지므로 가족 건강간호는 이러한 변화에 민감해져야 한다.

(2) 세계가족의 변화

세계의 모든 국가에서 가족의 기능과 구조가 변하고 있다. 결혼한 부부가 직업으로 떨어져 살고 이혼가 별거가 많아지고 자녀가 부모와 떨어져 지내는 경우가 많아지고 노인가족이 증가한다. 여러 변화 중에서 괄목할 만한 변화는 여성가장가족의 증가와 결혼보다 동거가 많아지며 노인가족이 증가하여 노인 돌봄의 요구가 사회적 문제가 된다. 여성의 사회참여로 인한 자녀 양육의 사회적 책임이 증가하였다. 동성가족이 증가하여 입양의 범위에 대하 사회적 논란이 증가하였다. 이혼이 증가하고 빈곤 가족이 증가하는 것 또한 세계 가족의 변화 추이이다.

(3) 여성가장가족의 증가

세계의 대부분 국가에서 여성가장이 증가한다. 여성가장의 유형에는 미혼모가족과 이혼가족 및 사별가족이 있다. 또는 개발도상국의 경우에 해외취업 등 남성이 직업 때문에 가족과 함께하지 못하여 실제적으로 여성이 가장을 대신하여야 하는 일시적 여성가장가족이 있다.

여성가장의 증가요인은 먼저 여성의 건강 수준이 향상되어 여성의 수명이 연장되어 여성이 가장이 될 기회가 증가한 결과이다. 또한 불행한 결혼과 가정폭력에도 불구하고 남편에 의존할 수밖에 없던 과거의 여성과 달리 여성의 자기표현이 증가하고 교육 수준이 높아져 여성 스스로 가족을 부양할 수 있는 역량을 갖게 되어 미혼모나 이혼 및 별거 등으로 인한 여성가장이 증가하였다. 사회에서 여성의 권리가 향상되고 여성의 사회적 권한이 보장되어 자녀 양육권이 여성에게 주어지는 경우가 많아지는 것도 여성가장의 증가요인이다.

2000년 유엔의 자료에 의하면 여성가장가족의 비율은 지역에 따라 9~36%를 차지하는데 가장 낮은 지역은 9%이고 가장 높은 지역은 카리브해 지역으로 36%이다. 지역별로 여성가장가족이 발생하는 요인은 큰 차이를 보인다. 산업화된 국가에서 여성가장가족이 차지하는 비중은 스웨덴 등 복지국가가 가장 높아 40%를 차지하고 그리스나 포르투갈이 20% 일본이 가장 낮은 17%이고 미국 및 서유럽의 여성가장가족은 27~29%를 차지한다. 선진국의 여성가장가족의 증가의 주된 이유는 여성노인가족과 미혼모가족의 증가 때문이다. 국가가 제공하는 사회복지의 수준에 따라 여성가장가족의 건강이 영향을 받는다. 일부 복지국가를 제외하고는 대부분 여성가장가족은 건강하지 않은 가족으로 인식된다. 미국의 여러 통계에서 여성가장가족은 경제적으로 취약하고 사회적 취약 가족이며 자녀의 학업 성취도가 낮은 것으로 나타난다.

대부분 국가가 가톨릭을 국교로 하는 라틴아메리카도 여성가장가족이 증가한다. 미혼모가장이 증가하고 종교가 금지해도 합의이혼이 증가하며 군부반란 등 정치적 혼란으로 성폭력이 증가하여 카리브지역을 제외한 지역은 가족의 22%가 여성가장가족이다. 카리브지역은 여성가장가족의 비중이 세계에서 가장 높은데 결혼비용의 부담으로 결혼을 하지 않은 동거 가족과 미혼모가족으로 여성가장가족이 많다.

아프리카에서 여성가장가족이 증가는 남성의 해외이민과 취업이 증가하여 일시적 여성가장가족이 많고 이혼이 많아지며 모계가족구조가 증가하는 것이 주된 요인이다. 국가와 지역에 따라 사회에서 여성가장가족은 입지가 다양하다. 여성이 경제권이 강한 사회는 여성가장가족도 자녀에게 좋은 교육과 많은 기회를 제공하고 여성 스스로에게 성취감을 주기도 한다.

(4) 동거와 합의이혼

동거는 사랑하는 성인남녀가 결혼을 전제로 하지 않고 같은 공간에 거주하는 것을 의미한다. 결혼 전에 결혼을 위한 준비과정으로 이루어지는 동거일 수도 있고 결혼에 대한 대안으로 동거하기도 한다. 동거는 산업국가에서 계속 증가하며 가족생활에서 중요한 변화이기도 한다.

동거의 유사한 가족 결합 유형으로 합의결혼이 있다. 합의결혼은 라틴아메리카에서 흔한 결혼형태로 중요한 가족 체계이다. 서구의 전형적인 현상인 동거와 달리 합의결혼은 세계 여러 지역에서 오랫동안 존재하였다. 라틴아메리카에서 결혼은 국가의 증명이나 종교적 절차가 필요하므로 경제적 저소득층은 이러한 절차를 따르기 어렵기 때문에 대안적 결혼으로 합의결혼을 택한다. 라틴아메리카 국가에서 많게는 결혼의 절반 이상이 합의결혼이다. 동거와 달리 합의결혼가족의 경우 자녀 출산 등 가족의 기능이 결혼가족와 유사하다는 점이다. 물론 법적 구속력이 결혼가족보다 약하므로 결혼이 지속되지 못하는 경향이 있다.

이 외에도 사랑하는 성인의 친밀한 관계는 다양하여 결혼한 관계와 결혼하지 않은 관계로 이분화하여 파악할 수 없다. 결혼 대신에 다양한 친밀관계가 증가하는 이유는 결혼 외 성관계가 증가하고 피임기술이 발달하며 결혼을 연기하고 이혼이 증가하고 부모이혼자녀의 결혼에 대한 생각과 여성이 경제적 독립 등이 주된 요인이다.

(5) 노인가족과 노인 돌봄

노령화 사회는 세계적 공통 현상이다. 현재 산업국가의 60세 이상 인구는 국가 인구의 20% 이상이며 개발도상국은 10% 미만이다. 그러나 유엔 자료에 의하면 2025년에 세계 노인의 72%가 개발도상국에 거주하는 노인이라고 한다. 서유럽과 미국 등 산업국가는 노인인구와 노인가족의 문제에 대한 사회적 대비를 준비할 시간과 경제력이 있었지만 개발도상국의 노인과 노인가족은 국가가 대책을 세울 시간과 여력이 안 되는 상태에서 인구의 노령화가 급속히 나타나는 것이다.

노인인구의 증가는 사회의 여러 영역에서 도전이 된다. 가족구조와 기능의 변화에 따라 노인 돌봄은 가족의 책임이 아니라 사회와 국가의 책임이 되고 노인의 거주를 위한 다양한 유형의 주택이 필요하고 노령으로 증가할 수밖에 없는 건강문제를 돌보기 위한 사회적 장치가 필요하게 된다. 노령화는 수입 감소를 동반하므로 사회보장으로 경제적 지원 체계가 필요하다. 인구의 노령화는 생산연령층의 감소로 국가의 경제력 성장을 감소시키고 소비 또한 감소하여 국가 경쟁력이 감소하게 된다. 선진국을 제외한 대부분 국가가 이러한 상황에 대한 대비책을 만들기 전에 노인문제가 사회문제가 되고 있는 것이다. 산업사회에 비해 산업화가 덜 된 사회는 퇴직연금 등 노인복지 체계가 부족하여 노인이 사회적 활동을 더 하여야 한다.

노령인구에게 생기는 다른 문제로 조손가족의 증가이다. 조손가족의 증가는 다른 사회적 문제의 결과이다. 성인자녀가 마약이나 AIDS 혹은 경제적 이유로 자녀를 양육하지 못하게 되어 조부모가 성인자녀를 대신하여 손자녀를 돌보아야 하는 것이다. 특히 아프리카 지역의 경우 고아의 약 20%가 조부모와 생활한다고 하며 우간다 및 남아프리카는 고아의 40%가 조속가족에 속한다. 고아를 시설에 보내는 것보다 조손가족에서 성장하게 하는 것은 조부모와 손자녀 모두에게 바람직하다. 그러나 조부모를 위한 정서적 또 경제적 지원이 없이는 두 세대 모두가 불행해질 수 있는 것이다.

개발도상국은 장기적으로 노인을 돌보는 것은 가족이 책임을 지며 주로 여성의 역할이었다. 여성의 사회 참여가 증가하게 되면서 가족에서 노인을 돌보지 못하고 국가 및 사회가 이를 보완하지 못함에 따라 노인의 방치 및 유기가 증가하는 추세이다. 개발도상국의 노령인구 및 노령가족의 문제는 인구학적 특성과 이민이주의 증가, 여성가장가구의 등장, AIDS 고아의 증가, 국가의 경제력 등 여러 문제의 해결과 동시에 이루어져야 하겠다. 최근의 노인 돌봄의 변화는 노인이 기관보다는 가족 내에서 생활할 수 있게 가족구성원 돌봄자에 대한 지원을 증가하는 추세이다.

(6) 여성의 사회노동 참가

이슬람 문화권인 북아프리카와 서아시아를 제외하고 여성의 사회적 노동은 전 노동의 3분의 1을 차지한다. 여성의 사회노동 참가는 산업국가에서 더 높아 여성의 약 50%가 사회노동을 하고 제일 낮은 지역인 서아시아와 북아프리카도 여성의 약 20%가 사회노동에 참여한다.

여성의 사회노동 참여가 증가하는 것은 몇 가지 이유가 있다. 그중 가장 중요한 요인이 여성의 교육 기회의 증가이다. 여성이 교육을 받으므로 여성노동이 증가하고 여성노동이 증가하면서 보육 및 건강 돌봄 등 가족에서 여성이 하던 일을 사회에서 담당하게 되고 이러한 업무는 또 다른 여성노동시장을 창출하게 된다. 그러나 가족에서 여성의 역할을 대신하는 노동시장은 임금과 대우가 낮아 여성노동의 보수는 남성에 비해 낮으며 자녀 양육에 적극 개입을 못 하여서 영세가족의 악순환이 계속 되는 결과를 낳는다.

여성의 사회 참여는 사회 각 하부 체계에 영향을 주고 특히 가족에 영향을 주어 가족의 구조와 기능을 변화시킨다. 변화된 가족의 구조와 기능은 또 다른 사회 변화 및 위기요소가 되는 것이다. 산업국가는 이러한 문제를 해결하기 위하여 여성이 사회노동에 참여하는 데 장애를 없애는 점에 주력하고 있다. 자녀의 출산과 양육을 위하여, 또한 노인가족구성원을 돌보는 데 필요한 지원책을 정부의 주도하에 사회보험 체계로 지원하는 것이다.

(7) 동성가족

산업국가인 미국과 서유럽에서 동성애자의 권리운동의 결과로 동성가족이 사회적으로 인정을 받고 증가하는 추세이다. 일부 지역이기는 하지만 동성가족이 이성결혼가족과 동등하게 법적으로 인정을 받고 자녀를 양육할 수 있는 기회를 갖게 되었다. 그러나 이러한 시각은 일부 국가와 지역의 상황이고 대부분 국가에서 동성애는 성적으로 타락한 일부 부유한 산업국가의 문화로 간주한다.

3) 세계가족의 위기

앞서 살펴본 세계가족의 변화와 별도로 오늘날 가족 특히 개발도상국의 가족은 현대사회 위기로 인하여 도전을 받는다. 중요한 도전의 내용은 전쟁과 무장 갈등과 빈곤 및 이주, 가족의 생존문제이다.

(1) 전쟁과 무장 갈등

제2차 세계대전 이후 미국의 자본주의와 소련의 공산주의의 갈등과 긴장은 민족과 국가 갈등으로 변하였다. 이스라엘과 이슬람 국가의 갈등과 미국을 중심으로 한 기독교문화권 국가와 이슬람 국가의 갈등을 대표하는 아프가니스탄전쟁이 대표적인 예이다.

전쟁으로 사별로 인한 여성가장가족과 남편의 전쟁 참여로 인한 일시적 여성가장가족이 증가하여 여성은 전쟁터가 아닌 전쟁터에서 전쟁과 무장갈등으로 인한 피해를 겪는다. 특히 이슬람문화권에서 여성은 남성의 보호 없이 사회적 참여를 하기에는 준비가 전혀 되어 있지 않다. 전쟁으로 남편이 가족을 돌보지 못하면 여성이 가족 내 성인으로서 가족을 책임져야 하지만 전통적으로 가정 내 활동만 허용되고 가족을 책임지기에는 교육과 기술 및 경제 능력이 부족하고 사회규범에 매여서 남편의 부재를 대신하기에 역부족이고 무력하여 가족은 말할 것도 없이 스스로를 지켜낼 능력이 없는 경우가 많다. 또한 여성을 대상으로 한 강간이 공공연한 무기로 사용되어 여성의 삶을 파괴하고 가족을 파탄에 이르게 하는 등 사회의 또 다른 위협이 된다.

(2) 빈곤

빈곤은 가족의 모든 기능에 직접 영향을 준다. 예를 들어 빈곤한 가족은 가족을 위한 적절한 공간을 확보하지 못하고 안전한 환경을 제공하지 못하고 가족의 사회화를 막는다. 가족의 기능 이외에도 빈곤한 세계가족은 영아 및 유아사망률이 높고 영양실조와 건강문제가 발생하며 보건의료의 접근성이 제한된다. 그 외에 열악한 주거공간과 오염된 물에 노출되고 가족폭력 및 아동 노동력이 착취되고 아동 및 여성매춘에 노출된다.

세계 빈곤층의 대부분이 여성이고 여성은 남성 임금의 3분의 1밖에 안 된다. 여성의 높은 문맹률과 전문기술의 부족 및 경제적, 법적 권리의 부족은 여성을 점점 더 빈곤하게 한다. 그 외에도 여성은 종교와 결혼 및 전통적 친족 체계에서 경제력이 박탈된다.

실패한 정부의 경제 정책과 폭발적인 도시인구의 증가로 빈곤집단인 빈민촌과 판자촌이 형성되는데 빈민촌에서 모든 문제의 위험이 존재한다. 남아프리카 등 아프리카와 멕시코를 포함한 라틴아메리카 여러 국가 및 베트남 등 동남아시아 국가에서 빈곤 가족문제가 존재한다.

(3) 이주

개인의 이주이건 가족이주이건 이주의 배경은 경제적 문제이다. 이주에는 시골에서 도시로 이주하는 지역이주와 다른 국가로 이주하는 이민이 있다. 이주는 식물을 뿌리째로 뽑아 다른 곳에 심는 것과 마찬가지로 삶의 뿌리가 뽑히는 과정을 거쳐 새로운 지역에서 뿌리내리는 과정이 있어야 하므로 위기에 노출된다. 이주가족은 낮은 임금과 실직의 위험 및 마약거래의 유혹에 노출되며 여성은 매춘의 유혹을 받는다.

대표적 이주에는 아프리카에서, 농촌에서 남아프리카 광산으로의 이주가 있다. 건강한 남성노동인력의 도시 이주는 농촌 인력의 감소를 초래하고 일시적 여성가장가족이 증가하고 가장의 가족의 유기 및 자녀가 기리로 내몰리고 시골에 남겨진 노인이 신체적, 사회적 지원을 못 받는 문제점을 낳는다.

(4) 가족 생존

세계가족이 여러 위기를 직면하지만 희망적 결과는 가족이 극단적인 상황에 직면하면서도 살아남는다는 사실이다. 개방 체계로서 가족은 가족 역동에 의하여 삶을 지켜내고 사회와 정부를 변화시켜 정책을 만들어 가족을 지원하게 한다. 가족의 역동을 지원하기 위한 정부의 정책과 종교단체 및 사회운동은 가족의 생존에 도움을 줄 것이다.

4) 세계가족의 간호학적 의의

교통수단과 정보수단의 발전으로 세계는 경제와 정치 및 정보, 심지어 건강문제도 공유한다. 그러나 세계가족은 민족과 종교가 다양한 만큼 다양하기 때문에 서구화된 가족의 구조와 기능을 표준으로 세계가족을 이해하려고 한다면 오류를 범하기 싶다. 특히 개발도상국의 가족에 대한 연구와 이해는 부족하다.

서로가 연결되어 있는 현대를 사는 간호사는 국제경제를 이해하고 정부 체계의 종류와 특성을 알고 과학기술을 이용할 수 있으며 다른 가족문화를 이해하고 수용하여야 한다. 기장 중요한 사고의 틀은 문화적 실천과 전통의 다양성에 대한 이해와 수용이다. 또한 세계가족이 배경에 관계없이 가족과 가족구성원의 삶을 중요하게 생각하다는 것을 이해하는 것이다. 또한 세계가족이 급속한 사회 변화와 전통 속에서 적응하는 방식을 알고 돕는 방법을 탐색하여야 한다.

2. 가족의 역사

가족의 변천사는 크게 동양의 가족 역사와 서구 유럽 가족의 역사로 구별하여 이해할 수 있다.

1) 동양의 가족 역사

동양의 문화는 중국이 주도하였고 동양의 가족문화는 유교의 영향이 크다. 공자(공부자, 중니, 孔子)는 기원전 551년부터 기원전 479년까지 생존하였던 유가철학의 기틀을 세우고 유교의 시조로 떠받들어지는 고대 중국의 정치가이자 사상가이다. 건강한 사회를 세우는데 필요한 삶의 철학을 제시하였는데 삶의 기본 철학으로 개인의 건강한 삶이 건강한 가족을 만들고 건강한 가족문화는 건강한 사회의 기본 틀(修身齊家治國平天下)이라는 것이다. 한국과 중국 및 일본, 대만은 물론 중국과 국경이 접하여 있는 베트남 등 동남아시아도 유교의 영향을 받았다. 유교적 전통에 의하면 가족은 사회의 중요한 단위이다. 가족이 평안히 유지되면 사회가 안정된다는 것이다. 유교는 중국 주변국에 영향을 주었고 각 나라는 유교와 그 나라의 역사와 문화적 전통에 따라 다른 유형의 유교적 가족문화를 형성하였다. 미국의 이민 국가 중 동아시아 출신 국민이 강한 가족 결속력을 통하여 이민과정을 적응하는 것은 유교적 전통의 긍정적 측면이다.

한국의 조선은 유교를 국가의 철학으로 받아들여 사회의 안정을 위하여 가족의 유지, 즉 가문의 혈통을 중요시하는 문화가 형성되었다. 임진왜란 등 전쟁으로 가족의 위기를 경험한 사회는 더욱더 가족의 응집력을 강조하게 되어 부정적 측면이 나타나 강요된 열녀문과 씨받이 등 여성의 희생을 강조하는 사회현상을 낳았다. 일본강점기와 한국전쟁 등 사회 혼란을 거치면서 한국 사회는 더 이상 유교적 가족관을 유지할 수 없었고 서구 문화가 도입되면서 한국 사회 가족관은 서구의 영향을 받아 변화하였다. 아직도 남녀의 차별과 가족을 위해 개인의 희생을 요구하는 부정적 측면이 있기도 하지만 자녀를 위한 부모의 희생과 강한 자녀 교육관은 세계가 주목하는 독특한 가족문화이다. 강한 가족관은 내 가족의 행복만을 추구하는 부정적 생각에 집착할 수 있다. 주변국가인 일본 어머니의 자녀 양육의 목적이 사회에 폐가 되지 않는 사람을 키우는 것이라면 한국 어머니는 자녀 양육의 목적으로 부모에게 효도를 가장 우선한다는 조사가 있었다. 건강한 가족에 의해 건강한 사회가 형성되고 건강한 사회에서 나의 가족을 건강하게 한다는 측면에서 이러한 부정적 가족응집력은 현대 한국 가족이 넘어야 할 과제이다.

중국은 역사 속에서 다른 민족이 지배민족이 되어도 유교의 전통이 가족과 사회를 유지하는 기본 전통이 되어 왔다. 그러나 중국 공산당은 1949년 정권을 탈취한 이후 국력을 기울여 민족문화를 파괴하기 시작하였고 그 일환으로 유교 대신 공산주의 철학이 국가의 기본 철학이 되었다. 가족도 공산주의 이론에 의하여 남녀평등의 구조를 갖고 여성의 사회참여가 증가하는 등 가족문화가 변하였다. 그러나 친밀한 가족관계 등 역사 속에 뿌리를 형성한 유교적 가족관은 중국 사람의 삶에 녹아 있으며 최근 공자에 대한 새로운 평가를 시작하는 움직임이 있어 유교적 가족관은 중국의 삶에 아직 영향을 준다. 일본의 가족관은 유교보다 불교의 영향이 크다. 가족보다 집단이 중요하며 집단 속의 개인이 가족보다 중요한 문화적 전통을 갖는다. 이러한 전통은 제2차 세계대전에서 자살특공대나 할복문화를 만들었고 경제적 발전과 더불어 독특한 기업문화와 학교에서 따돌림문화가 사회적 중요한 사건이 되기도 하였다. 강한 사회응집력에 적응하는 사회구성원을 배출하는 것이 중요한 일본 가족의 기능이어서 일본 어머니의 자녀에 대한 바람은 사회에 폐가 안 되는 사람이 되는 것이라고 한다.

2) 서양 가족의 역사

역사 속에서 중국이 동양사상의 기본이 되는 것과 달리 서양 사상은 여러 국가와 민족의 철학과 종교를 거치면서 발전하였다. 서양의 가족사는 가부장제의 발전과 부모의 자녀 지배력 및 이러한 지배력을 합리화하는 성문화로 특징지을 수 있다. 현대 서양 사상의 기반은 기독교 문화이며 기독교의 뿌리는 히브리 문화이므로 히브리의 가족문화부터 시작하여 서양의 가족문화에 영향을 준 민족과 국가의 가족문화를 알아보고자 한다.

(1) 히브리

유목생활을 하던 유대인은 기원전 12세기에 가나안 지방을 중심으로 정착하였고 예루살렘을 수도로 하는 국가로 발전하였다. 기원전 6세기부터 유다왕국은 바빌론 등 외부 국가의 침략을 계속 받았고 기원후 70년에 로마에 의해 멸망한다. 모세에 의해 이집트의 법전을 기본으로 한 법과 규약을 제정하였고 구약성경은 대표적인 법전이자 역사서이다. 구약에서 보는 히브리 가족제도는 완전한 가부장제이고 남녀 간에 이중규범의 적용하며 아동학대의 정당성을 부과하는 제도이다.

십계명에 의하면 부인은 남편의 재산목록에 속한다. 여자는 신부 값을 지불하여 남편에게 넘겨질 때까지 아버지 소유이었다. 결혼과 출산은 안정적으로 혈족의 세력을 넓히는 수단이므로 사회적 의무이었다. 반면 월경과 출산과 성생활 등 재생산에 관련된 여성의 능력을 부정한 것으로 보는 원시사회의 전통이 남아 있었다. 성인남성과 여성 및 어린이의 사회적 지위의 차이는 분명하였다. 신약에서 군중의 수에 여성과 어린이의 수가 포함되지 않는 것으로도 인권의 차별성을 알 수 있다.

성적 행위에 대해 남녀에게 달리 적용하는 이중규범을 적용하여 남자에 비해 여자의 간통이 심한 처벌을 받았으며 남성이 남의 부인과 간통하는 것은 간통에 대한 처벌이 아니라 남의 재산권을 침해하는 것으로 처벌받았다. 레위기 18장의 부부의 성관계에 대한 법은 서양의 근친상간금지법의 기초가 되었다. 이혼선택권은 전적으로 남성의 권한이었고 주된 이유는 간통과 성격불화 및 불임이었다. 그러나 특별한 사유 없이 부인과 이혼하는 남성은 사회적 지탄을 받았다.

농경사회에서 자녀는 노동력으로 중요한 가치를 갖는다. 구약성경에 부모와 자녀의 헌신과 사랑을 강조하고 있지만 자녀에 대해 아버지는 절대적 권한을 행사하여 심지어 목숨에 대한 권한도 갖게 되어 아동학대의 정당성을 사회적 법과 규약이 인정한 것이다. 결론적으로 가족생활은 사회가 간섭할 수 없는 사적인 활동이고 가장은 절대적 권한을 갖고 가족구성원은 가장의 재산이므로 신에게 받은 선물로서 관리 대상이었다.

(2) 그리스

그리스도 탄생 이전에 그리스에서 여가장제도가 있었으나 강한 도시국가로서 그리스는 남성가부장제도가 중요한 가족제도이다. 앞서 살펴본 히브리 가족문화에서 여성의 위치가 그리스 여성에 비하면 훨씬 존중받는 편이었다. 논리적 사고를 기초로 하는 철학과 학문의 발전은 남성의 고유 영역이었다. 그리스 사회에서 여성에 대한 기대는 남성을 위하며 적법한 아이를 출산하고 양육하는 아내의 역할과 남성의 성적 쾌락을 위한 정부의 역할을 하는 것이었다. 헤티아라(hetairae)라고 하는 신전에 봉사하는 여성은 아름다움과 건강함을 갖는 상류층 여성으로서 지적 훈련을 받아 신전에 봉사하며 부와 자유로운 삶을 소유할 수 있었으며 남성과 교류할 수 있었다. 매춘여성을 공공 서비스로 발전시켜 남성에게 결혼 외 성생활을 사회적으로 인정하였다. 반면 남편의 장기 출타 중에 부인의 외도를 막기 위한 정조대가 개발되기도 하였다. 히브리시대에 있었던 성생활에 대한 이중규범이 그리스시대에 더욱 강화된 것이다. 여성의 이혼 요구는 남편이 동의하거나 남편의 악행이 공식적으로 인정되는 경우만 가능하였다. 상속권은 아들에게만 있고 아내는 상속권이 없었다. 그리스 가족에서 여성은 최하위 지위를 갖고 헤티아라 같은 여성의 권위에 비하여 가족에서 아내의 지위는 아주 하찮은 것이었다.

(3) 로마

로마시대에 오면서 일부일처제가 확립되었다. 가부장제도 하에서 가족구성원은 남성의 권한 하에 있었다. 상류층 집안에서 혼인 때 여성에게 지참금을 지불하여 신부 값에 비하여 여성의 지위가 향상된 것으로 볼 수 있다. 상류층은 공식적 결혼을 하지만 하류층은 동거 자체가 사실혼으로 인정받았다. 가족 내에서 남아선호사상이 강하였고 이혼은 남성이 원하면 가능하였지만 사회적 제약을 받았다.

기원 2세기경에 있었던 카르타고와 전쟁인 포에니전쟁은 로마 가족문화에서 여성의 지위가 향상되는 데 크게 기여하였다. 전쟁으로 남성이 장기간 집을 비우므로 가족은 여성의 책임이 되었다. 그리스 여성에 비해 로마 여성은 부를 소유하므로 전쟁 후에 여성은 가족 내에서 상당한 부와 자유를 소유하게 되었다. 혼외 성생활에 대한 사회적 처벌이 약해졌으며 결혼은 의무가 아니라 인간적 관계로서 의의가 중요하게 되었으며 여성과 자녀의 법적, 사회적 지위가 향상되었다. 남성의 시각에서 이러한 변화를 도덕적 타락으로 평가하기도 하였다.

(4) 초기 기독교사회

초기 기독교사회의 가족문화는 히브리와 그리스 및 로마의 가족 관습이 합쳐진 형태이었다. 신약성경을 기반으로 결혼과 성문제, 가족생활에 평등한 성 역할이 발전하였고 로마의 쾌락 중심의 생활 태도를 배척하였다. 신약의 가르침에 따라 성인남자와 여자는 부모를 떠나 새로운 가족을 이루어야 하고 자녀를 사랑하고 존엄과 존경을 강조하였다. 그러나 복음의 실천이 가족생활보다 중요하다고 생각하여 성적 유혹을 참을 수 있다면 종교적 헌신을 위하여 독신생활을 권장하였고 종교적 헌신을 위한 여성의 독신을 인정하기 시작하였다. 부부간의 성생활은 건강한 인간의 삶으로 인정하였다. 출산을 목적으로 하는 성생활은 인정하였지만 쾌락을 위한 성생활은 신의 뜻에 어긋나는 죄로 간주하였다.

초기 기독교사회에서 여성의 지위와 가족 내에서의 권한은 약하였지만 여성은 성생활을 유도하는 타락한 존재로 간주하였던 시각에서 일부일처제도의 확립과 부부간의 평등한 정절의 강조는 가족 내에서 여성의 지위 향상으로 볼 수 있다. 그 외에 낙태와 유아살해 및 인신매매가 금지된 것은 가족 내에서 어린이의 권한도 보장받기 시작한 근거로 볼 수 있다.

(5) 중세

로마제국이 망하면서 기독교가 유럽 사회를 통제하기 시작하였고 결혼과 가족의 삶은 교회의 통제를 받게 되었다. 귀족을 포함한 모든 계급에게 일부일처제와 친족 결혼을 제약하는 교회의 결혼 지침이 적용되었다. 그러나 혼외 성생활에 대한 규범은 점점 효력을 잃어갔다. 11세기에 남자 가장의 성을 따르는 제도가 정착되면서 아버지의 부는 장자인 아들에게 세습되면서 여성의 지위가 떨어지고 상속이 없는 여성은 교회에 봉사하거나 아니면 결혼을 강요받았다.

중세 유럽 인구의 3분의 1을 사망하게 한 흑사병으로 토지가 과잉 공급되고 노동인구의 가치를 높여 소작농이 부를 축적할 수 있는 기회를 제공하였다. 소작농을 중심으로 가족에서 부부의 공동 노동과 더불어 평등한 사랑과 애정이 인정되기 시작하였다. 반면 귀족사회에서는 십자군 전쟁에서 일어난 성모마리아의 숭배는 귀족 여성에 대한 찬양으로 연결되고 여성에게 예의바른 행동으로 진전하면서 남성과 여성 사이의 정신적 친밀이라는 긍정적 결과를 낳았다.

어린이 보호를 위한 법과 제도가 마련되었고 미성년자로서 보호받아야 하는 대상이라는 인식이 강조되었다. 유아살해도 많아 감소하였으나 어린이가 방치되어 사고를 당하는 등 잘 돌보지 못하여 피해를 받는 어린이는 여전히 많았다. 가족 내에서 도제식 훈련은 빈번하였고 어린이의 체벌은 사회적으로 인정되었다.

(6) 산업사회의 도래

서유럽은 산업혁명과 식민지 개척으로 막강한 부를 축척하게 되면서 남자가장은 직업을 갖고 여성은 가사와 자녀 양육에 전담하는 전통적 의미의 가족이 성립되었다. 여성의 역할이 중세 봉건시대와 마찬가지로 제한되었으며 여성은 신앙심과 순수성 및 순종, 가정적 덕목을 갖도록 교육되었다.

그러나 겉으로 보이는 사회적 규범과 달리 매춘이 성행하고 근친상간의 빈도도 상당히 높고 인구의 급성장으로 빈곤층이 형성되며 남성의 권한이 축소되기 시작하였다. 중산층 가족에서 가부장제의 전통에 맞서 평등가족의 요구가 나타났다. 자녀 양육은 사회생활을 모르는 어머니에게 전적으로 맡겨져 가족 내 역할 갈등을 초래하였다.

(7) 결론

서양에서 가족의 역사는 성생활에 대한 이중규범이 양성 평등으로 변하고 가부장제에서 남녀평등의 사회로 바뀌었으며 자녀의 권한이 인정되는 과정이다. 결론적으로 현대사회는 여성의 권리가 향상되고 성적 허용이 보편화되었다. 그러나 이러한 변화는 이혼율의 상승과 맞벌이가족 및 편부모가족의 증가를 초래하여 자녀 양육의 다른 문제점을 초래하였다. 가족의 개념이 바뀌고 사회의 기본 단위로서 가족 내에서 이루어지던 가족의 기능이 변하고 약해져서 전통적으로 가족이 수행하던 기능을 사회가 담당하여야 하게 된 것이다.

3. 건강과 종교

가족은 각 사회의 영향을 받는다. 사회를 특징짓는 요인 가운데 중요한 요인이 종교이다. 이 장에서는 우리나라의 다문화가족에 영향을 주는 종교를 중심으로 가족 건강과 종교의 관계를 기술하고자 한다. 기독교와 불교 및 이슬람교, 힌두교 등 아시아 지역의 대표적 종교의 특성과 특성에 따라 의료기관에서 고려하여야 할 내용을 알고 본다.

의료기관에서 접하는 종교 관련 질문은 첫째 환자가 입원기간 동안 실천하여야 할 중요한 종교 관습이 있는지 혹은 입원이나 건강문제로 제한 받을 가능성이 있는 관습이 있는지 파악하여야 한다. 둘째 입원기간 동안 환자의 영적 생활을 계속하기 위하여 의료인이 도울 수 있는 내용은 무엇인지 파악한다. 셋째 환자의 종교관이 건강문제를 인지하는 데 어떻게 영향을 주었는지 파악하는 것이다.

1) 가톨릭교

(1) 개요

오랜 기독교 전통에 따라 로마가톨릭교회는 바티칸의 교황을 중심으로 한 신앙 체계를 구축한다. 다른 기독교와 마찬가지로 가톨릭은 성부와 성자와 성령의 유일신을 믿는다. 신약과 구약의 신앙이 기본이다. 가톨릭교회가 미사장소이며 사제가 미사를 집전하고 의료기관에서의 미사도 사제에 의해 행해지나 수녀 혹은 봉사자에 의해 봉성체의 형식으로 입원한 신자인 환자에게 성체만 거행되기도 한다. 의료기관에서는 매 주일에 미사를 하고 성탄일과 재의 수요일 및 성목요일, 성금요일, 부활절 등의 거룩한 날에도 미사가 있다. 주중 미사가 있는 병원도 있다.

(2) 의료기관에서의 신앙생활

가톨릭교인은 주일미사에 반드시 참석하고 특별한 대축일이나 매일미사에도 참여한다. 환자와 가족은 의료기관에서도 미사에 참석하기를 원하고 성모님에게 바치는 묵주기도와 성인에게 바치는 기도가 있다. 입원기간 동안 특별한 식이 제한은 대체로 없고 부활절 전의 사순시기인 40일 동안 매 금요일마다 육류를 먹지 않고 한 끼를 금식하는 날이 있다.

가톨릭교회는 동네마다(우리나라의 경우 동 단위) 하나씩 있다. 환자가 거주지에서 떨어진 의료기관에 입원하면 의료기관의 교구에서 환자를 담당한다. 입원기간 동안 신앙생활은 아주 중요하다. 중요한 의료처치를 할 때마다 기도가 중요한 절차가 된다. 특히 세례성사는 가톨릭교인의 삶에서 중요한 요소이므로 생명의 위험에 처했을 때 반드시 사제에게 세례성사를 받아야 하고 사제가 없으면 가톨릭신자인 간호사나 부모가 사제 대신 세례를 줄 수도 있으며(대세) 이렇게 받은 세례성사는 교구에 보고하여야 하고 교구에 등록된다. 사망한 사람에게는 세례성사를 줄 수 없다. 자연유산이나 사산이 되었을 때 부모가 원하면 사제는 세례명을 부여하고 영혼을 위하여 세례명으로 기도를 한다.

병자성사는 질병기간 동안 환자가 받는 특별한 영적 활동이다. 원래는 임종환자를 위한 의식이었으나 모든 입원환자에게 제공한다. 7세 미만 어린이에게는 안하는 의식이지만 많은 가족이 자녀의 임종 시에 원하여 실시하기도 한다. 병자성사는 사제만이 할 수 있다. 또한 환자는 고백성사를 통하여 죄로 인한 마음의 짐에서 벗어나고자 한다. 고백성사는 사제만 행할 수 있다.

성체성사는 가톨릭교의 미사 중 가장 중요한 의식이다. 환자가 미사에 참석하지 못하면

병상에서 이루어지기도 한다. 금식인 환자는 입술에 성체를 대는 것으로 성사를 받기도 한다. 간호사는 환자나 가족이 원하면 원목실에 연락해 주기도 한다.

(3) 기타 고려할 사항

성물 중에는 사진이나 목걸이에 예수와 성모마리아의 사진이 들어 있는 것이 있다. 치료를 받는 동안 가능하면 환자의 몸에서 성물을 제거하지 않도록 한다. 묵주나 성물을 환자의 침상에 놓아주고 잃지 않도록 주의하여야 한다. 대대로 물려주는 성물의 경우 다른 어느것과도 대치할 수 없다. 루르드의 성수 등은 치료효과가 있다고 알려져 있다.

가톨릭교는 '책임감 있는 부모'를 강조하여 배란기에 기초한 가족계획만 허용하고 다른 어떤 피임을 허용하지 않는다. 의사 입장에서 임신을 중단하여야 할 치료를 할 때는 환자가 교구 사제나 의료기관 사제와 상담하도록 한다. 개인의 건강과 신앙이라는 이중 윤리관의 충돌에서 환자가 스스로 선택할 기회를 제공하여야 한다.

임종 시 환자는 사제가 함께해 주기를 원할 수 있다. 병자성사 등 모든 성사로 죽음에 대한 준비를 했더라도 가족이 임종 시 사제가 함께하기를 원할 수 있다. 또한 임종 전에 비신자 환자에게 세례성사(대세)를 원하기도 한다. 가톨릭교회는 환자와 장애인은 물론 태어나지 않은 태아도 소중한 생명으로 여기지만 개인에게 무의미한 생명 연장을 권하지도 않는다. 생명을 단축시킬 수 있더라도 고통을 줄이기 위한 진통제 사용을 허용한다.

사망 후 사체 관리에 대하여 별도의 지침은 없다. 대부분 지역의 전통을 따른다. 부검이나 장기이식은 개인의 선택대로 한다. 가톨릭교회는 임신과 관련하여 어려움을 겪는 개인에게 사회망을 통해 종교적, 사회적, 의학적 지원을 한다.

2) 개신교

(1) 개요

개신교회는 로마가톨릭교회나 그리스정교회와 다른 다양한 전통을 갖고 종교적 시각과 실천이 다양하다. 개신교회는 신과 인간의 개인적 관계가 중요하고 여러 문제에 대해 인간의 자유로운 선택을 인정하고 다양한 신앙생활을 허용한다. 유대인의 구약과 신약성경이 교회의 기초이며 분파에 따라 별도의 성서를 추가하기도 한다. 예배는 교회나 강당이나 집에서 드린다. 모든 개신교가 성직자를 지정하지는 않지만 보통 목사와 장로가 담당한다. 의료기관에서는 보통 목사가 담당한다. 주일에 예배를 드리고 유대인의 전통인 안식일을 지내기도 한다. 로마가톨릭교회에서 거룩히 지내는 성탄절과 재의 수요일 및 성목요일, 성금요일, 부활절을 중요한 날로 기념하기도 한다.

(2) 의료기관에서 신앙생활

개신교인은 자신의 성경을 가져와 입원기간 중에 계속하여 읽는다. 성경을 안 가져오면 의료기관의 개신교 사무실에서 빌리기도 한다. 개신교인은 매일 성경을 읽고 개인 기도를 하므로 이러한 시간을 방해하지 않도록 한다. 개신교 가족은 본인의 교회에서 멀리 떨어져 있을 때 교회의 예배보다는 개별적 예배를 더 선호한다. 장로교파와 감리교파 등의 개신교파에서는 입원기간 동안 해당 교우와 친교를 원하기도 한다. 간호사는 침상에서 친교를 할 수 있게 도와주도록 한다. 종파에 따라 담배와 술, 커피를 금하기도 한다. 종파가 채식주의인 경우도 있으므로 간호사는 환자의 요구를 파악하여 조정해 주도록 한다.

환자의 교회 성직자는 교회를 대표하여 환자를 방문하고 세례를 베풀기도 하며 정서적 지지를 한다. 환자를 위한 기도는 모든 개신교에서 아주 중요하다. 간혹 목사와 장로는 환자의 머리맡에서 환자를 위한 기도를 하는데 여러 번 반복하여 기도를 하고 성가를 부르기도 하고 성유를 환자에게 바르기도 한다. 개신교회는 인공호흡기의 제거와 인공유산 및 장기이식, 수혈에 대하여 다양한 의견을 갖는다. 일반적으로 생명은 신의 영역이므로 신에게 모든 것을 맡겨야 한다는 입장이어서 유산과 치료 거부 및 심폐소생술 거부 등을 하기도 한다. 이러한 종파는 장기이식이나 부검을 위한 장기 제거를 거부하기도 한다. 개혁적 개신교회는 이러한 모든 결정을 개인의 의사에 맡겨 필요시 개별 신자가 목사에게 상의하게 한다.

(3) 기타 고려할 사항

여호와의 증인 같은 종파는 수혈을 강력히 거부한다. 따라서 자가수혈이나 알부민이나 면역글로부린 같은 수혈 대체제를 이용하여 가능한 환자의 요구를 수용하도록 한다. 생명을 위협하는 상황에서 의료인은 환자와 가족의 요구를 들어 줄 수 없으므로 법정에 호소하기도 한다.

일부 개신교파는 영아에게 세례를 주며 다른 교파는 성인만 세례를 받는다. 어떤 종파는 세례가 아예 없다. 환자가 죽음을 맞이할 때 가족이 환자의 머리맡을 지키는 것이 일반적이고 간혹 목사를 대동하기도 한다. 성경을 읽거나 성가를 부르는 것이 일반적이다. 장례의식은 가족의 편의대로 실시한다. 교회가 교통편을 제공하고 식사를 제공하는 사회적 지지를 하고 퇴원 후 가족과 생활에 대한 편의를 제공한다.

3) 불교

(1) 개요

불교는 기원전 6세기에 네팔에서 시작되어 아시아 전역으로 퍼져나갔다. 불교에는 여러 종파가 있는데 대표적인 종파가 대승불교와 소승불교이다. 불교는 지역의 문화적 배경에 따라 의식이 다양하다. 불교신자는 삶의 자유로움을 위하여 개인의 종교적 훈련을 중요하게 생각한다. 불교의 기본 원리는 창시자인 싯다르타의 가르침으로 내용은 첫째, 고통은 삶의 중요한 부분이며 둘째, 고통은 욕심에서 나오며 셋째, 고통은 끝나고 넷째, 참 행복이 찾아온다는 것이다. 8층 구도를 실천하여 고통에서 벗어나는 방법이 있는데 8층 구도는 올바른 이해와 생각 및 말, 행동 및 생기, 노력, 마음잡기(mindfulness), 명상이다. 불교신자는 내면에서 자비함과 통합 및 자신을 알아 스스로 변하면 행복할 수 있다고 믿는다. 불교의 예배장소는 절이다. 성직자는 스님과 비구니스님 및 필요한 경우 보살이 있다. 축일은 1월 1일과 16일, 2월 15일, 3월 21일, 4월 8일(석가탄신일), 5월 21일, 8월 1일, 23일, 12월 8일과 31일이다.

(2) 의료기관에서 신앙생활

예배는 조용한 명상과 찬가 및 향을 피우고 설법이 있다. 불교에서 가톨릭교회의 묵주기도 같은 ouzo로 기도자가 말을 하도록 한다. 불교에서 예배는 깨달음을 얻는 과정으로 인격화하는 과정이 아니고 특정한 신에게 기도하는 것도 아니라 존재 그 자체의 상태이다. 어떤 사람은 불상이나 촛불 및 정화수, 신선한 과일이나 꽃으로 제단을 만들기도 한다. 병원에서 전기초나 전자향로를 이용할 수 있다. 청소할 때 불교 예식에 사용하는 물품을 만지지 않도록 주의하여야 한다. 일반적으로 불교신자는 채식주의자이고 특별한 날에 금식을 하기도 한다.

불교신자는 입원기간 동안 특별히 성직자를 원하지는 않지만 임종 시에 성직자를 청하기도 한다. 가족은 특정 부처의 이름을 갖는 지역 스님의 이름과 언어 및 문화를 준비하기도 한다. 불교신자의 기도는 특정 신을 위한 것이 아니라 마음의 정화를 위한 것이다. 환자는 부처의 사진을 병실에 두고 명상을 하며 가족과 친구는 환자 마음의 평화와 긍정적 기와 고요함을 위하여 찬송을 한다. 찬송이 다른 환자에게 방해가 된다면 의료기관은 상담실 같은 별도 공간을 제공하기도 한다. 만일 환자와 다른 사람의 이해와 동정심 및 즐거움에 방해가 되지 않는 한 모든 생명의 연장을 위한 치료를 허용한다. 환자가 회복이 어렵고

의식이 없으면 가족은 임종을 준비한다. 환자를 돕는 가족이나 친지가 환자의 고통을 보기 원하지 않으면 모든 종류의 투약을 허용한다. 투약은 마음의 깨어 있음과 고통의 균형 상태에서 이루어진다.

(3) 기타 고려할 사항

죽음은 환생과 연결되므로 가족에게 평안하고 깨끗하여야 할 환자의 마음 상태가 중요하다. 임종 시에 공식적인 의식은 없지만 가족은 기도를 해 줄 스님을 원하기도 한다. 기도는 시체를 두고 하는 것이 아니다. 일반적 임종처리과정을 수용하며 대부분 불교 국가는 화장을 한다. 일반적으로 불교는 부검이나 수혈 및 장기이식을 거부하지 않는다. 많은 티베트 불교신자는 사망 후 3일까지 죽은 사람의 몸은 손상시키지 않는다.

4) 이슬람교

(1) 개요

이슬람교은 무슬림(muslim)의 종교라고도 하며 무슬림이란 이슬람교인을 칭하는 용어로 이슬람교 혹은 무슬림의 종교라고 부른다. 이슬람교는 중동이라고 하는 서남아시아의 종교였으나 최근 동남아시아와 아프리카 등 개발도상국과 미국에서 신자 수가 급성장하는 종교이다. 무슬림의 생활에서 일상생활을 교리에 따르는 것이 아주 중요하다. 기독교나 유대교처럼 유일신인 알라신을 섬기고 모하멧은 가장 위대한 마지막 선지자이다. 코란은 이슬람교에서 성서이다. 모스크에서 예배를 드린다. 이슬람교의 성직자는 이만(imam)이라고 칭한다. 무슬림은 매일 해뜨기 전과 해뜰 때, 정오, 일몰과 밤 등 다섯 번 기도를 하고 금요일 정오에 집회 예배를 드린다. 금식하는 달이 라마단과 라마단이 끝나는 날인 Eidul Fitr와 희생의 축제일 Eidul Adha가 기념일이다.

(2) 의료기관에서 신앙생활

대부분 무슬림은 메카가 있는 동쪽을 향하여 절을 한다. 바닥에 기도용 양탄자를 깔고 기도를 한다. 기도 시간이 짧으므로 환자와 가족은 병실에서 그대로 기도하는 것을 택한다. 간호사는 기도를 위해 양탄자 대신 병원 시트를 제공할 수 있고 방해받지 않도록 문에 기도 중이라는 안내문을 걸어주도록 한다. 기도의 준비는 얼굴과 팔목 아래 손 및 무릎 아래 발을 씻는 것이다. 무슬림은 오른손으로 씻는 등 신체 활동을 하므로 가능한 수액을 왼손에 주입하도록 한다. 무슬림은 간호나 치료를 받는 등 중요한 활동 전에 일상적으로 "알라의 이름으로 자비를"이라고 말한다. 돼지고기와 술을 금지한다. 다른 모든 고기도 하랄(halal)이라는 의식을 거쳐 도살된 것만을 먹고 정결한 음식(kosherfood)을 선호하므로 병원 배식부서에서 환자와 가족을 위하여 정결한 음식을 준비하도록 한다. 무슬림은 흔히 집에서 음식을 준비하여 오므로 냉장고를 필요로 한다. 이슬람 월력에 의해 라마단은 12월이나 1월에 시작하는데 29일 혹은 30일의 라마단은 이슬람의 중요한 절기이다. 새벽과 밤 사이에 입을 통해 아무것도 먹으면 안 된다. 어린이와 병자는 제외이지만 성직자인 이맘이 먹도록 권해야 식사를 한다.

환자와 가족을 위해 성직자인 이맘이 병실을 방문하기도 하여 영적 그리고 정서적 지지를 하고 코란 속에서 나아갈 방향을 보여주기도 한다. 무슬림은 복잡한 치료나 윤리적 결정을 하여야 할 때 이맘과 상의를 한다.

무슬림은 알라가 인간의 삶 모든 것을 지배하고 죽음도 관리한다고 생각한다. 따라서 무슬림은 삶의 사건이나 무력감 및 분노를 잘 표현하지 않는다. 알라에 대한 신뢰는 무슬림에게 첫째 적응기전이다. 간호사와 의사의 기술을 믿고 높이 사더라도 궁극적인 회복과 죽음은 알라가 주관한다고 하는 믿음이다.

치료과정과 임종에 대한 결정은 이맘과 상의하여 상황에 따라 결정하고 무슬림 의사가 있다면 두 번째 상의 대상이다. 물론 무슬림 의사 입장에서 큰 부담이 되지만 가족은 이러한 도움을 크게 고마워한다. 의료기관 주변에 이맘에 대한 정보를 의료기관은 확보하여 필요시 연결하여 주어야 한다.

(3) 기타 고려할 사항

무슬림에서 보통 아버지가 가족을 대표한다. 어머니는 어린이 문제일 경우 부모 간에 개인적 의논의 대상이 된다. 부모가 모두 참석하는 의료기관의 상담에서 어머니는 대부분 조용히 있다. 무슬림은 다른 신앙인에 비해 질문을 별로 안 하는데 무슬림에서 질문은 신뢰하지 않는다는 표현으로 여기기 때문이다.

무슬림은 중동 지역 등 특정 지역 출신이며 무슬림 국가는 의사 표현과 종교의 자유가 없는 지역이다. 무슬림은 자신의 종교 때문에 불이익을 당할 수 있다는 불안감을 갖고 종교관이 노출되는 것을 두려워한다. 의료기관에서 이맘의 방문은 가족을 안심시킬 수 있다.

정숙함은 무슬림에게 아주 중요하다. 사춘기가 지나면 무슬림 여성은 얼굴과 손의 일부를 제외하고는 외부 사람에게 노출시키지 않는다. 어떤 경우 얼굴을 가리기도 한다. 따라서 무슬림은 1인용 병실을 선호한다. 전통적으로 남자도 남자끼리 있어도 허리부터 무릎까지 옷을 입는다. 환자 방을 출입할 때 의료인은 반드시 문을 두드려 확인을 받고 출입하여야 하며 여성은 몸을 가릴 차비에 필요한 시간을 주어야 한다. 환자복을 불편하게 생각하여 개인 옷을 선호하므로 가족과 상의하여 수술처럼 특수한 상황에 대신할 수 있는 옷을 준비하도록 한다.

무슬림은 사회적 삶에서도 성을 엄격히 구별하므로 소아과 병실에 부모가 함께 머물러야 하는 경우 등의 상황에 1인용 병실을 선호한다. 종교적 법으로 결혼한 여성은 남편이 아닌 다른 남성과 함께 병실에서 잠을 잘 수 없는 것이다.

임종이 다가오면 무슬림 가족은 환자의 머리를 동쪽을 향하게 두기를 원한다. 죽음이 임박하면 친구가 모여서 특정 코란을 큰 소리로 읽는다. 코란의 사본을 의료기관의 사원에 준비하여 둔다. 통상적으로 임종 시 이맘이 동참하지는 않지만 청하면 참여한다.

의료인은 사후처치를 제공하는 것에 대해 가족이나 무슬림사원과 미리 상의하여야 한다. 보통 무슬림이 시체를 처리하기를 원하는데 무슬림 직원이 여의치 않으면 비무슬림 직원은 장갑을 착용하고 시체를 다루어야 한다. 항상 신체의 일부분이 드러나지 않도록 잘 감싸야 하고 시체를 닦는 것은 장례식장에서 종교 의식으로 행한다. 사후처치가 끝나면 머리는 오른쪽으로 돌리고 팔은 사자의 몸 옆에 나란히 놓여야 한다. 사자의 머리카락을 자르지 않는다.

몸은 신성한 것으로 간주하여 법적이나 의료적 문제가 연루되지 않는 한 부검은 거부한다. 부검을 행할 때는 가능하면 비침습적 검사, 예를 들어 조직검사 정도를 선호하고 신체의 모든 조직과 체액은 장례를 위하여 원상복귀시켜야 한다. 무슬림 절차에 익숙한 장례식장을 선호한다. 시체는 가능한 빨리 매장시키고 화장은 금지한다. 장기이식은 공여자와 수여자가 있는 경우에만 허용한다.

5) 힌두교

(1) 개요

힌두교는 기원전 10세기부터 존재한 역사적으로 가장 오래된 종교이다. 남아시아에서 시작되어 인도와 파키스탄과 네팔과 스리랑카의 국교이다. 인도인의 약 20%가 힌두교가 아닌 다른 종교를 믿으므로 의료인은 모든 인도인을 힌두교인로 생각하면 안 된다. 북아메리카에는 약 130만 명의 힌두교인이 있다. 힌두교는 하나의 원리나 창시자가 있는 것이 아니다. 경전에는 바가바드지타(Bhagavad-Gita)와 베다스(Vedas) 및 우파니샤드(Upanishads)가 있다. 힌두교에서 인간의 목표와 깨달음은 하나의 경로가 아닌 여러 경로로 이루어지고 현생에서 개인의 계율(dharma)과 윤리적 실천으로 이루어진다. 계율은 직분과 삶의 유형(na)으로 경배되며 삶에서 궁극적 목표는 니르바나(Nirvana: 열반)에 도달하는 것이다.

힌두교의 예배는 개인적 의식이 특징이다. 예배는 가정에 있는 제단과 사원 및 순례자가 모이는 성지에서 이루어진다. 힌두는 현세에서 개인의 희생과 윤리적 삶이 내세를 결정한다고 믿는다. 따라서 힌두교인은 육체를 넘어서서 영적으로 발전하며 성스러운 존재와 결합되는 것을 희망한다. 카르마(Karma: 업보)의 개념은 개인 현세의 삶을 결정하고 행동은 미래의 삶을 결정하는 것이다. 신념과 기도는 치료효과가 있다고 믿는다. 예배는 사원이나 가정의 제대에서 이루어진다. 힌두교 성직자는 스와미지(Swameejee)라고 부르며 예배를 인도한다. 힌두교에는 다양한 축일이 있다. 남아시아 어느 지역 사람인가에 따라 축일이 달라진다. 많은 힌두교인이 지내는 몇몇 축일이 있는데 매해 날짜가 바뀐다. 디와리(Diwali)는 늦은 가을 축일로 빛의 축제와 선물을 주고 가족의 축일이다. 시바라트리(Shiva ratri)는 늦은 겨울 축일로 밤새워 예배하며, 두세흐라(Duhsehra)나 두르가푸자(Durga Puja)는 이른 가을 축일이고 라마나바미(Rama Navami)는 봄 축일로 색의 축제를 하며, 크리쉬나(Krish)의 생일은 늦여름 축일이다.

(2) 의료기관에서 신앙생활

힌두교는 만트라(mantra)를 이용한 명상법과 신상의 경배 및 갠지스강에서 온 성수, 요가, 신체자세, 음식과 꽃의 제공 등 다양한 형태의 예배방법이 있다. 힌두교교인은 가정이나 사원에서 예배하는데 의료기관에서 힌두 가족은 사진이나 신상 혹은 명상으로 예배를 한다. 다는 아니지만 많은 힌두교도는 채식주의자이고 신성하다고 여기는 소고기와 흰색 고기나 달걀을 안 먹는다. 많은 힌두교인은 축일에 금식을 하고 곡류 섭취를 억제한다.

(3) 기타 고려할 사항

힌두교인은 의료기관 사목자의 방문을 허용한다. 입원기간 동안 보통 힌두교 성직자의 방문은 없다. 수혈과 장기이식 등 대부분의 치료를 수용한다. 많은 힌두교인은 왼손은 화장실에서 씻을 때 사용하므로 수액요법은 오른손에 하여야 한다.

영아의 이름을 짓는 축제는 지역에 따라 다양하다. 특히 의료기관 밖에서 출생하였을 때 그러하다. 힌두 어린이는 여러 이름을 부여받는데 의무기록에서 성을 사용한다. 대부분 포경수술을 하지 않고 포경수술에 대해서는 참관인을 필요로 하는 등 민감한 사항이므로 의료인은 세심히 고려하여야 한다.

남녀유별 관습이 있어 여성은 여성만이 진찰할 수 있고 남성은 남성이 진찰하여야 한다. 힌두교인은 의료기관의 의복에 대해 거부감이 크므로 가족과 상의하여 개인 의상 중 적절한 옷을 충분히 준비하도록 한다. 수술을 할 때는 점성학적으로 날짜를 선택한다.

힌두교인은 신체적으로 죽음을 맞이해도 개인의 영혼은 시작도 끝도 없다고 생각한다(Samsara). 죽음은 삶의 끝이 아니라 하나의 경로이며 끊임없는 환생의 속성은 현생에서 행동의 결과이다. 임종 시 밤을 새워 환자를 지키면서 성가를 불러 환자의 고통과 다른 세계로 넘어가는 것을 돕는다. 의료기관에서 향을 피우는 것이 허용되지 않으면 의료기관 예배소 및 기도실 등에 별도의 공간을 준비할 수도 있다. 향을 태우고 난 재를 축복의 의미로 환자의 이마에 바른다. 힌두 성직자가 임종 시 참여하지 않지만 혹시 참여하면 환자의 팔목이나 목에 성스러운 끈을 묶어 둘 수 있으므로 의료인이 제거하지 않도록 주의한다. 사망하면 환자의 입에 성수나 성미료 잎을 떨어뜨리고 환자의 몸을 씻긴다. 의료인은 일회용 장갑을 착용하고 눈을 감겨주고 몸을 싸는 존경심을 보여야 한다. 사망자의 팔은 똑바로 펴야 한다.

힌두교인은 전통 의식이 용이한 가정 장례식을 선호하므로 의료기관은 가능한 자원을 미리 알아두어야 한다. 화장을 선호하고 보통 사망 후 24시간 이내에 화장을 한다. 화장기간 동안 유족은 금식을 하여 화장이 잘 되도록 살핀다. 간혹 친척이 올 때까지 화장을 미루는 경우도 있고 어느 경우에도 방부처리는 하지 않는다. 시체의 나머지는 갠지스강이나 강의 지류에 뿌린다. 사망자 영혼의 안녕을 위하여 사망일 후 10일에서 30일 사이에 축제를 한다. 사망 후 첫 기일은 유족에게 중요한 날로서 종교적 의식을 행한다.

4. 우리나라 다문화가족의 영향을 주는 국제가족문화

2009년 통계청 통계에 의하면 우리나라 가족의 외국인 여성배우자는 25,142명으로 출신국은 조선족을 포함한 중국이 가장 많아 45.2%를 차지하고 다음은 베트남으로 28.8%이며 필리핀이 6.5%이고 캄보디아가 3.4%를 차지한다. 2006년에 외국인 남성배우자는 9,835명으로 조선족을 포함한 중국이 60.3%를 차지하고 다음은 일본(7.2%)이고 동남아시아(6.9%), 남부아시아(6.4%), 미국(5.2%)이다. 우리나라 가족기능에서 여성의 역할이 중요하고 수적으로도 외국인 여성배우자가 남성의 약 3배가 되어 외국인 여성배우자의 출신국가 가족문화의 영향이 더 크다고 할 수 있다. 남녀 외국인 배우자의 비중이 큰 중국과 동남아 국가 및 일본의 가족과 의료기관에서의 특성을 살펴보아서 다문화가족의 건강관리에 도움을 주고자 한다.

1) 중국

(1) 개요

중국 출신의 결혼 이민 여성은 조선족과 중국족을 포함한다. 조선족은 우리와 같은 언어를 사용하므로 언어로는 국내 정착이 어렵지 않으나 공산주의 중국에서 성장하고 교육을 받아 자본주의 국가 우리나라에 적응하는 데는 언어만큼 쉽지 않다. 특히 결혼은 경제적 이유로만 받아들여 한때는 사회적 문제가 되기도 하였다.

중국과 우리나라가 문화적으로 역사 속에서 교류가 많았던 만큼 중국 출신의 결혼 이민 여성이 한국 적응은 비교적 용이하다고 볼 수 있다. 중국족의 경우에도 우리나라에서 중국을 대상으로 하는 사업이 많아 중국어를 사용한다는 자체가 취업 등 기회를 얻기가 용이하다. 또한 경제적으로도 비슷한 수준이고 외교적으로 대등한 입장이어서 중국 출신의 여성 결혼이민자가 피해를 입는 경우는 다른 결혼이민자에 비하면 적은 편이다.

중국의 언어는 만다린이라는 북경표준어를 사용하는데 홍콩과 남부 중국은 캔톤중국어를 사용하기도 한다. 중국 이민은 우리나라의 농촌 총각 장가보내기사업으로 시작하였다. 중국공산당의 혁명 이전에 유교와 불교와 도교가 중국인의 주된 영적 가르침이었다. 중국 내륙지방으로 가면 이슬람교가 있기도 하지만 소수민족에 해당한다.

(2) 가족

공자의 가르침에 따라 중국인에게 가족은 사회의 기반으로 생각한다. 여러 세대를 포함하여 가족으로 여기고 매일의 생활 속에 조상을 포함한다. 통상적으로 가족은 부모와 결혼하지 않은 자녀와 결혼한 아들과 며느리 및 손자녀를 포함한다. 중국 사회에서 가장 가치를 두는 특징은 가족의 결속력이고 명예심과 의무 및 복종, 협동, 상호 의존성, 호혜성을 중요하게 생각한다. 아버지는 공개적으로 가족의 대표이며 의사결정자이고 어머니는 집을 관리하고 자녀 양육과 경제력을 갖는다. 취학 전에는 부모와 함께 잠을 자며 2년 이상 모유수유를 한다. 어린이는 한 살이 되면 대소변을 가리도록 훈련한다.

식이는 전통적인 서양식보다 중국식을 선호한다. 병원에 입원하여서도 병원식보다 가정식을 선호하여 가족이 병원으로 음식을 준비하여 가져온다. 흔히 콩지(congee: 일종의 죽)라는 환자용 식사를 가족이 준비한다.

(3) 건강관

동양철학에 의해 신체적 건강과 정신적 건강을 분리하여 생각하지 않는다. 건강문제는 과학적으로 증명된 것 이외에 영적 문제와 적절치 않은 정서, 혹은 금지된 행동 때문에 생긴다고 믿는다. 장애를 수치라고 생각하고 불운이나 임산부의 부적절한 산전관리로 생긴다고 여긴다.

환자의 행동은 신앙 여부에 따라 크게 다르며 임종 시 정신이 또렷해야 한다고 생각해 환자와 가족은 의식을 흐리는 처치를 거부한다. 일반적으로 불편함을 호소하지 않는 경향이 있다.

가족구성원은 환자에게 죽음에 대해 이야기하는 것을 꺼려하고 서로 상의하지 않는 경향이 있다. 젊은 세대는 좀 더 서양적 사고방식으로 죽음에 대해 이야기한다. 환자가 임종할 때 가족이 옆을 지키는 것을 중요하게 생각하고 신체를 잘 다루는 것을 중요시 한다. 가족 내 여성이 장례에 필요한 의복을 준비한다. 장례식은 전통에 따라 풍성하게 치른다.

(4) 의료인의 주의 사항

중국인의 이름은 한 글자의 성과 하나 혹은 두 글자의 이름으로 구성된다. 자신을 소개할 때 보통 전체 이름을 이야기하거나 성을 이야기한다. 중국인은 외국에 살아도 외국 이름과 중국 이름 둘을 사용한다. 중국인은 다른 사람을 도와주면 도움 받은 사람은 빚이 있다고 생각하여 선물을 하거나 가족모임에 초대를 한다. 이를 거절하면 무시당했다는 생각을 한다.

중국인은 보통 "아니요"라는 말을 하지 않는다. 중국인은 비언어적 언어로 의사소통을 하는 경향이 있다. "아니요"라고 할 때도 "예"라고 이야기한다.

중국인은 가족문제를 다른 사람과 의논하게 될 때 자신의 가족이 무시당한다는 느낌을 갖는다. 가족문제를 해결하기 위해 문제를 직접적으로 다루는 것은 비생산적일 수 있다. 가족의 믿음을 형성하기 위하여 조심스럽게 접근하여야 하여 대화의 정점을 이루는 부분을 찾아내어 눈앞에 있는 문제라도 간접적인 방법으로 대화를 시도하여야 한다. 대화중의 침묵은 특별한 의미가 있어 존중감과 홍미 혹은 분노 혹은 비동의를 나타낸다. 낯선 사람이나 상관에게 눈을 마주치거나 일상적 미소를 띠는 것은 존경심을 보여주지 않는 것으로 간주한다. 대화가 의미가 없거나 이해가 안 되어도 가족은 정중히 경청을 한다.

중국인은 신체적 접촉을 가능한 하지 않으며 사회생활에서 사람간 거리를 유지한다. 안거나 신체적 접촉을 하는 것은 흔치 않다. 서양인의 가라는 손짓이 중국인에게 오라는 표시이고 손으로 오라는 표시는 무례하게 받아들여진다.

전통한의학의 침술과 한약 및 지압 등이 있고 맥을 짚는 등 특별한 진단방법이 발달하였다. 보통 건강문제가 발생하면 서양의학을 찾지만 한약제니 침술 같은 한의학도 동시에 사용한다. 뜸 자국 같은 것이 서양 의료진에게 신체 폭력으로 오인되기도 한다.

2) 베트남

(1) 개요

베트남은 말레이반도에 위치한 동남아 국가이다. 베트남어가 모국어이지만 많은 베트남인은 중국어나 영어를 말할 수 있다. 1975년은 베트남 북쪽을 장악한 공산군이 동남아를 점령하였다. 전쟁으로 피난민과 가족의 사망 및 이산가족이 생기고 정신적 상처가 컸다. 많은 베트남인은 불교신자이고 가톨릭교도가 다음을 차지한다.

(2) 가족

유교적 전통으로 아버지가 가족을 대표한다. 아시아 전통이 그러하듯 아들을 딸보다 선호한다. 동남아시아 사람은 어린이는 도움이 필요한 존재이므로 엄격한 훈육보다는 행동을 옳게 하도록 주의를 주고 바람직한 인물의 행동을 따르도록 교육한다. 어머니와 자녀의 관계는 동정과 친밀한 신체적 접촉으로 이루어진다. 환자에게는 설탕을 넣은 쌀죽을 끓여 준다.

(3) 건강관

동남아시아에서 건강관리는 대증요법이고 증상완화를 목표로 한다. 질병 예방에 관심은 적은 편이다. 환자가 생기면 집에서 전통적 의식과 기도를 한다. 베트남인의 일부는 건강문제가 죄의 결과로 생각하기도 한다. 전통적 치료법과 자연요법이 보건의료에서 중요한 역할을 한다.

(4) 의료인의 주의 사항

불교적 전통에서 유래한 몇몇 행동과 몸짓이 있다. 공식적 상황에서 서로 악수하며 인사한다. 의료인은 어른보다 높은 자리에 앉거나 서지 않도록 주의한다. 동남아시아인은 높은 사람과 어른에게 존경심을 보여주기 위하여 머리를 숙여 인사한다. 이름을 이야기할 때는 성을 먼저 이야기하고 중간이름 그리고 이름을 말한다.

많은 베트남인은 유교적 전통에서 교육과 가족 및 어른에게 중요한 의미를 둔다. 도교적 전통은 갈등을 회피한다. 실제 사실보다 감정을 공유하는 것을 더 중요하게 생각한다. 정면도전과 불신임을 회피하기 위하여 베트남인은 의견 차이를 말로 표현하지 않고 답을 회피하는 방법을 택한다. 미소가 행복함이나 동의를 나타내지는 않는다. 베트남인은 서양인의 시각에서 볼 때 부적절한 상황에서 웃는 경우가 있는데 이는 예민함의 표현이다. 큰소리로 이야기하거나 지나친 몸짓은 예의가 없다고 간주하며 특히 여성의 이러한 행동은 무례한 행동이다. 사람을 부를 때 손이나 손가락을 사용하는 것은 경멸하는 행동이다. 사람을 부를 때는 손가락을 아래로 향한 채로 손 전체를 이용하여 부르는 것이 올바른 의사표현방법이다.

일반적으로 중국의학에서 기인한 전통의료를 이용한다. 중국의학 체계에서 살아 있는 생명체는 공기와 불 및 물, 땅, 쇠의 다섯 기본 요소의 재조합이고 관련 기운에는 냉기와 온기, 습기, 건조함이다. 건강해지기 위하여 사람의 이러한 요소와 기능을 유지하여야 한다. 건강문제는 음과 양의 조화 혹은 냉기와 온기의 균형으로 설명한다. 감기나 통상질환을 위하여 피부에 뜸을 뜨기도 한다.

3) 일본

(1) 개요

일본은 태평양에 위치한 섬나라로 홋카이도와 혼슈 및 시코쿠, 규슈의 4개 큰 섬과 4천개의 작은 섬으로 이루어진다. 언어는 일본어이다. 1942년부터 1945년까지 제2차 세계대전으로 일본은 파괴되었지만 경제적으로 부흥하였다. 일본은 실패한 전쟁에 대하여 후손과 경험을 나누지 않는다. 대부분 일본인은 종교적이 아니고 불교와 신사 및 유교의 혼합된 종교를 갖는다. 일본 새해 및 오쇼가쓰(oshogatsu)를 축일로 즐긴다.

(2) 가족

전통적 일본 가족은 존경심을 기본으로 한다. 일본 가족은 아버지 중심이고 아버지는 가족사를 결정한다. 과거에는 아들보다 딸을 선호하였지만 변하였고 자녀 양육에서 5~6세까지는 벌을 주기보다 타이르고 학령기 전까지 부모와 함께 잠을 잔다. 어린이가 3세 이상까지 모유수유를 한다.

일본식의 기본은 생선과 두부 및 쌀, 국수와 야채이다. 작은 용기에 담아서 제공하는데 음식에서 모양을 중요시한다. 유당분해효소가 없어 유제품을 덜 선호한다. 어린이가 아프면 쌀죽을 끓여서 주고 '우메보시(Umeboshi: 매실)'를 따뜻한 차나 쌀과 함께 준다. 소화가 안 되는 경우에 '겐마이차(genmaicha: 쌀강냉이차)'를 먹기도 한다.

(3) 건강관

일본인은 자신과 사회와 우주의 조화를 중요시하여 건강문제는 균형이 깨어졌을 때 발생한다고 생각한다. 신도를 믿는 사람은 외부 힘이나 영의 나쁜 측면에 의하여 건강문제가 생긴다고 믿는다. 캄보(Kampo)의학은 건강문제가 자연의 힘 균형이 깨어질 때 나타난다고 설명하는데 생리적 균형을 중요시 생각하는 서양적 생화학적 이론과 차이가 큰 이론이다. 의료인은 환자를 치료할 때 자연의 힘 측면을 강조한다.

(4) 의료인의 주의 사항

어른은 물론 어린이와 인사할 때 가족명을 사용하여야 한다. 이름을 부르면 무시하는 것으로 생각한다. 나이가 든 층은 미소와 약간 고개를 숙여 인사하고 젊은 층은 악수를 한다. 노인에 대한 정면 응시는 무례함으로 여겨진다. 신체적 접촉을 꺼려하므로 환자를 만질 때 먼저 양해를 구해야 한다. 개인보호와 애정을 중시하므로 가능하면 같은 성의 의료인이 치료에 참여하는 것이 좋다.

의사소통 시 말보다 중요한 것이 태도와 움직임과 느낌이다. 계속적인 이야기는 불필요하다고 생각하고 말을 많이 하는 사람을 덜 신뢰하는 경향이 있다. 가정 안팎에서 갈등을 최소화한다. 어른에게 정식으로 반대 의사를 표현하는 것은 무례한 행동이다. 마음을 다스리는 것을 중요하게 생각한다. 간혹 환자는 고통스러운 상황에서 감정이 없는 것처럼 행동하기도 한다. 감정억제는 일본인의 일반적 태도이다. 의료인에게 "아니요"라는 말을 거의 하지 않는다. "아니요"를 표현할 때 예라고 대답하거나 고개를 젓는 것이 최대한의 표현이다. 정신과적 진료를 받는 것은 가족의 수치라고 생각한다.

중국의학의 영향을 받은 캄보의학에 의한 대체요법을 사용한다. 숫자 4는 한자어의 죽음 死와 발음이 같아 꺼려한다. 방번호를 정하거나 환자번호를 정할 때 고려하여야 한다.

4) 캄보디아

(1) 개요

캄보디아는 말레이반도에 있는 동남아시아의 국가로 베트남, 라오스와 함께 인도차이나로 불리기도 했다. 언어는 캄보디아어나 크메르어를 사용한다. 베트남전쟁 동안 캄보디아도 내전을 겪었다. 폴포트가 인도하는 크메르루즈가 정권을 장악하여 독재정치를 했고 국민은 고통을 겪었다. 1979년 베트남군이 캄보디아를 침공하여 베트남공산국가를 세우자 많은 캄보디아인은 인근의 태국 등 외국으로 탈출하였고 난민이 되었다. 캄보디아인은 긴 전쟁의 상처와 이산가족 및 가족의 죽음으로 정신적 건강문제를 겪었다.

85% 이상의 캄보디아인은 불교신자이다. 15%는 이슬람교이거나 기독교이다. 많은 사람이 초자연의 힘을 믿고 공산주의 지배기간 동안 종교는 금지되었다.

(2) 가족

동남아시아의 공통적인 가족 특성이 캄보디아 가족에도 있다. 남편이 가족의 대표가 되고 어린이에게 엄격한 훈육보다는 바람직한 대상을 따르도록 교육한다. 어머니와 자녀 관계는 친밀하고 신체적 접촉과 공감대를 형성한다. 배변습관은 3개월부터 시작한다.

캄보디아인의 기본 식사는 국과 쌀밥이다. 많은 아시아인이 유당분해효소가 없어 특수한 우유를 선호한다. 건강문제가 있으면 소화가 안 되는 소고기와 닭고기 및 대나무 싹, 땅콩, 가지의 섭취를 피한다.

(3) 건강관

베트남과 마찬가지로 건강문제가 생기면 증상에 따른 치료를 한다. 건강문제의 예방에는 관심이 적다. 건강문제를 나쁜 행동의 결과라고 생각하기도 한다. 사망하면 몸을 씻기고 새 옷을 입히고 입에 동전을 물린다. 프라춤벤(Prachum Ben)은 죽은 사람의 영혼을 부르는 축제이다. 9월에 있으며 어린이는 조상의 죄에 대한 용서를 빌기 위해 부처에게 음식을 공양한다.

(4) 의료인의 주의 사항

불교신자로서 몸가짐에 대한 규정이 있다. 발은 신체에서 가장 열등한 부분이므로 앉을 때 발이 다른 사람에게 향하지 않아야 한다. 반면 머리는 가장 신성한 부분이므로 닿지 않도록 하고 닿을 때는 미리 이야기하여야 한다. 앉거나 설 때 어른보다 높아서는 안 된다. 존경심을 보일 때 머리를 숙여 인사한다. 대화할 때 직접 눈을 맞추지 않는다. 여성은 남자나 다른 사람과 악수하지 않는다.

유교적 전통에 따라 교육과 가족과 어른을 공경하고 도교적 입장에서 갈등을 피한다. 진실보다는 감정을 나누는 것을 중요시하고 갈등을 피하기 위하여 언어로 반대하지 않고 질문에 답변을 피한다. 대중 앞에서 큰 소리로 이야기하지 않고 여성은 더욱더 금지한다. 침묵을 중요시하고 작은 소리로 이야기하도록 한다. 사람의 부를 때 손을 모우고 손바닥을 아래로 하고 불러야 한다.

중국의학의 전통으로 동양의학을 서양의학과 함께 이용한다. 베트남과 유사한 수준의 중국의학 지식을 기반으로 건강문제를 관리한다. 건강문제는 음양과 기운의 불균형으로 발생한다고 생각하며 뜸 등의 치료법이 통상질환에 활용된다. 호랑이연고를 두통과 오심 및 근육통에 사용한다.

서명을 한다는 것이 내전에 불이익을 받았던 경험으로 중년 이상의 캄보디아인은 의료기관에서 동의서를 받는 것을 불편해 한다. 정신건강문제를 초자연의 영향이나 마음의 긴장 혹은 정신사회적 관점으로 이해한다. 치료는 가족이나 집안 어른 혹은 지역사회 치료사가 담당한다. 많은 캄보디아인은 생일을 축하하지 않고 사월 중순에 있는 캄보디아 새해를 3일 축제로 즐긴다.

참고문헌

Ingoldsby, Bron B. et al(2006). Families in global and multicultural perspective. 전혜정 역. 『다문화관점에서 본 세계의 가족』(2판). pp.5-32; pp.58-84.

Rundle, A. K., Carvalho, M., & Robinson, M.(1999). *Honoring patients preferences: A guide to complying with multicultural patients requirements*. Children's Hospital. San Francisco: Jassey-Bass Publishers. pp.23-39; pp.107-152.

Clements, Imelda W., & Roberts, Florence B.(1983). *Family health: Theoretical approach to nursing care*. New York: John Wiley. pp.199-203.

지은이 소개

양순옥

1975년 이화여자대학교 간호대학 졸업

1990년 이화여자대학교 대학원 박사학위(간호학) 취득

2005~2007년 한국가정간호학회 회장

2009~2010년 대한간호협회 보건간호사회 회장

현재 한림대학교 의과대학 간호학부 교수

이성은

1977년 서울대학교 의과대학 간호학과 졸업

1993년 서울대학교 대학원 박사학위(보건학) 취득

1996~1998년 대한감염관리간호사회 회장

2010년 한림대학교 국제간호사 육성 프로그램 특별연구원

현재 관동대학교 의과대학 간호학과 교수

권명순

1987년 연세대학교 간호대학 졸업

1999~2000년 연세대학교 간호정책연구소 연구원

2003년 연세대학교 대학원 박사학위(지역사회간호학) 취득

2004년 시카고 일리노이대학 박사 후 과정

현재 한림대학교 의과대학 간호학부 교수

다문화가족건강

초판 발행 2011년 3월 29일

지은이 양순옥 · 이성은 · 권명순
펴낸이 고화숙
펴낸곳 도서출판 소화
등록 제13-412호
주소 서울시 영등포구 영등포동 7가 94-97
전화 02-2677-5890
팩스 02-2636-6393
홈페이지 www.sowha.com

ISBN 978-89-8410-407-5 93510

값 17,000원